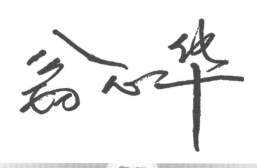

疑难感染病和发热病例
精选与临床思维

2017

主编

翁心华　张文宏　陈　澍

上海科学技术出版社

图书在版编目（CIP）数据

翁心华疑难感染病和发热病例精选与临床思维.2017/
翁心华,张文宏,陈澍主编. —上海：上海科学技术出
版社, 2017.9（2018.2重印）
ISBN 978-7-5478-3699-6

Ⅰ.①翁… Ⅱ.①翁… ②张… ③陈… Ⅲ.①感染-
疑难病-病案-汇编 ②发热-疑难病-病案-汇编 ③感染
-疑难病-诊疗 ④发热-疑难病-诊疗 Ⅳ.①R4

中国版本图书馆CIP数据核字（2017）第212597号

翁心华疑难感染病和发热病例精选与临床思维（2017）
主编 翁心华 张文宏 陈 澍

上海世纪出版（集团）有限公司
上海科学技术出版社 出版、发行
（上海钦州南路71号 邮政编码200235 www.sstp.cn）
上海中华商务联合印刷有限公司印刷
开本 787×1092 1/16 印张 14.5
字数 300千字
2017年9月第1版 2018年2月第2次印刷
ISBN 978-7-5478-3699-6/R·1440
定价：128.00元

内容提要

　　复旦大学附属华山医院终身教授翁心华是我国德高望重的感染病学家、内科学家，是至今仍活跃在临床一线的名医。2013年获得中国医生白求恩奖章，表彰他作为一名临床医生在感染病领域与内科学领域作出的贡献。翁心华教授带领的华山医院感染科，是我国最早的国家级重点学科之一，又是我国最重要的集感染病预防、诊断、治疗为一体的临床医疗中心之一，也是国家首批博士点、首批国家重点学科及国家教育部"211"工程重点一、二期建设学科。数十年来，复旦大学附属华山医院感染科在诊治传染病及感染病的临床工作中具有学科特色和优势，收治了大量疑难和发热待查病例，其中不少病例是较为经典和疑难的。本书精选2015—2016年来较为精彩的确诊案例，病史摘要部分叙述了病例的诊治过程，临床关键问题及处理部分以提问的形式详述了诊治医师的经验体会和诊疗思路，由翁心华教授等具有丰富临床经验的专家，结合国内外参考文献加以评论，相信临床医生可以从这些最后揭开谜底、获得确诊的疑难杂症病例分析过程中获得独特享受，在愉悦的医学思维流中提高疑难感染病的诊治水平。

作者名单

主　编

翁心华　张文宏　陈　澍

副主编

张继明　朱利平　黄玉仙

秘　书

胡越凯　虞胜镭　张冰琰

编　者

陈　晨　陈明泉　程　琦　陈沛东　胡越凯　蒋卫民
金嘉琳　李　宁　李　谦　卢　清　卢洪洲　毛日成
秦艳丽　钱奕亦　邵凌云　施光峰　王新宇　杨飞飞
郑建铭　朱浩翔　汪　婷　贾　雯　吴吉芹　徐　斌
于　洁　张　舒

前 言

时间过得真快啊！转眼间以我名字冠名的"疑难感染病和发热病例精选与临床思维"系列图书每年一本已出版第6本了。在新书出版前总要写前言，今年应该写点什么呢？本系列图书与读者见面后，不少临床医生来电来信反映，从书中受到启发并解决了不少临床工作中的难题；还有一些医院感染科或ICU，将书中案例作为业务学习的资料，每周一例，先不公示结果，讨论后解谜。作为本书的作者，获悉后颇为欣喜，我们深深感谢广大读者的支持与鼓励。

我曾在本书首册前言中写过，内科临床工作千头万绪，但最基本的初始临床日常工作还是视、触、叩、听，对病史仔细询问，与患者充分交流，并做好详尽的体格检查。有时候病史中的线索，体检中一个不寻常的发现，就导出了诊断的思路。在此系列图书出版后，有一位年轻医生告诉我，他在急诊时遇到发热待查的病人时，发现病人睑结膜上散在的瘀点，大胆地疑为感染性心内膜炎，果不出所料，入院一系列检查证实了他的判断，病人也因而及早获得了有针对性的治疗，免除了手术的痛苦；也有年轻医生告知，他在对发热病人体检中于眉间、指端甲床发现一些特殊皮疹，为及早诊断为结缔组织血管性疾病奠定了基础；另有医生告诉我，他在询问病史时获得一条重要的流行病学线索，追源问根，快刀斩乱麻似地厘清了诊断的思路……恕我不一一枚举，每每我在听到这些讯息时，甚感宽慰——我强调重视病史询问、详尽体检，将其作为临床疾病诊断的第一步，这个观念并没有过时。然而，当今科学技术突飞猛进地发展，特别是互联网、人工智能等技术的进展深刻地改变了人类的生活方式，我们又应该做些什么呢？

就现代医学的发展来看，从经验医学向精准医学发展是必然的趋势。临床医学领域内新的诊断技术、新的治疗方法与药物的问世，大大拓展了临床医生的视野，极大地提高了临床医师的诊疗水平。例如CT、B超、血管造影、MRI、PET-CT等先进仪器的普遍应用,常使病人在出现临床症状前就已被识别是何种疾病了,对早期发现、早期诊断、早期治疗起到了不可替代的作用,大大改观了病者的预后;FilmArray、Gene Xpert等分子诊断技术的成熟,已使病毒性肺炎、肺外结核等原先多依赖经验治疗的病原确诊成为可能;看似简单的血清IgG4、IgD检测在发热性疾病的诊断中有时可一锤定音,而且弄清了以前没被认识的疾病,扩大了诊断发热性疾病的疾病谱;某些新药的出现可以达到在医学史上清除某种疾病的可能,抗病毒的小分子药物（DAA）的出现改变了慢性丙型肝炎病毒难以清除的历史就是一个具有里程碑式的实例。因此,在科学技术迅猛发展的当今,临床医学的本身也包括了近年来新诊断技术、新治疗方法所带来的惠益,绝不能偏废,应予充分的重视。

但是临床实践又是一个复杂的过程,在临床上常会遇到,一个病人的住院过程中多项辅助检查可能并不完全吻合,同一个脏器CT、MRI、B超的结果可以大相径庭,甚至作为诊断金标准的病理检查结果与临床情况也可以不相符;而根据病原学的检查结果所做的针对性治疗疗效可能并不理想,此等情况在本书具体病例中每每见到。因此,我认为病史线索也好,体检发现也好,辅助检查的结论也好,是否与疾病存在因果关系,有赖于医生严密的分析推断,有赖于对病人病情细致的观察求证,也就是"以人为本,直接观察,客观分析,认真求证",才能获得正确的诊断。

　　今年本书中又收集了近30例疑难感染病例,包括植入假体感染、动物源性感染和有趣的少见病原体感染病例,又收入了疑难发热性疾病和肝脏疾病。有些病种可能前几本书中出现过,虽然是同种疾病,但具体情况各有不同,且不同作者的不同思路、视角,也会给读者带来新的启发。

　　本书的主编除我与张文宏教授外,这次又增加了陈澍教授。陈澍教授二十余年来搜集了不少疑难的临床病例,他不仅具有丰富的临床经验与解决疑难病例的技巧,而且平日临床教学工作中重视医学生、低年资医生、进修医生诊断思路的培训,书中也倾注了他个人的心血,是难能可贵的。

　　本书的病例都是在近一年的临床工作中收集整理的,由于时间原因,部分病例资料仍稍欠完整,文字的疏漏错误之处更是在所难免,衷心希望广大读者批评指正。

翁心华

2017年夏

缩略词及符号

ABLC	两性霉素B脂质体复合物	ACLC	间变大细胞淋巴瘤
ADA	腺苷脱氨酶	AE	自身免疫性脑炎
AFP	甲胎蛋白	AIDS	获得性免疫缺陷综合征
AIH	自身免疫性肝炎	AKP/ALP	碱性磷酸酶
ALB	白蛋白	ALK	间变淋巴瘤激酶
AMA	抗线粒体抗体	Amk	阿米卡星
AML	急性髓系白血病	ANA	抗核抗体
ANCA	抗中性粒细胞胞质抗体	ANUA	抗核小体抗体
AOSD	成人Still病	APTT	活化部分凝血活酶时间
ARDS	急性呼吸窘迫综合征	ASO	抗链球菌溶血素 "O"
ATP	三磷酸腺苷	BALF	支气管肺泡灌洗
BP	血压	BC	洋葱伯克霍尔德菌
BCC	洋葱伯克霍尔德复合菌	BIA ALCL	乳房植入物相关的间变大细胞淋巴瘤
bid	每天2次	C	补体/环磷酰胺
CA	糖蛋白抗原	CAEBV	慢性活动性EB病毒感染
CAP	社区获得性肺炎	CARDS	社区获得性呼吸窘迫综合征
CD	分化抗原簇	CDC	疾病预防控制中心病
CEA	癌胚抗原	CF	囊性纤维化
CFP-10	10 kd培养滤液蛋白	CJD	克雅病
CHO	胆固醇	CMV	巨细胞病毒
CNS	中枢神经系统	COPD	慢性阻塞性肺疾病

CPK/CK	肌酸磷酸激酶	CRE	碳青霉烯类耐药肠杆菌科细菌
CRP	C反应蛋白	CSF	脑脊液
CT	计算机断层显像	CTA	多层螺旋CT血管成像
CTE	小肠CT成像	DBiL	结合胆红素
DENV	登革病毒	DIC	弥散性血管内凝血
DNA	脱氧核糖核酸	DSA	数字减影血管造影
dsDNA	双链DNA	DWI	弥散加权成像
EB/EBV	Epstein-Barr病毒	ECMO	体外膜氧合
E/EMB	乙胺丁醇	ENA	可溶性抗原
ENKTL	结外NK/T细胞淋巴瘤	ESAT-6	6 kd早期分泌靶向抗原
ESR	红细胞沉降率（血沉）	FDA	美国食品和药物管理局
FDP	纤维蛋白降解产物	FDG	氟脱氧葡萄糖
FIB	纤维蛋白原	FLAIR	液体反转恢复
G6PD	葡萄糖-6-磷酸脱氢酶	GCA	巨细胞动脉炎
GGT/γ-GT	γ-谷氨酰转移酶	GM	半乳甘露聚糖试验
GMS	六胺银染色	GPA	肉芽肿性多血管炎
GPT	谷丙转氨酶	GOT	谷草转氨酶
Grb	颗粒酶B	H	异烟肼/多柔比星
HAFs	透明质酸皮肤填充物	Hb	血红蛋白
HbA1	糖化血红蛋白	HBcAb	乙型肝炎病毒核心抗体
HBeAb	乙型肝炎病毒e抗体	HBeAg	乙型肝炎病毒e抗原
HBsAb	乙型肝炎病毒表面抗体	HBsAg	乙型肝炎病毒表面抗原
HBV	乙型肝炎病毒	HCV	丙型肝炎病毒
HDC	大剂量化疗	HE	苏木精-伊红染色法
HIV	人类免疫缺陷病毒	hMPV	人偏肺病毒
HP	高倍视野	HPLC	高效液相色谱法
HSCT	造血干细胞移植	ICU	重症监护治疗病房
Ig	免疫球蛋白	IgG4-RD	IgG4相关疾病
IGRA	γ-干扰素释放试验	IL	白介素
INH	异烟肼	INR	国际标准化比值
IPI	国际预后指数	ISTM	国际旅行医学学会

IVIG	静脉丙种球蛋白	K	钾
L	腰椎	LDL	低密度脂蛋白
LDH	乳酸脱氢酶	LVV	大血管性血管炎
LZD	利耐唑胺	LZDRE	耐利奈唑胺肠球菌
MAC	鸟-胞内分枝杆菌复合菌群	MALDI-TOF	基质辅助激光解吸电离飞行时间
max	最大值	MCD	多中心Castleman病
MDR	多重耐药细菌	MEWS	预警评分系统
MIC	最低抑菌浓度	MODS	多器官功能障碍综合征
MP	肺炎支原体	MPO	髓过氧化物酶，显微镜下多血管炎
MRA	磁共振动脉血管成像	MRCP	磁共振胰胆管造影
MRMP	大环内酯类耐药肺炎支原体	MRI	磁共振成像
N	中性粒细胞	NAP	碱性磷酸酶
NK	自然杀伤细胞	NKTCL	结外鼻型NK/T细胞淋巴瘤
NLR	阴性似然比	NMDA	N-甲基-D-天冬氨酸
NMDAR	N-甲基-M-天冬氨酸受体	nRNP	核糖核蛋白
NSE	神经元特异性烯醇化酶	NTM	非结核分枝杆菌
O	长春新碱	OB	隐血
OR	比值比	OS	总生存
P	脉搏	PAS	过碘酸雪夫染色
PC	卡氏肺孢子虫	PCNA	增殖细胞核抗原
PCP	肺孢子菌肺炎	PCR	聚合酶链式反应
PCT	降钙素原	PDR	泛耐药细菌
PET-CT	正电子发射计算机断层显像	pH	氢离子浓度指数
PJ	耶氏肺孢子菌	PLR	阳性似然比
PLT	血小板	PO	口服
POX	过氧化物染色	PR3	蛋白酶
proBNP	脑利钠肽原	PT	血浆凝血酶原时间
PTCL	外周T细胞淋巴瘤	qid	每天1次
R	呼吸	RET	网织红细胞
RF	类风湿因子	RFP	利福平

RMPP	难治性肺炎支原体肺炎		RNA	核糖核酸
RPR	快速血清反应素环状卡片试验		rRNA	核糖体核糖核酸
RSV	呼吸道合胞病毒		RT	反转录
S	骶椎,敏感		SARS	严重急性呼吸综合征
SCC	鳞癌抗原		SCr	血肌酐
SFC	斑点形成细胞数		SLE	系统性红斑狼疮
SM/Sm	Smith		SMZ	磺胺甲噁唑
SMZco	复方磺胺甲噁唑		SaO₂	血氧饱和度
SSA	干燥综合征抗原A		SSB	干燥综合征抗原B
SSPE	亚急性硬化性全脑炎		SUV	标准摄取值
T	体温		T3	三碘甲状腺原氨酸
T4	甲状腺素		TA	大动脉炎
TB	结核,总胆红素		TBiL	总胆红素
TBLB	支气管穿刺肺活检		TBNK	淋巴细胞亚群
tid	每天3次		TG	甘油三酯
TMP	甲氧苄氨嘧啶		TPPA	梅毒明胶颗粒凝集实验
TSH	促甲状腺激素		T-SPOT.TB	结核感染T细胞斑点检测
TT	凝血酶时间		VRE	耐万古霉素肠球菌
WBC	白细胞		WG	韦格纳肉芽肿
WHO	世界卫生组织		XDR	广泛耐药细菌
Z	吡嗪酰胺		↑	高于参考值上限
			↓	低于参考值下限

目 录

1

危重的人 H7N9 禽流感病毒感染

　　H7N9型禽流感是一种新型禽流感,2013年3月底在上海和安徽两地率先发现人感染H7N9禽流感病例。至2017年初,总计出现了5次发病高峰,主要出现在每年冬春季,其他季节也有零星出现。重症患者病情发展迅速,主要表现为重症肺炎,可快速进展,出现急性呼吸窘迫综合征(ARDS),病死率较高。根据世界粮农组织的相关统计,截至2017年4月26日,累计共出现了1 444例人感染H7N9禽流感病例,除马来西亚1例和加拿大2例外,其余均为我国居民(包括港澳台地区),其中死亡545例,病死率达37.74%。本文介绍2016年冬季上海市确诊的第一例人感染H7N9禽流感伴重度ARDS,经积极治疗后患者痊愈出院。期望通过对本病例诊治过程的回顾,对人感染H7N9禽流感的临床特点、防治措施等方面有进一步了解。

病史摘要

·入院病史

患者,男性,45岁,于2016年12月19日入院。

·主诉

发热10余天,咳嗽伴气促5天。

·现病史

患者2016年12月9日无明显诱因出现发热,体温在37.5～38.5℃之间,伴轻度乏力,未在意。2016年12月11日体温升高至38.5℃以上,未伴畏寒、寒战,无明显咳嗽、咳痰,有双下肢膝关节酸痛,遂至当地医院就诊,查血常规示白细胞$4.83 \times 10^9/L$,中性粒细胞84.3%,胸部CT(图1-1)示右上肺大片致密影,少许斑片影,考虑肺炎,先后应用青霉素、头孢他啶、莫西沙星等抗感染治疗,并应用激素及吲哚美辛等对症治疗(具体不详),体温有一过性下降,但仍反复发

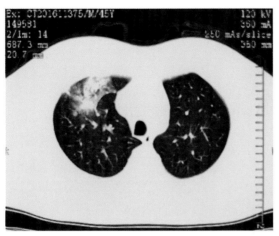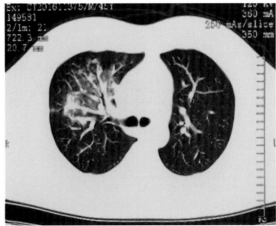

图1-1　2016年12月11日胸部CT

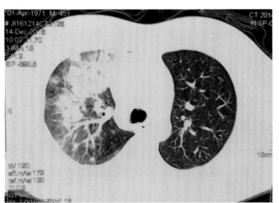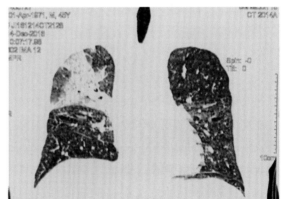

图1-2　2016年12月14日胸部CT

热，至2016年12月14日出现咳嗽、咳痰，为黄脓痰及粉红色痰，并伴气急，复查胸部CT（图1-2）仍提示右肺炎症，较前进展。2016年12月16日起患者症状加重，出现胸闷、心悸，遂于2016年12月17日转至当地医院治疗，急诊查血常规示白细胞 3.7 × 10^9/L，中性粒细胞 88.4%，血气分析 pH 7.54，氧分压 38 mmHg，氧饱和度 80%，甲型流感病毒抗体阴性，即给予无创辅助通气，比阿培南抗感染治疗，奥司他韦抗病毒治疗。因患者症状持续加重，于2016年12月18日转至我院急诊科，查肝功能：谷丙转氨酶 144 U/L，谷草转氨酶 264 U/L，总胆红素 21 μmol/L，肌酸激酶 805 U/L，肌红蛋白 222.8 ng/ml；血常规：白细胞 5.7 × 10^9/L，中性粒细胞 91.6%，淋巴细胞 7.7%，血小板 160 × 10^9/L；血气分析（鼻导管，FiO_2 100%）：pH 7.47，氧分压 5.96 kPa，二氧化碳分压 4.23 kPa，血氧饱和度 75.8%，碱剩余 1.4 mmol/L，PaO_2/FiO_2 44.7 mmHg；胸片（图1-3）示右肺弥漫高密度影，左肺中下野高密度影；余凝血功能、电解质、血糖、血酮、血氨正常。急诊考虑"肺炎、急性呼吸窘迫综合征"，予以气管插管、呼吸机辅助通气，美罗培南、莫西沙星抗细菌治疗，达菲（奥司他韦胶囊)150 mg po bid抗病毒治疗,甲泼尼龙160 mg qd抗炎,经上述治疗后发热较前有所控制,但氧合仍较差,2016年12月19日复查血气分析(FiO₂ 100 %): pH 7.44,氧分压8.84 kPa,二氧化碳分压4.63 kPa,血氧饱和度93.9 %,PaO₂/FiO₂ 66.3 mmHg,为进一步诊治转入我科负压病房。既往体健,否认其他系统慢性疾病史,患者职业为菜场肉类销售人员。

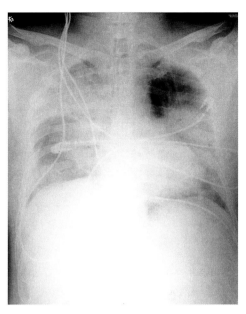

图1-3　2016年12月18日胸片

· 入院查体

T 37.6℃,P 86次/分,R 28次/分,BP 114/74 mmHg,镇静中,可唤醒,能点头示意。气管插管,有创呼吸辅助通气中(SIMV模式,吸氧浓度100%,PEEP 12 mmH₂O),发育正常,营养好,平车推入病房。全身皮肤黏膜未见异常,无肝掌,全身浅表淋巴结无肿大。未见皮下出血点,未见皮疹。头颅无畸形,巩膜无黄染。双侧瞳孔等大等圆,对光反射灵敏。外耳道无异常分泌物,无乳突压痛。口唇无发绀。颈软,无抵抗,颈静脉无怒张,气管居中,甲状腺无肿大。胸廓对称无畸形,胸骨无压痛;双肺呼吸音粗糙,可闻及干、湿性啰音。心率86次/分,律齐;腹平坦,腹壁软,全腹无压痛,无肌紧张及反跳痛,肝脾肋下未触及,肠鸣音3～5次/分。脊柱、四肢无畸形,双下肢无水肿。肌力正常,肌张力正常,生理反射正常,病理反射未引出。

· 实验室检查

入院后急查血气分析(2016年12月19日): pH 7.419,碳酸氢根浓度22.2 mmol/L,二氧化碳分压4.52 kPa(↓),氧分压8.48 kPa(↓),氧饱和度92.6%(↓)。

血常规(2016年12月19日):白细胞6.87×10⁹/L,N 91.5%,L 6%,血红蛋白131 g/L,血小板160×10⁹/L。

电解质、肝功能、肾功能、血脂全套、心肌酶谱(2016年12月19日):血清钾4 mmol/L,血清钠141 mmol/L,血清氯110 mmol/L,二氧化碳结合力24.1 mmol/L,血清钙1.83 mmol/L(↓),血清磷0.69 mmol/L(↓),谷丙转氨酶141 U/L(↑),谷草转氨酶242 U/L(↑),总胆红素15.7 μmol/L,白蛋白23 g/L(↓),总蛋白49 g/L(↓),碱性磷酸酶58 U/L,γ-谷氨酰转移酶35 U/L,乳酸脱氢酶1 543 U/L(↑),肌酸激酶420 U/L(↑),CKMB活度13 U/L,胆固醇2.3 mmol/L(↓),甘油三酯2.31 mmol/L(↑),血糖10 mmol/L(↑),尿素氮9 mmol/L(↑),肌酐53 μmol/L,尿酸0.138 mmol/L。

凝血项目(2016年12月19日):国际标准化比值1.12,血浆凝血酶原时间13.3秒,D-二聚体14.95(↑),纤维蛋白降解产物41.4 μg/ml(↑)。

铁蛋白（2016年12月19日）：＞2 000 ng/ml（↑）。降钙素原（2016年12月19日）：0.66 ng/ml（↑）。

血乳酸（2016年12月19日）：2.55 mmol/L（↑）。

HBV-M：HBsAg（＋），HBeAb（＋），HBcAb（＋）。

临床关键问题及处理

·关键问题1　患者的诊断及鉴别诊断？

患者为菜场肉类销售人员，既往体健，此次急性起病，短期内出现发热、咳嗽、咳痰、气急等症状，外院肺部CT多次提示肺炎，予以青霉素、头孢他啶、莫西沙星、比阿培南等抗感染治疗，但疗效欠佳。送至我院时氧合状况不佳（PaO_2/FiO_2仅44.7 mmHg），无创呼吸机不能改善症状，经气管插管、呼吸机辅助呼吸后，氧合状况稍改善。病程中同时并伴肌酸激酶、肌红蛋白升高及D-二聚体、FDP异常。综合上述临床变化，考虑如下诊断。

（1）社区获得性肺炎：患者发病前无住院病史，病程中出现发热、呼吸道症状，外院及我院肺部影像学均提示双肺高密度影，考虑肺炎，故可诊断社区获得性肺炎。但随之必须明确的关键问题在于肺炎的病原体是哪一种？不同病原体的治疗方法存在差异，早期对因治疗可改善预后，病原体的明确对于已经出现呼吸衰竭、病情危重的患者更具有迫切性，同时，由于部分病原体具有传染性，不及时隔离可造成相关医护人员乃至其他患者的继发感染，及时明确病原体对于疾病控制具有重要意义。

常见的社区获得性肺炎的病原体主要有病毒、细菌、支原体等，患者在外院时已针对细菌、非典型病原体予以β-内酰胺类及氟喹诺酮类药物治疗，但疗效欠佳、病情快速进展。结合患者既往病史、发病的季节（冬季）、患者的职业（在菜场内有禽类可以接触史）以及肺部影像学的特征（病灶主要为磨玻璃影及实变），应考虑病毒感染可能，特别需要排除人感染禽流感（如H7N9、H1N1、H5N1等）可能。该患者虽然外院甲型流感病毒检测阴性，但有研究提示，对于H7N9的检测而言，直接免疫荧光抗原检测敏感性低，而即使鼻咽拭子阴性，仍需监测下呼吸道标本（痰、BAL、气管吸出物），因此需要更敏感快速的方法来进一步检测、明确该患者的肺部感染病原体。

（2）Ⅰ型呼吸衰竭、ARDS：患者在外院、我院急诊科及入院后急查血气分析均提示氧分压显著下降（＜60 mmHg）而二氧化碳分压正常，已达到了Ⅰ型呼吸衰竭的诊断标准。同时，该患者的氧合指数PaO_2/FiO_2仅44.7 mmHg，同时C_{rs} 19 ml/cm H_2O，根据ARDS的柏林定义，患者已符合重症ARDS（高危亚组），该亚组的患者占整体ARDS的15%，病死率高达52%，由此看来，患者预后非常不乐观。

（3）乙肝病毒携带状态：患者既往无明确肝功能损害史，此次入院检查发现乙肝标志物阳性，虽然肝功能轻度异常，但考虑目前患者缺氧所致的肝损伤可能性大，故患者仍考虑处于乙肝病毒携带状态。由于患者于我院急诊已予以甲泼尼龙160 mg qd治疗，需注意乙肝病毒免疫激活加重肝损伤可能,所以应予以抗病毒治疗。

除上述鉴别诊断外,患者的呼吸衰竭、ARDS 还应与心源性肺水肿、肺栓塞等急重症相鉴别。

·处理

针对该患者最迫切的诊断问题,结合标本检测的敏感性,当患者尚在我院急诊还未转入我科前,我科已提前介入,应用 FilmArray 的呼吸道病原测试条对该患者的痰液进行病原体的检测,1 小时后检测结果提示甲型流感病毒阳性,随后即对该标本深度测序,测序结果进行比对后确定为 H7N9 禽流感,由此,该患者转入我科负压隔离病房,按照呼吸道隔离要求加强了疾病控制措施,同时上报两级疾病预防控制中心,经进一步检测后确诊为人感染 H7N9 禽流感。

值得注意的是,疾病预防控制中心对于采样送检的鼻咽拭子和痰液标本分别进行检测后发现,仅痰液为 H7N9 阳性,而鼻咽拭子检测为阴性,这也进一步验证了前面提到的,对于 H7N9 而言,痰液或者深部呼吸道标本的阳性率要高于鼻咽部标本,所以对于怀疑 H7N9 感染的患者,如果情况许可,应首先或同时检测痰液或者深部呼吸道标本以避免假阴性可能。

·关键问题 2　人感染 H7N9 禽流感如何治疗?

患者经过上述快速的检测手段,最终确诊为人感染 H7N9 禽流感。根据 2017 年颁布的人感染 H7N9 禽流感诊疗方案中的定义,结合患者目前的实际状况,可诊断为人感染 H7N9 禽流感(重症病例)。至此,接下来面临的问题就是如何治疗? 转入我科后主要治疗措施如下。

(1) 抗病毒治疗:对于怀疑或已确诊病例应尽早应用抗病毒药物,重症或免疫缺陷患者应剂量加倍。患者在发病第 8 天时已于外院行奥司他韦(75 mg bid)治疗,第 9 天时于我院继续予以奥司他韦治疗,并且剂量予以加倍(150 mg bid),转入我科后继续予以奥司他韦(150 mg bid)治疗。

(2) 呼吸功能支持:患者病情进展快速,转至我院时已发展为重症 ARDS,予以气管插管、呼吸机辅助呼吸,转入我科后继续予以呼吸支持治疗,运用 ARDS 保护性通气策略,采用小潮气量、合适的 PEEP 等措施。

(3) 激素治疗:针对患者出现了 ARDS,患者于外院及我院急诊科已行激素治疗,转入我科后继续甲泼尼龙抗炎治疗。

(4) 人免疫球蛋白:转入我科后予以人免疫球蛋白(每天 0.4 g/kg,共治疗 5 天)。

(5) 控制乙肝病毒复制:在使用激素的前提下,予以恩替卡韦抗病毒治疗。

(6) 抗凝治疗:患者转入我科后 D-二聚体及 FDP 水平较高,且因呼吸机应用过程中需要镇静,患者卧床时间较长,深静脉血栓风险较大,故予以低分子肝素抗凝预防治疗。

(7) 预防抗感染治疗:考虑到患者入院后予以中大剂量激素治疗,感染风险较大,同时,病毒感染后易继发细菌感染,故予以美罗培南治疗。

(8) 其他:予以肠内营养、白蛋白等营养支持治疗,严格控制液体量,密切随访血气分析、胸片等相关检查。

·治疗及过程中出现的问题

患者经上述方案治疗后，体温稳定，氧合情况逐渐改善（PaO_2/FiO_2入院时为44.7 mmHg，至2016年12月28日为162 mmHg），血乳酸由入院初的3.79 mmol/L降至正常。于2016年12月27日及28日两次分别对痰及鼻咽、口咽拭子取样，经CDC检测H7N9均阴性，予以解除隔离，同时奥司他韦减量至75 mg bid后继续治疗，至2017年1月8日停用。同时，甲泼尼龙快速减量，至2016年12月27日停用，共使用9天。

2016年12月27日患者出现发热，T 38.6℃，降钙素原0.55 ng/ml，血乳酸水平升高至2.72 mmol/L，予以血培养检查，2016年12月28日血培养报阳，为革兰阴性菌，后鉴定为多重耐药肺炎克雷伯菌，同时患者2016年12月29日送检的痰标本、肺泡灌洗液标本亦发现多重耐药肺炎克雷伯菌。结合上述结果，考虑合并血流感染（多重耐药肺炎克雷伯菌）、肺部感染。患者此次发热过程中不伴肝、肾等其他脏器功能障碍，无血流动力学改变，SOFA评分较基线无明显升高，所以，虽然血乳酸水平有升高，尚不符合脓毒症或脓毒症休克的诊断标准。

·关键问题3　泛耐药肺炎克雷伯菌如何治疗？

患者细菌药敏（纸片法）检测回报：氨基糖苷类、复方磺胺甲噁唑敏感，替加环素中敏，碳青霉烯类无抑菌圈。2012年由欧洲与美国疾病控制与预防中心发起，欧美多国专家参与制定了一个MDR、XDR及PDR定义的共识，根据患者的药敏情况，可以明确为多重耐药肺炎克雷伯菌感染。我国碳青霉烯类耐药肠杆菌科细菌（CRE）主要为肺炎克雷伯菌，检出率从2005—2008年的≤1%上升至2013年的13.5%，而大肠埃希菌的CRE检出率2013年为3%。CRE不仅检出率上升迅速，而且所致感染的病死率高，故美国CDC细菌耐药报告中将其列为最高级别"紧急威胁"。CRE可较长时间寄殖于肠道（达数月），导致耐药菌在院内的传播，有部分携带菌可造成临床感染。

根据广泛耐药革兰阴性菌感染抗菌治疗专家共识，抗菌治疗的原则主要为：① 区分是感染还是定植；② 尽量根据药敏结果选择敏感抗菌药；③ 联合用药；④ 根据PK/PD原理设定给药方案，如增加给药剂量、延长某些抗菌药的滴注时间；⑤ 消除感染危险因素，积极处理原发疾病。对XDR肠杆菌科细菌抗菌治疗联合方案见表1-1。

表1-1　治疗XDR-GNB感染的抗菌药联合用药方案

	两 药 联 合	三 药 联 合
	替加环素为基础的联合：	替加环素＋多黏菌素＋碳青霉烯类
	替加环素＋氨基糖苷类	
	替加环素＋碳青霉烯类	
XDR肠杆菌科细菌	替加环素＋磷霉素	
	替加环素＋多黏菌素	
	多黏菌素为基础的联合：	
	多黏菌素＋碳青霉烯类	

(续表)

	两 药 联 合	三 药 联 合
XDR肠杆菌科细菌	多黏菌素＋替加环素 多黏菌素＋磷霉素 其他联合： 磷霉素＋氨基糖苷类 （头孢他啶或头孢吡肟）＋阿莫西林克 拉维酸 氨曲南＋氨基糖苷类	

·处理

结合《抗击XDR革兰阴性杆菌的中国策略》中的推荐意见和患者的药敏情况，即予以替加环素＋阿米卡星＋磷霉素（8 g q8h）＋美罗培南（2 g q8h，延长输注时间）的治疗方案。经上述抗感染方案调整后，2016年12月28日及2017年1月3日血培养均已为阴性，但体温无明显缓解，波动于38.5～39.5℃，痰量明显增多，痰培养持续为泛耐药肺炎克雷伯菌，2017年1月11日肺泡灌洗液培养仍为泛耐药肺炎克雷伯菌，药敏谱同前，治疗方案再次调整为：替加环素＋阿米卡星＋磷霉素＋复方磺胺甲噁唑。患者体温自2017年1月14日起有较明显下降，波动于37～38℃，痰量稍有减少，但培养仍持续为泛耐药肺炎克雷伯菌，后抗感染方案调整为头孢哌酮-舒巴坦＋阿米卡星＋复方SMZ治疗。

住院期间随访床旁胸片，从入院初的"右肺弥漫高密度影，左肺中下野高密度影，右侧较重（2016年12月20日，图1-4）"，逐渐变化为"双肺中叶片状高密度影（2016年12月26日，图1-5）"，"双肺弥漫性高密度影，左侧为重（2017年1月12日，图1-6）"。

随着体温控制，血气分析提示氧合情况明显改善（PaO_2 / FiO_2 至2017年1月19日为223 mmHg），床旁胸片提示两肺病灶持续吸收中，于2017年1月19日停用呼吸机，改为高流量呼吸湿化治疗仪辅助呼吸，2017年1月20日拔除气管插管，继续高流量呼吸湿化治疗仪辅助呼吸。患者病情稳定，体温恢复正常，仍有咳痰，但痰易咳出。2017年1月24日复查肺部CT（图1-7）提示：两肺多发炎症，两肺多发支气管扩张伴感染，左肺上叶脓肿形成可能大，继续上述抗感染方案治疗。2017年3月6日，患者体温正常，病情稳定，回当地医院继续治疗。2017年4

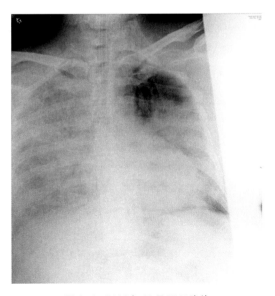

图1-4　2016年12月20日胸片

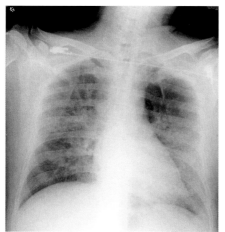
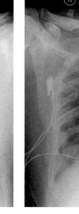

图1-5　2016年12月26日胸片　　　　　　图1-6　2017年1月12日胸片

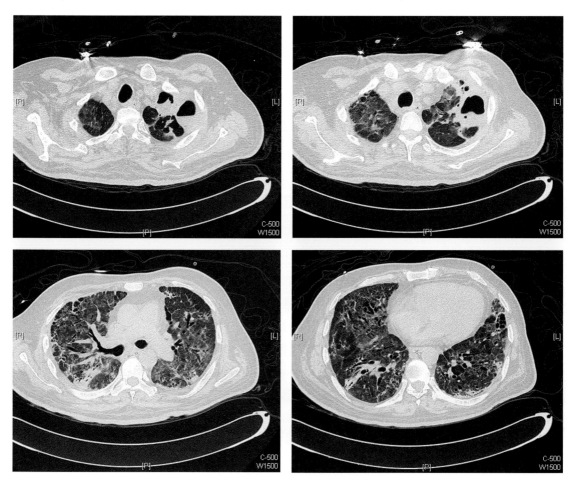

图1-7　2017年1月24日胸部CT

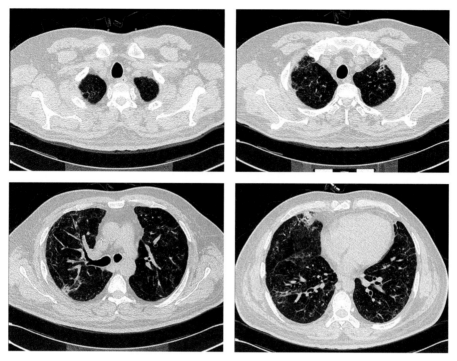

图1-8　2017年4月24日胸部CT

月24日回我院随访，复查胸部CT（图1-8）示：两肺间质性改变，左肺上叶肝脓肿明显吸收，两肺多发支气管扩张伴散在感染，较前好转。请上海某医院专家会诊后考虑：继发性肺间质纤维化（病毒性肺炎后），建议予以乙酰半胱氨酸抗纤维化治疗。患者现继续随访中。

背景知识介绍

人感染H7N9禽流感

　　H7N9型禽流感是一种新型禽流感，于2013年3月底在上海和安徽两地被率先发现。人感染H7N9禽流感是由H7N9禽流感病毒感染引起的急性呼吸道传染病，其中重症肺炎病例常并发急性呼吸窘迫综合征（ARDS）、脓毒性休克、多器官功能障碍综合征（MODS），甚至导致死亡。截至2017年4月26日，累计共出现了1 444例人感染H7N9禽流感病例，除马来西亚1例和加拿大2例外，其余均为我国居民（包括港澳台地区），其中死亡545例，病死率达37.74%。早发现、早报告、早诊断、早治疗，加强重症病例救治，是有效防控、提高治愈率、降低病死率的关键。

　　人类上呼吸道组织和气管主要分布有唾液酸 α-2,6型受体（人流感病毒受体）；人类肺组织分布有唾液酸 α-2,3型受体（禽流感病毒受体）和唾液酸 α-2,6型受体。H7N9禽流感病毒可以同时结合唾液酸 α-2,3型受体和唾液酸 α-2,6型受体，但H7血凝素与唾液酸 α-

2、3型受体亲和力更高，较季节性流感病毒更容易感染人的下呼吸道上皮细胞。病毒可持续复制，重症病例病毒核酸阳性可持续3周以上。病理检查显示肺急性渗出性炎症改变，肺出血、弥漫性肺泡损伤和透明膜形成等。

人感染H7N9禽流感的传染源为携带H7N9禽流感病毒的禽类。传播途径主要考虑为呼吸道传播或密切接触感染禽类的分泌物或排泄物而获得感染；或通过接触病毒污染的环境感染。存在有限人间传播的可能，特别是应警惕医院感染的发生。高危人群主要是在发病前10天内接触过禽类或者到过活禽市场者，特别是中老年人。高发的季节为每年的12月至次年3月期间，这一期间涉禽市场的阳性率也要高于平常时段。

H7N9禽流感病毒感染的潜伏期多为7天以内，也可长达10天。肺炎为主要临床表现，患者常出现发热、咳嗽、咳痰，可伴有头痛、肌肉酸痛、腹泻或呕吐等症状。重症患者病情发展迅速，多在发病3～7天出现重症肺炎，体温大多持续在39℃以上，出现呼吸困难，可伴有咯血痰，常快速进展为ARDS、脓毒性休克和MODS。少数患者可为轻症，仅表现为发热伴上呼吸道感染症状。

病毒早期检出可极大改善预后。临床怀疑H7N9禽流感感染的患者应尽早采集呼吸道标本（如鼻咽分泌物、痰、气道吸出物、支气管肺泡灌洗液）送检，下呼吸道标本检测阳性率高于上呼吸道标本。呼吸道标本甲型流感病毒通用型抗原快速检测H7N9禽流感病毒阳性率低，对可疑人感染H7N9禽流感病例宜首选核酸检测，对重症病例应定期检测呼吸道分泌物核酸，直至阴转。

目前诊断分为疑似病例和确诊病例。前者指符合流行病学（发病前10天内，有接触禽类及其分泌物、排泄物，或者到过活禽市场，或者与人感染H7N9禽流感病例有密切接触史）和临床表现，尚无病原学检测结果；后者为有上述临床表现和病原学检测阳性。如存在下列1项主要标准或≥3项次要标准者，可诊断为重症病例。主要标准：① 需要气管插管行机械通气治疗；② 脓毒性休克经积极液体复苏后仍需要血管活性药物治疗。次要标准：① 呼吸频率≥30次/分；② 氧合指数≤250 mmHg；③ 多肺叶浸润；④ 意识障碍和（或）定向障碍；⑤ 血尿素氮≥7.14 mmol/L；⑥ 收缩压<90 mmHg，需要积极的液体复苏。

隔离治疗是疾病有效防控的重要环节，对疑似病例和确诊病例应尽早按呼吸道及密切接触传播途径采取预防和控制措施。

抗病毒治疗是控制病毒复制、病情进展的重要措施，神经氨酸酶抑制剂是目前唯一批准用于H7N9的抗病毒药物，常用的药物有奥司他韦、扎那米韦、帕拉米韦。H7N9禽流感病毒对金刚烷胺和金刚乙胺耐药，不建议使用。抗病毒药物的使用原则为：① 使用抗病毒药物之前应留取呼吸道标本；② 尽量在发病48小时内使用，而发病5天内用药仍有效。目前已发现了H7N9病毒出现神经氨酸酶R294K变异、E120V变异后产生抗病毒药物耐药的情况，这些变异可出现于抗病毒治疗之前。对于重症或免疫低下患者，考虑这部分患者病毒复制时间可能更长、耐药风险更高，若肾功能正常，剂量可加倍（150 mg bid）。抗病毒治疗的时间尚无定论，一般考虑5～7天，若5～7天使用后病情仍重、病毒阳性，可适当延长疗程。

对于重症病例应采取抗病毒、抗休克、纠正低氧血症、防治MODS和继发感染、维持水电解质平衡等综合措施。患者病情出现下列情况之一,应进行氧疗:① 吸空气时 $SpO_2 < 92\%$。② 呼吸频率增快(呼吸频率 > 24 次/分),呼吸困难或窘迫。患者经氧疗 2 小时,SpO_2 仍 < 92%,或呼吸困难、呼吸窘迫改善不明显时,宜进行机械通气治疗,可参照 ARDS 机械通气的原则进行治疗,采用保护性通气策略,采用小潮气量,合适的 PEEP,积极的肺复张,严重时采取俯卧位通气,有条件的可根据病情选择体外膜氧合(ECMO)。

对于疾病早期的激素应用,目前的研究不支持使用大剂量激素(> 150 mg/d)治疗,可显著增加 30 天及 60 天病死率,而中低剂量(25 ～ 150 mg/d)不增加病死率。而人免疫球蛋白的应用不改善患者病死率。

人感染 H7N9 禽流感住院患者,间隔 24 小时病毒核酸检测 2 次阴性,解除隔离。

点 评

近十余年来,引起重症呼吸道表现,特别是 ARDS 的病原体,一直是各级疾病预防控制部门及医院感染科关注的重点之一,其中自 2013 年起出现的 H7N9 禽流感病毒,因其较高的病死率,一直是临床防治的重点。本例 H7N9 感染患者经过医护人员的积极救治而转危为安,虽然救治环节中还有很多值得探讨甚至改善的地方,但是通过对整个救治过程的回顾和讨论,对照国内外其他医疗机构的诊治得失和相关研究,依然能为大家对于这个疾病的临床特点和诊治要点等相关方面的内容提供一个有用的参考。从总体来看,在治疗方法没有出现实质性突破的前提下,致 ARDS 的重症肺部感染病原体的早期确定对于患者预后的影响具有重要意义,是今后降低类似疾病病死率的重要手段,值得大家关注。

(徐 斌 卢 清 张文宏)

参·考·文·献

[1] Cao B, Gao H, Zhou B, et al. Adjuvant Corticosteroid Treatment in Adults With Influenza A (H7N9) Viral Pneumonia [J]. Crit Care Med, 2016, 44 (6): e318−e328.

[2] Gao HN, Lu HZ, Cao B, et al. Clinical Findings in 111 Cases of Influenza A (H7N9) Virus Infection[J]. N Engl J Med, 2013, 368(24): 2277−2785.

[3] 中国卫生计生委. 人感染 H7N9 禽流感诊疗方案(2017 年第一版). http://www.nhfpc.gov.cn/yzygj/s3593g/201701/2dbdbc6e82 dd4fdfa57508499f61cdfc.shtml.

[4] Fang CF, Ma MJ, Zhan BD, et al. Nosocomial transmission of avian influenza A (H7N9) virus in China: epidemiological investigation[J]. BMJ, 2015, 351: h5765.

2

由呼吸道合胞病毒导致的
成人社区获得性肺炎

题 记

　　呼吸道合胞病毒(respiratory syncytial virus, RSV)是婴幼儿下呼吸道感染最常见的病原体。对于成人RSV感染,一般病情轻,限于上呼吸道,且由于成人病毒载量显著低于儿童,传统的检测手段倾向于低估发生率,因此受到的重视较少。实际上,对于有高危因素的人群,RSV亦可能导致肺炎等重症感染。本文介绍一例确诊的RSV感染所致成人社区获得性肺炎,有助于读者了解RSV成人感染的临床特点和诊治原则。

病史摘要

・**入院病史**

患者,男性,63岁,2016年12月5日收入我院ICU。

・**主诉**

发热伴纳差9天。

・**现病史**

　　入院9天前(2016年11月26日)劳累着凉后出现纳差,体温39℃,服用退热药物可缓解,但发热反复,伴畏寒、乏力、头痛,伴腹泻、恶心,无呕吐、腹痛、腹胀、明显大汗、胸闷、气促等。后出现咳嗽,痰量少。2016年11月28日就诊于某医院,听诊肺部可及少量湿啰音,胸部CT提示两肺下叶感染。血常规:白细胞3.38×10^9/L(↓),中性粒细胞82%(↑),C反应蛋白136.5 mg/L(↑),谷丙转氨酶73 U/L(↑),谷草转氨酶74 U/L(↑),铁蛋白1 105 ng/ml(↑),腹部B超发现胆囊壁稍后毛糙,慢性血吸虫性肝病表现。住院予头孢他啶联合左氧氟沙星抗感染、奥司他韦抗病毒,并祛痰退热、保肝养血等治疗1周,发热症状无明显缓解,复查胸部CT示两肺炎症伴胸腔积液,故转院。2016年12月3日就诊我院急诊科,胸部CT提示双肺下叶炎症,部分实变。上腹部CT提示胆囊壁增厚,胆囊炎可能。血常

规示白细胞 5.48×10^9/L，中性粒细胞96.2%（↑），予头孢曲松联合莫西沙星抗感染，同时保肝、利尿消肿，请抗生素科会诊后改为头孢哌酮-舒巴坦联合莫西沙星抗感染，患者仍有发热，体温38℃，为进一步治疗收入院。

· 既往史

传染病史：慢性血吸虫肝病，未治愈。否认结核史。疾病史：高血压10年，最高达180/100 mmHg，平时服用替米沙坦，控制良好。手术史：19年前曾受"阑尾炎阑尾切除术"，恢复可。外伤史、输血史、过敏史、预防接种史：无殊，个人史：无殊，否认烟酒。家族史：无殊。

· 入院查体

T 38.1℃，P 90次/分，R 23次/分，BP 125/62 mmHg。一般情况可，全身皮肤黏膜未见异常。双肺呼吸音粗糙，双下肺可闻及湿性啰音。心率90次/分，律齐，心脏各瓣膜区听诊未及杂音；腹平坦，腹壁软，全腹无压痛，无肌紧张及反跳痛，肝、脾肋下未触及，肝、肾脏无叩击痛，双下肢无水肿。

· 实验室检查

血常规：白细胞 5.22×10^9/L，红细胞 3.95×10^{12}/L（↓），血红蛋白114 g/L（↓），血细胞比容33.4%（↓），中性粒细胞90.4%（↑），淋巴细胞7.5%（↓）。血气分析：氧容量14.5 ml/dl（↓），二氧化碳分压4.04 kPa（↓），氧分压9.72 kPa（↓），血氧饱和度96.3%。血沉70 mm/h（↑）；降钙素原3.03 ng/ml（↑）。肝肾功能：谷丙转氨酶124 U/L（↑），谷草转氨酶100 U/L（↑），总胆红素56.2 μmol/L（↑），结合胆红素52 μmol/L（↑），总胆汁酸66 μmol/L（↑），碱性磷酸酶297 U/L（↑），γ-谷氨酰转移酶157 U/L（↑），总蛋白57 g/L（↓），白蛋白25 g/L（↓），钾3.2 mmol/L（↓），钠133 mmol/L（↓），氯化物93 mmol/L（↓），乳酸脱氢酶398 U/L。

· 辅助检查

2016年12月5日胸部CT平扫（图2-1）：双下肺炎症，部分实变，治疗后随访；双侧胸膜增厚。

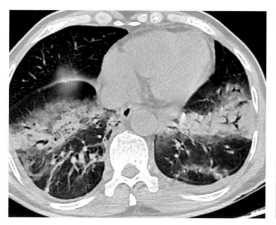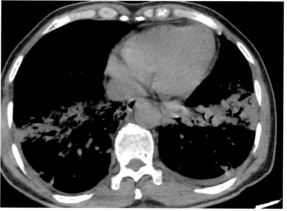

图2-1　2016年12月5日肺CT可见双下肺炎症，部分实变

临床关键问题及处理

·关键问题　患者社区获得性肺炎诊断成立，病原体为何？

分析患者病史特点，根据《中国成人社区获得性肺炎诊断和治疗指南（2016年版）》中诊断标准（见表2-1），该患者满足社区获得性肺炎诊断。

表2-1　成人社区获得性肺炎临床诊断标准

同时满足1、3、4及2中任意一条
1　社区发病
新近出现的咳嗽、咳痰或原有呼吸道疾病症状加重，伴或不伴脓痰、胸痛、呼吸困难及咯血
2　发热
肺实变体征和（或）闻及湿性啰音
外周血白细胞 $> 10 \times 10^9/L$ 或 $< 4 \times 10^9/L$，伴或不伴细胞核左移
3　胸部影像检查显示新出现的斑片状浸润影、叶或段实变影、磨玻璃影或间质性改变，伴或不伴胸腔积液
4　排除肺结核、肺部肿瘤、非感染性间质性疾病、肺水肿、肺不张、肺栓塞、肺嗜酸粒细胞浸润症及肺血管炎等

社区获得性肺炎的常见病原体包括细菌（包括非典型病原体）、病毒、真菌等。临床上可以根据不同的临床表现、辅助检查以及用药效果对病原学做初步推断（见表2-2）

表2-2　不同类型病原体肺炎的临床表现

可能病原体	临 床 特 点
细菌	急性起病，高热，可伴有寒战，脓痰、褐色痰或血痰，胸痛，外周白细胞明显升高，C反应蛋白（CRP）升高，肺部实变或湿性啰音，影像学可表现为肺泡浸润或实变呈叶段分布
支原体、衣原体	年龄 < 60 岁，基础病少，持续咳嗽，无痰或痰涂片检查未发现细菌，肺部体征少，外周血白细胞 $< 10 \times 10^9/L$，影像学可表现为上肺野和双肺病灶、小叶中心性结节、树芽征、磨玻璃影以及支气管壁增厚，病情进展可呈实变
病毒	多数具有季节性，可有流行病学接触史或群聚性发病，急性上呼吸道症状，肌痛，外周血白细胞正常或减低，降钙素原（PCT）$< 0.1\ \mu g/L$，抗菌药物治疗无效，影像学表现为双侧、多叶间质性渗出，磨玻璃影，可伴有实变

该患者老年男性，急性起病，有高热，无明显脓痰，外周血白细胞正常，中性粒细胞百分比升高，炎症指标如降钙素原、C反应蛋白、血沉等均升高。肺部影像提示双下肺炎症，部分实变。外院使用1周广谱抗生素未见好转。临床表现不特异，从白细胞水平不高以及外院抗生素效果不佳看，倾向于病毒性肺炎可能，但在没获得病原学证据前无法可靠推断病原体。

· 入院后治疗经过

入院后，给予哌拉西林-他唑巴坦＋左氧氟沙星经验性抗感染治疗，以及吸氧、化痰、保肝、改善循环、营养支持、合理降温等对症支持治疗。同时完善病原学检查，行血培养、痰涂片培养、T-SPOT.TB、G试验、呼吸道病原体抗体九联检测等寻找病原体线索，同时为取得下呼吸道感染理想标本，经患者及家属知情同意后，于入院后第2天行纤维支气管镜检查，取肺泡灌洗液进一步行病原体培养涂片及病毒核酸检测。病毒核酸检测结果当天回报，呼吸道合胞病毒核酸阳性。其余病原学均未见异常。请感染科会诊，考虑RSV所致病毒性肺炎可能大，调整抗生素用药，降级为单药哌拉西林-他唑巴坦，继续对症支持治疗。患者体温平，症状改善，化验指标好转，住院治疗7天后复查CT示肺内病灶明显吸收好转，予出院（图2-2）。患者出院后继续口服左氧氟沙星7天后停药，1个月随访无不适。

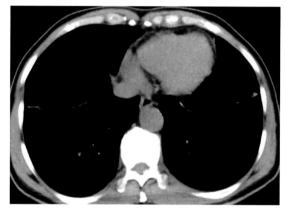 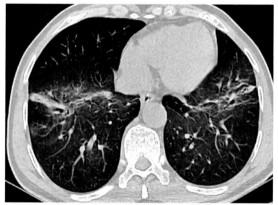

图2-2　2016年12月12日复查肺部CT仍可见双肺炎症，但较前明显吸收
病毒感染一般呈自限性；经过对症支持和抗生素降阶梯治疗，患者症状和肺部影像明显好转，提示治疗有效，病情缓解中。

背景知识介绍

RSV属副黏病毒科，与人偏肺病毒（hMPV）同属肺病毒亚科，包括人RSV、牛RSV、犬RSV、羊RSV等，因其特征性的导致细胞合胞现象（即受感染细胞和邻近未感染细胞的融合）的细胞病理作用而得名。人和黑猩猩是人RSV唯一已知的自然宿主。为单股负链RNA病毒，其基因组包含了10个片段，其中F和G蛋白是主要的抗原，可诱导产生保护性抗体。在低温、酸性环境或清洁剂环境中可迅速失活。自然环境中的生存可达3～30小时，人可通过黏膜接触带有病毒的飞沫或环境感染。可分为A和B两个群，同时在人群中流行，国内外调查显示大多数情况以A群为主。当前关于两型毒力和临床表现的研究未发现显著的差异。

类似其他病毒感染，RSV感染有季节性。在温带气候，RSV暴发主要出现在深秋到初春，持续约5个月。我国的研究显示，RSV感染在冬季达到最高。本例患者发病时正值

12月冬季。感染以儿童为主，成人只占小比例。大多数人婴幼儿时期已感染过RSV，但成年后仍能重复感染。在我国，所有年龄段急性呼吸道感染患者中，RSV阳性率为18.7%，其中≥16岁人群中，RSV只占2.8%。在成人社区获得性肺炎的病原体组成中，RSV占1%～4.4%。

对于健康、有工作能力的成年人，RSV感染多限于上呼吸道症状，相对较轻。已有研究均提示，老年（>65岁）、免疫抑制、有慢性心肺疾病或虚弱、居住于护理机构等均为RSV成人感染的高危因素，不但发病率相对较高，而且导致重症的风险大。在护理机构中，总体RSV感染率为5%～10%，其中肺炎的发生率达10%～20%，病死率可达2%～5%。美国一项对大于65岁成人为期4年的前瞻性研究显示，608名健康老年人的RSV感染率达3%～7%，而540名有心肺基础疾病的高危人群则是4%～10%；此外同期1 388名因呼吸道症状入院的老年患者中，10%检测到RSV感染。大于50岁人群比其他大于18岁成人有更高的RSV住院率、ICU、机械通气和病死率。免疫抑制人群如实体脏器移植和骨髓移植受体RSV感染病死率可达30%～100%，尤其当感染发生在移植术后几天内。肺移植患者中，下呼吸道RSV感染病死率可达20%，且和慢性排斥反应以及闭塞性细支气管炎综合征有关。在成人造血干细胞移植（hematopoietic stem cell transplant, HSCT）受体中，RSV感染80%～90%可进展为肺炎，病死率可达30%～70%。本例中患者为老年男性，家住社区，其余无明显高危因素。

潜伏期一般3～5天。起病后类似其他呼吸道病毒感染，可造成流感样症状，如发热、咳嗽咳痰、鼻塞、流涕、咽痛、肌痛、耳痛等。相比其他病毒感染，RSV感染后鼻塞、流涕、喘息更常见，且高热（>38℃）较流感病毒感染少见，但并不能据此进行可靠的病原学鉴别，亦可进展为下呼吸道感染。健康成人感染RSV有22%表现为下呼吸道症状，如喘息、气管炎、支气管炎等。在高危人群中，更有可能造成肺炎、慢性呼吸道疾病（如COPD、哮喘）的加重、慢性心力衰竭等。RSV肺炎的常见表现包括低热、持续咳嗽以及乏力，肺部影像表现包括实变、小叶中央小结节、磨玻璃样改变以及支气管壁增厚，常为双侧、非对称性分布等。

继发细菌感染在婴儿中较少，仅有0.6%～1.2%。而在成人中，细菌共感染率可达12.5%。病毒混合感染常见。一项最新调查提示28%有大于1种的病原体混合感染。主要是鼻病毒、冠状病毒、副流感病毒、流感病毒等。目前证据尚不足以支持混合感染会导致更差的临床结局。本例中患者虽然白细胞总体不高、培养未分离到细菌，但中性粒细胞百分比一度达96.2%，且PCT最高达3 ng/ml以上，不能完全排除细菌合并感染的可能。而病毒方面，经过我科新引入FilmArray仪器对常见17种呼吸道病毒的核酸检测，基本排除混合感染（图2-3）。

通常认为健康人群中RSV的携带率不高，有一项研究在158名无呼吸道症状成人中确认了1例RSV阳性。但另一项研究，在211名确诊RSV感染的患者中，16%无明显症状。

Run Summary		
Sample ID:	Run Date:	06 Dec 2016 4:42 PM
Detected: Respiratory Syncytial Virus	Controls:	Passed
Equivocal: None		

Result Summary	
Not Detected	Adenovirus
Not Detected	Coronavirus 229E
Not Detected	Coronavirus HKU1
Not Detected	Coronavirus NL63
Not Detected	Coronavirus OC43
Not Detected	Human Metapneumovirus
Not Detected	Human Rhinovirus/Enterovirus
Not Detected	Influenza A
Not Detected	Influenza B
Not Detected	Parainfluenza Virus 1
Not Detected	Parainfluenza Virus 2
Not Detected	Parainfluenza Virus 3
Not Detected	Parainfluenza Virus 4
✓ Detected	Respiratory Syncytial Virus
Not Detected	*Bordetella pertussis*
Not Detected	*Chlamydophila pneumoniae*
Not Detected	*Mycoplasma pneumoniae*

图2-3 FilmArray检测结果：RSV阳性，且排除流感等常见呼吸道病毒和非典型病原体

病原学诊断依赖实验室检查，当前方法包括病毒培养、快速抗原检测、血清学和核酸检测。成人再感染RSV后病毒载量相对儿童较低，且持续较短时间，因此成人中病毒培养和快速抗原检测的敏感性都不高，和血清学、RT-PCR相比，病毒培养的敏感性大约50%，抗原检测在成人中灵敏度只有29%，远低于儿童。前者尚有时间、实验室人员的专业技术、标本的质量等限制，临床开展不多。血清学诊断是基于纯化病毒或病毒蛋白（如F、G糖蛋白）在血清中的抗原抗体反应。在老年患者中更可靠，可能因为老年人体内的IgG抗体反应更为剧烈。敏感度可达90%～95%，但因其需要急性期和恢复期双份血清中4倍抗体滴度的升高来确诊，对患者治疗意义不大。核酸检测如RT-PCR已成为呼吸道病毒检测的金标准，体现了更高的特异度和敏感性。目前对于RSV病毒的单重PCR和联合流感病毒的多重PCR均有方法，亦有商业化检测平台可同时检测包括RSV在内的十余种病原体，可以快速、准确地鉴定病原体。缺点在于相对较高的成本和实验室要求，以致在低级别的医院无法推行。

RSV感染处理主要是支持治疗，包括支气管扩张剂、氧疗、补液和退热治疗。吸入或全身糖皮质激素使用的反应不一，常用于有基础肺疾病如哮喘或COPD急性加重的患者中。但鉴于激素可能降低体液免疫，从而影响病毒的清除，因此用前须权衡利弊，并不推荐常规使用。

抗病毒治疗目前只有利巴韦林和帕利珠单抗。利巴韦林作为核酸类似物，在体外试验中可以有效抑制病毒复制，但实际应用中的效果无定论。年幼儿严重RSV呼吸道感染应用利巴韦林显著缩短了机械通气时间，但病死率和住院时间没有显著差异。而且因其昂贵、须用于病程早期、治疗剂量下即可能有心血管系统的不良反应，并不推荐常规用于

RSV感染，只推荐在有严重疾病或者有可能发展为严重疾病或有并发症（如免疫抑制人群或有血流动力学不稳的心肺疾病）的儿童感染RSV时应用。在成人中的应用没有太多证据。回顾性的病例研究提示，在RSV感染HSCT患者中，利巴韦林气雾剂可以显著减少下呼吸道累及和改善病死率。帕利珠单抗是一种RSV特异、针对F糖蛋白的单克隆抗体，在动物模型中可以减少肺组织中病毒滴度，减少病毒复制。美国FDA批准用于小于2岁高风险儿童的预防治疗。在HSCT患者中有时和利巴韦林气雾剂联用，有一些研究显示有减少下呼吸道累及、降低病死率的作用，但尚无定论。当前有前景的药物还包括病毒黏附/融合抑制剂、RNA多聚酶抑制剂、小干扰RNA抑制剂等，尚在研究中。

尽管被认为在高危人群和儿童中很有必要，但当前尚无疫苗批准用于预防RSV感染。1960年代一次婴儿RSV疫苗临床试验反而导致了重症感染和病死病例，使得RSV疫苗的开发一度受到打击。随着技术发展和对机体免疫机制了解的深入，减毒活疫苗、亚单位疫苗等正在研发和临床试验中。

点 评

RSV感染在儿科被重视，在成人中常被忽视。但实际上对于有高危因素的人群，亦可导致严重后果。且由于其临床表现的不典型，难以与细菌感染性肺炎以及其他病毒所致肺炎区分。临床上往往倾向于广谱抗生素覆盖，造成抗生素的滥用和不良反应的增加，对患者的恢复并无好处。核酸检测以及近年来自动化分子诊断平台的出现为病毒等病原体培养困难的检测提供了灵敏、快速、便利的方法，使得第一时间明确病原体进行针对性精准治疗成为可能。本例患者即首先通过临床特点的分析推断病毒性肺炎可能性大，最后通过病毒核酸自动化检测技术迅速确诊为RSV病毒性肺炎。抗生素使用降级，治疗重点转为对症支持治疗，患者顺利痊愈出院。

（钱奕亦　金嘉琳）

参·考·文·献

[1] Bennett JE, Dolin R, Blaser MJ. Mandell, Douglas, and Bennett's Principles and Practice of Infectious Diseas[M]. Philadelphia: Saunders, 2014: 1947–1959.

[2] 中华医学会呼吸病学分会.中国成人社区获得性肺炎诊断和治疗指南（2016年版）[J].中华结核和呼吸杂志，2016, 39（4）：253–278.

[3] Falsey AR, Hennessey PA, Formica MA, et al. Respiratory syncytial virus infection in elderly and high-risk adults[J]. New England Journal of Medicine, 2005, 352（17）：1749–1759.

[4] Griffiths C, Drews SJ, Marchant DJ. Respiratory Syncytial Virus: Infection, Detection, and New Options for Prevention and Treatment[J]. Clinical Microbiology Reviews, 2017, 30（1）：277–319.

[5] Gamiño-Arroyo AE, Moreno-Espinosa S, Llamosas-Gallardo B, et al. Epidemiology and clinical characteristics of respiratory syncytial

virus infections among children and adults in Mexico [J]. Influenza Other Respir Viruses, 2017,11 (1) : 48−56.

[6] Zhang Y, Yuan L, Zhang Y, et al. Burden of respiratory syncytial virus infections in China: Systematic review and meta-analysis [J]. J Glob Health, 2015, 5 (2) : 020417.

[7] Chartrand C, Tremblay N, Renaud C, et al. Diagnostic Accuracy of Rapid Antigen Detection Tests for Respiratory Syncytial Virus Infection: Systematic Review and Meta-analysis [J]. J Clin Microbiol, 2015, 53 (12) : 3738−3749.

[8] Walsh EE, Peterson DR, Falsey AR. Is Clinical Recognition of Respiratory Syncytial Virus Infection in Hospitalized Elderly and High Risk Adults Possible? [J]. J Infect Dis, 2007, 195 (7) : 1046−1051.

[9] Dowell SF, Anderson LJ, Gary HE Jr et al. Respiratory Syncytial Virus Is an Important Cause of Community-Acquired Lower Respiratory Infection among Hospitalized Adults [J]. J Infect Dis, 1996, 174 (3) : 456−462.

[10] Johnstone J, Majumdar SR, Fox JD, et al. Viral infection in adults hospitalized with community-acquired pneumonia: prevalence, pathogens, and presentation [J]. CHEST, 2008, 134 (6) : 1141−1148.

[11] Branche AR, Falsey AR. Respiratory syncytial virus infection in older adults: an under-recognized problem [J]. Drugs Aging, 2015, 32 (4) : 261−269.

[12] Papenburg J, Boivin G, The distinguishing features of human metapneumovirus and respiratory syncytial virus [J]. Rev Med Virol, 2010, 20 (4) : 245−260.

[13] Hall CB, Long CE, Schnable KC, et al. Respiratory syncytical virus infections in previously healthy working adults[J]. Clinical Infections Diseases, 2001, 33(6): 792−796.

3

印度旅行归来的青年女性突起发热
伴皮疹应考虑什么病

旅行归来者的发热是目前国际旅行医学讨论的一个热点话题,随着我国越来越融入全球经济,国际旅行者在我国也逐年增多,旅行归来者发热患者在临床中也越来越多见,但这些患者的疾病谱和常见的发热患者有很大不同,通过本病例的介绍和讨论,读者可以对此有基本的了解。

病史摘要

· 入院病史

患者,女性,17岁,学生,江苏苏州人,2016年8月22日收入我科。

· 主诉

发热,皮疹伴血小板下降6天。

· 现病史

2016年8月1—15日,患者独自一人前往印度西南部果阿、孟买两地旅游。旅游期间生活住宿条件均较差,曾被蚊虫叮咬,诉被咬处呈红点状,瘙痒,不痛,数天后自行消退。患者回家后觉乏力,畏寒。2016年8月16日下午体温开始升高,夜间最高体温39.5℃,自服500 mg阿司匹林,次日晨测体温38.1℃。2016年8月17日夜间体温再次升至39.5℃,自服300 mg阿司匹林后,于2016年8月18日凌晨就诊于当地一所三级医院。入院查体见躯干部散在红丘疹,血尿常规、肝肾功能基本正常,血涂片找疟原虫阴性,胸部CT未见明显异常。入院后给予头孢地嗪、奥司他韦抗感染后患者高热不退。2016年8月20日晚来我院急诊,血常规示血小板进行性下降,由原先188×10⁹/L下降至55×10⁹/L,肝功能示谷丙转氨酶54 U/L,谷草转氨酶92 U/L,乳酸脱氢酶703 U/L。急诊予头孢曲松经验性抗感染、还原性谷胱甘肽保肝后,患者仍有发热症状,现为进一步诊治收入我科。

· 既往史

既往体健，无手术外伤史。按时接种各种计划免疫疫苗。近2年有中国西部多处旅行史。

· 入院查体

T 37.2℃，P 86次/分，R 20次/分，BP 116/68 mmHg，身高165 cm，体重65 kg；神志清楚，发育正常，营养好，回答切题，自动体位，查体合作，步入病房，躯干及双上肢见散在蚊虫叮咬后痕迹，双侧肩胛上腋窝后皮肤见散在红色皮疹（图3-1）。无肝掌，全身浅表淋巴结无肿大。未见皮下出血点，头颅无畸形，眼睑正常，睑结膜未见异常，巩膜无黄染。双侧瞳孔等大等圆，对光反射

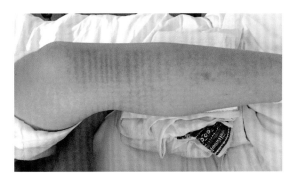

图3-1 患者入院时大腿充血性皮疹

灵敏，耳廓无畸形，外耳道无异常分泌物，无乳突压痛。外鼻无畸形，鼻通气良好，鼻中隔无偏曲，鼻翼无扇动，两侧鼻旁窦区无压痛，口唇无发绀。双腮腺区无肿大，颈软，无抵抗，颈静脉无怒张，气管居中，甲状腺无肿大。胸廓对称无畸形，胸骨无压痛；双肺呼吸音清晰，未闻及干、湿性啰音。心率86次/分，律齐；腹平坦，腹壁软，全腹无压痛，无肌紧张及反跳痛，肝脾肋下未触及，肝肾脏无叩击痛，肠鸣音3次/分。肛门及外生殖器未查，脊柱、四肢无畸形，关节无红肿，无杵状指（趾），双下肢无水肿。肌力正常，肌张力正常，生理反射正常，病理反射未引出。

· 实验室检查

外周血涂片：中性粒细胞15%，淋巴细胞48%，异形淋巴细胞28%，单核细胞9%，铁蛋白＞2 000 ng/ml，嗜酸性粒细胞44×10⁶/L，降钙素原0.18 ng/ml；尿常规：浊度（澄清），颜色（黄色），尿胆原（阴性），潜血（2＋），胆红素（阴性），酮体（阴性），葡萄糖（阴性），蛋白质（＋），pH=7，亚硝酸盐（阴性），白细胞脂酶（＋），尿比重（1.027），病理性管型（阴性）；C反应蛋白＜3.16 mg/L；抗核抗体（阳性），滴度（1:100），核型（颗粒，均质）；呼吸道病原体IgM抗体九联检测：嗜肺军团菌（阴性），肺炎支原体（阴性），Q热立克次体（阴性），肺炎衣原体（阴性），腺病毒（阴性），呼吸道合胞病毒（阴性），甲型流感病毒（阴性），乙型流感病毒（阴性），副流感1/2/3型（阴性）；尿素3.8 mmol/L，肌酐51 μmol/L，尿酸0.194 mmol/L；T-SPOT.TB阴性；DIC：国际标准化比值0.95，凝血酶原时间10.7秒，部分凝血活酶时间34.9秒（↑），纤维蛋白原定量2.187 g/L，D-二聚体0.76（↑），纤维蛋白原降解产物3.1 μg/ml，凝血酶时间24.6秒（↑）；乙型肝炎病毒表面抗原（A）0.01 IU/ml（—），乙型肝炎病毒表面抗体（A）7.6 IU/L（—），乙型肝炎病毒e抗原（A）0.24 s/co（—），乙型肝炎病毒e抗体（A）2 s/co（—），乙型肝炎病毒核心抗体（A）0.1 s/co（—），乙型肝炎病毒核心IgM抗体（A）0.1 s/co（—），丙型肝炎病毒抗体（A）0.1 s/co（—）。

· 辅助检查

超声波检查：肝、胆、胰、脾、肾未见明显异常。

临床关键问题及处理

在旅行途中和旅行归来后生病很常见，22%～64%到发展中国家的旅行者自我报告曾出现旅行后生病。已发表的病例系列研究能够提供一个整体框架，来评估在旅行归来后哪种感染更常见。许多研究评估了到发展中国家旅行的归国旅行者发热的流行病学。目前关于到发展中国家旅游相关疾病的经验大多来自 GeoSentinel，即国际旅行医学学会（ISTM）和疾病预防控制中心（CDC）的全球监测网络。患病旅行者的哨点数据是从六大洲的 40 多个 GeoSentinel 站点收集的。一项 2006 年收集来自发达国家 30 个 GeoSentinel 站点的报告提供了关于 17 353 例（从 1996 年 6 月到 2004 年 8 月）从发展中国家旅行归国的患病旅行者的临床监测信息。约 2/3 归国旅行者的主要表现为五大综合征：无局部表现的全身性发热性疾病、急性腹泻、皮肤疾病、慢性腹泻及非腹泻性胃肠功能紊乱。后来的一项来自 GeoSentinel 的报告专门评估了发热，发现发热是 1997—2006 年间约 25 000 例患病归国旅行者中就诊的一个主要原因（28%）。该报告得出了以下结论：发热患者中最常见的诊断是疟疾和登革热（分别占病例的 21% 和 6%）；22% 的患者存在不明原因的发热性疾病。15% 的患者出现了发热性腹泻性疾病；14% 的患者出现了发热及呼吸系统感染；超过 17% 的患者存在一种可通过接种疫苗（如伤寒沙门菌感染、甲型肝炎、流行性感冒）或化学药物预防（恶性疟疾）来预防的疾病。

旅行者归来后出现发热，可以伴有或不伴有其他症状。这种发热既可能是轻微的自限性病程的一个表现，也可能是一个进展性、危及生命疾病的先驱症状。根据最初的表现可能很难鉴别是轻微的还是严重的感染。临床医生对患者旅行中可能已经遇到感染的类型不熟悉，这经常会阻碍对这些患者的评估。对这些患者进行系统性评估很关键，对此类患者的评估应集中于 3 个基本问题：

· 关键问题 1　患者曾居住过或旅行过的地方以及可能暴露的时间，有可能是什么感染？

临床病史应包括确定旅行的地理性区域、旅行日期、停留时间、住宿类型、活动内容和暴露情况，以及关于宿主的信息（包括为旅行所做的准备以及任何对感染的易感性）（表 3-1）。临床病史还应包括仔细记录发病时间和各种症状及体征。还应确定在过去 12 个月期间，患者是否曾到过疟疾流行区。

表 3-1　旅行归来发热患者旅途暴露史线索总结

地　理　学
访问或途经的国家；城市还是乡村
旅行的日期和各地逗留的时间

（续表）

地　理　学
交通工具
住宿环境（如旅馆、宿舍、民宿、帐篷等）

旅途中参加的活动和暴露的环境
性接触或其他亲密接触（如种类、伴侣的数量、是否采取屏障保护）
动物,包括鸟类（如是否和动物共享居住环境或物理接触,发现鼠类,被咬,被舔等）或动物制品（如狩猎、剥皮等）
节肢动物（如发现被蚊虫、苍蝇、蜱虫、跳蚤等叮咬）
针尖或血液暴露（如共享针头、注射、穿刺、刺青文身、耳朵或其他部位打孔、牙科操作、输血和外科手术）
食物和饮料（如生的、未煮熟的海鲜,未消毒的牛奶,自来水或地表水,当地的熟食）
土壤和水接触（休闲活动,如徒步、划船、游泳、狩猎、洞穴探险,或专业活动,如人类学考古挖掘）

宿　主　因　素
年龄和性别
医学问题和既往手术（如脾切除、胃切除、HIV 感染等）
既往感染和疫苗接种情况
使用的药物,包括免疫抑制剂和免疫调节剂、OTC 药物、退热药等
既往的药物治疗史,包括免疫抑制剂的使用情况
旅行的准备情况（如疫苗接种,化学药物预防）
妊娠

　　交通工具的类型、中转和中途站点也具有相关性,因为感染可发生在旅途中。大范围感染的传播已被证明可追踪到飞机、游艇、公共汽车和火车。这些疾病包括流行性感冒、结核病、军团病、霍乱、诺如病毒感染、麻疹、严重急性呼吸综合征、志贺菌病、风疹和沙门菌病。

　　了解与临床病史和暴露有关的时间表,对于修正和限定鉴别诊断非常重要。了解潜在暴露发生的时间可以确定疾病的潜伏期。大多数在热带或发展中国家发生的严重的、快速进展的感染（如恶性疟疾和出血热）,通常在归国后 1 ～ 2 个月内出现明显临床表现。例如,一项来自比利时的大型研究表明,78% 的有发热的归国旅行者在旅行期间或在归国后 1 个月内出现发热。如果从热带地区旅行回来后超过 1 个月才出现发热,可排除许多感染性疾病。表 3-2 列出了根据暴露与出现发热表现的时间间隔,出现旅行后发热的一些病因。

表3-2　潜伏期短于10天的可能感染性疾病列表

短潜伏期（7～10天或更短）
虫媒病毒（多数）
炭疽
基孔肯雅热
登革热
白喉
汉坦病毒（如肾出血热综合征，汉坦病毒肺综合征等）
组织胞浆菌（急性）
HIV（急性）
流感
日本脑炎（乙型脑炎）
拉沙热和其他引起出血热的病毒
军团菌
钩体病
莱姆病
疟疾
麻疹
类鼻疽
脑膜炎球菌感染
鼠疫
鹦鹉热
Q热
回归热
立克次体感染
蜱传脑炎
兔热病
伤寒和副伤寒（和其他非伤寒沙门菌感染）
黄热病

　　停留时间也具有相关性。可通过吸入、节肢动物的单次叮咬、摄入被污染的食物或水进行传播的感染，甚至在一个区域进行短暂停留都可能会引起感染，但停留的时间越

长，感染的概率越大。例如，在到西非的英国旅行者中，与停留1周的旅行者相比，停留6～12个月的旅行者发生疟疾的相对危险度是前者的80倍以上。最初的病史应关注前一年的情况。如果旅行发生在一年多以前，特别是如果旅行的持续时间较短，那么某种病原体引起急性发热性疾病显然不常见。对于诊断困难的一些疾病，将需要了解更远期的病史，还需考虑那些可长期存在，并在较长潜伏期或无症状期后出现症状的病原体感染（如结核病或内脏利什曼病）。某些感染，包括许多丝虫感染（如淋巴丝虫病、盘尾丝虫病和罗阿丝虫病），主要发生于出生且成长于地方病流行区的人或那些在热带地区长时间居住的人，但感染有时可发生于停留时间小于30日后的旅行者。临床表现通常不包括发热。

了解患者在热带地区旅行期间获得感染后何时最可能出现症状对诊断是有帮助的。大量来自GeoSentinel的经验表明，其发现从感染到出现症状的间隔时间因疾病的不同而差异巨大：66%的登革热患者在归国后1周内出现症状；65%的恶性疟疾患者在归国后2周内出现症状；只有27%的间日疟患者在归国后2周内出现症状，而54%的患者在归国后超过6周才出现症状；34%的肝炎患者（主要是甲型肝炎或非特异性肝炎）在归国后超过6周才出现症状。

· 关键问题2　考虑到患者的临床表现、旅行前预防措施及可能的暴露，更可能是这些感染中的哪一种？

印度人口数量仅次于中国，是一个多元文化的国家，是世界四大宗教的发源地，包括印度教、佛教、耆那教和锡克教。尽管印度有像孟买和德里这样的超级都市，但70%的人口依旧居住在乡村，60%人口以农业为生。印度的地形各异，从热带海滩到山地、沙漠和喜马拉雅山脉。其北方是温带气候，南方则是常年的热带气候。患者旅行到达的果阿位于印度南部，延绵的阿拉伯海岸线拥有30多个绝美海滩，是拥有印度40%的基督教徒以及"度假天堂""黄金城市"美誉的城邦。孟买位于果阿北部，是一个大城市。在这些地区，需要考虑的常见传染病包括甲型肝炎、伤寒、日本脑炎、狂犬病、疟疾、登革热、基孔肯雅热、戊型肝炎、动物咬伤、旅行者腹泻。

对于该患者的临床诊疗思路大致如下：患者为青年女性，既往身体健康，有近期旅行史，旅行目的地为印度的热带地区，旅行季节为夏季，单身旅行，旅行条件较差，有被蚊虫等节肢动物叮咬的情况，未服用疟疾的化学预防用药。发病为急性起病，旅行归来次日即出现发热、皮疹，并且伴有血小板的进行性下降。基于上述情况，应该考虑以下疾病。

（1）疟疾：印度海拔2 000 m以下地区都是疟疾的流行区，恶性疟和间日疟都有流行，患者未服用化学预防用药，有被蚊虫叮咬、在该地区旅行史，临床表现为发热和血小板减少，虽然恶性疟感染的概率印度远低于撒哈拉以南的非洲地区，仍应该首先考虑恶性疟的感染可能。因此，反复血涂片找疟原虫是必须的检查。需要特别指出的是对于任何曾在疟疾流行区停留一段时间及有发热病史的患者，都应检查是否有疟疾，即使在评估时患者并无发热。疟疾导致的发热可呈间歇性，≥40%的患者在初始评估时可能并不发热。急性恶性疟患者的体格检查可能完全正常。

（2）登革热：如上文所述，南亚和东南亚地区旅行归来发热的病因中，登革热占据了绝大部分，结合患者的旅行史和临床表现，特别是特征性的充血性皮疹，登革热也是高度怀疑的传染性疾病，因此可以检测登革热抗体，但是由于登革热缺乏针对性的抗感染治疗药物，诊断的迫切性不如疟疾。虽然目前可用的抗病毒药物对登革热无效，但有时需进行支持性治疗，在复杂性登革热（例如，登革出血热和登革休克综合征）患者中，支持性治疗可能可挽救患者的生命。

（3）伤寒及其他沙门菌感染：该类疾病流行于整个南亚地区，是世界范围内肠源性发热风险最高的地区。虽然在印度出现越来越多的副伤寒病例，但伤寒沙门菌属依然是最主要的流行菌属。因此从该地区回来的发热患者，沙门菌感染一定不能草率排除。

（4）恙虫病：患者去南亚旅行，发热伴有血小板减少，恙虫病的可能性也不能排除，如果体检发现特征性的焦痂有助于诊断。

（5）基孔肯雅热：基孔肯雅病毒是一种通过被感染的伊蚊叮咬传染人类的甲病毒属病毒。感染以伴显著多关节痛的发热性疾病为特征，多关节痛可能严重且持久，约1/2的患者可出现皮疹。由于其临床表现与登革热相似，需要血清学检查帮助鉴别，但重症相对较少，流行程度也低于登革热，因此临床诊断可以放在稍后考虑。

（6）急性HIV感染：患者为青年女性，虽否认先前有任何性接触史和静脉药瘾史，但并不能完全排除隐瞒病史的可能，如果在排除上述感染的可能后，依旧要考虑急性HIV感染的可能。

（7）许多非感染性疾病也可引起发热，如果最初的评估不能明确诊断，应考虑此类疾病。例如，一项研究显示，在热带旅行后发热的患者中，2.2%的发热为非感染性病因。其中某些疾病可能与旅行直接相关（例如，血栓性静脉炎和肺栓子），或由于使用预防或经验性治疗药物导致的药物热。

• 关键问题3 这些感染病中的哪一种是可以治疗的或有传染性的，或两者均是？

基于上述的分析，我们采取了如下临床诊疗措施：患者入院后予完善相关检查，考虑到患者感染疟疾、沙门菌感染以及恙虫病的可能，在没有获得进一步的病原体确认前给予头孢曲松＋多西环素抗感染治疗，还原性谷胱甘肽保肝，西替利嗪抗过敏后，一般情况好转，体温平。入院5天后，监测血小板水平已经恢复正常。外周血涂片示异形淋巴细胞：28%，考虑病毒感染可能。鉴于患者已过感染急性期，给予出院，继续口服多西环素10天，3天后复查血常规，各项指标均正常。2周后，疾病预防控制中心报告患者登革热抗体IgM为阳性。

• 最终诊断：登革热。

虽然最后的血清学诊断和临床的转归都指向是登革热，如果单从最终诊断来看，之前的抗感染方案看似是不必要的。但在急性期，却很难确认患者是哪一种感染。这些感染中最危及生命和可能性最大的感染包括恶性疟、登革热和沙门菌感染。由于登革热缺乏特异性的抗感染治疗方案，而疟疾和沙门菌是有药可治的。基于风险的判定，我们将患者收治入院，并给予患者多西环素联合头孢曲松，并在患者症状缓解后，逐步停用抗感染治疗方案。

背景知识介绍

登革热（Dengue fever）是由登革病毒（Dengue virus, DENV）经蚊媒传播引起的急性虫媒传染病。临床主要表现为高热、头痛、肌肉、骨关节剧烈酸痛、皮疹、淋巴结肿大、白细胞及血小板减少等，严重者出现休克、出血或多脏器功能损伤，病死率高，是东南亚地区儿童住院和死亡的主要原因之一。登革热为自限性疾病，预后良好，非重症患者病死率低于1%。登革热绝大多数的病例出现在人口聚集的大都市。

登革热患者的白细胞总数自病程第2日起即有明显减少，第4～5日降至最低，可低至 $2 \times 10^9/L$，退热后1周血象恢复正常。中性粒细胞也可减少，并有明显核左移现象，可见少量异常淋巴细胞，血小板减少。重症登革热患者的白细胞总数正常或增多，一般在 $10 \times 10^9/L$ 以上，高者可达 $(20 \sim 40) \times 10^9/L$。血小板减少，50%轻型病例和90%的休克病例血小板 $< 100 \times 10^9/L$，最低可在 $10 \times 10^9/L$ 以下。尿检可有少量蛋白质、红细胞、白细胞或管型。

根据流行病学、临床表现及实验室检查等进行综合分析，凡在流行区或到过流行区，在流行季节有突然起病、发热、剧烈肌肉、骨关节痛、颜面潮红、相对缓脉、浅表淋巴结肿大，发热后2日出现皮疹、白细胞和血小板减少等症状者，应考虑为登革热。以往未患过本组病毒疾病，血清学试验抗体效价较高，或恢复期抗体效价有4倍以上升高者，均有助于诊断。

目前尚无特效的抗病毒治疗药物，主要采取支持及对症治疗措施。治疗原则是早发现、早诊断、早治疗、早防蚊隔离。重症病例的早期识别和及时救治是降低病死率的关键。

由于在许多患者中登革热的临床表现轻微且无特异性，许多登革热患者可能没有就诊，因此该病的诊断率可能假性偏低。据世界卫生组织（World Health Organization, WHO）估计，全球每年可能有5 000万例登革热感染病例。据报道，仅2007年，在美洲就有超过890 000登革热病例。

该病例病情不算曲折，最终患者也自愈，并且所患疾病登革热在流行地区也是常见病，对流行地区的医师来说可能见怪不怪了。但患者就诊的上海不是登革热的流行区，因此在急诊就诊时，接诊医生很难想到该病。即使收入我科，患者病情在急性期时，主治医师也很难稳坐钓鱼台的。因为根据临床表现是很难排除急性发热伴皮疹的一些其他常见疾病，即便能够想到患者感染的是登革热，也不能保证患者不会进展成为重症登革热病例。从该病例看到，感染科医生不但要对本地常见感染病了如指掌，对世界各地流行的传染病也要如数家珍。旅行医学是一门新兴的临床交叉学科，着重研究旅行相关的健康和医学问题，涉及家庭医学、内科学、儿科学、急救医学、职业病学以及感染病学等多学科的交叉与合作。随着国门开放，出国旅行者越来越多，全球各地的观光旅游、商务旅行、跨国教育、移民等导致人口移动增加，旅行医学会发挥越来越重要的作用。而对于感染科医生来讲，如果能够掌握旅行归来发热患者的诊断和治疗，可以避免临床工作中少走不少弯路。

（王新宇　黄玉仙　张文宏）

参·考·文·献

[1] Doherty JF, Grant AD, Bryceson AD. Fever as the presenting complaint of travellers returning from the tropics[J]. QJM, 1995, 88 (4)：277−281.

[2] Humar A, Keystone J. Evaluating fever in travellers returning from tropical countries[J]. BMJ, 1996, 312(7036)：953−956.

[3] Schwartz MD. Fever in the returning traveler, part one: A methodological approach to initial evaluation[J]. Wilderness Environ Med, 2003, 14 (1)：24−32.

[4] Schwartz MD. Fever in the returning traveler, part II: A methodological approach to initial management[J]. Wilderness Environ Med, 2003, 14 (2)：120−130 concl.

[5] Freedman DO, Weld LH, Kozarsky PE, et al. Spectrum of disease and relation to place of exposure among ill returned travelers[J]. N Engl J Med, 2006, 354 (2)：119−130.

[6] Wilson ME, Freedman DO. Etiology of travel-related fever[J]. Curr Opin Infect Dis, 2007, 20 (5)：449−453 .

[7] Bain BJ, Stubbs MJ. Dengue fever in returning travellers[J]. Am J Hematol, 2015, 90 (3)：263.

[8] Thwaites GE, Day NP. Approach to Fever in the Returning Traveler[J]. N Engl J Med, 2017, 376 (18)：548−560.

4

一例典型的猫抓病病例

随着城市生活水平的提高，人们对犬、猫等宠物的接触越来越多，带来的问题是动物相关疾病时有发生，在此分享一例典型的猫抓病病例，供临床医生参考。

病史摘要

· **入院病史**

患者，男，23岁，宠物店店员。于2016年12月27日入复旦大学附属华山医院感染科住院治疗。

· **主诉**

猫咬伤2个月后，淋巴结肿痛20余日。

· **现病史**

2个月前，患者右手示指远端指节处被野猫咬伤，伤口1 cm左右，出血量较多，患者遂予医院行破伤风及狂犬疫苗规律注射，无不适主诉。1个月后右手咬伤伤口处出现红肿积脓，患者自行切开引流，见脓液偏黄，引流后伤口愈合良好。数日后患者自觉右侧肘关节处、锁骨下、腋窝下淋巴结肿大伴疼痛，大小皆1 cm左右，后患者自觉淋巴结进行性增大，患者遂于2016年12月15日就诊于长宁区某医院，查血常规：白细胞7.05×10^9/L，中性粒细胞58.9%，单核细胞11.3%；C反应蛋白34.28 mg/L，血沉28 mm/h。B超提示：右侧肘关节内上方皮下低回声区，结合病史考虑多发肿大淋巴结可能（猫爪病？），滑膜、周围肌腱无明显异常。予以阿莫西林2片 bid联合甲硝唑3片bid，患者服用4天后自觉症状无明显好转，遂于2016年12月21日就诊华山医院门诊，查血隐球菌乳胶凝集试验（－），T.SPOT.TB（－），改以多西环素100 mg bid口服治疗。患者服用多西环素3天，症状缓解尚不明显，右侧肘关节处、右侧锁骨下、右侧腋窝下淋巴结肿大伴疼痛，大小4 cm左右，伴皮温稍高,此次为行淋巴结活检术收治入院。

患病以来患者精神好,胃纳不可,睡眠好,大小便正常,有体重明显下降,近2个月内体重下降2.5 kg。

· 既往史

无特殊病史。

· 入院查体

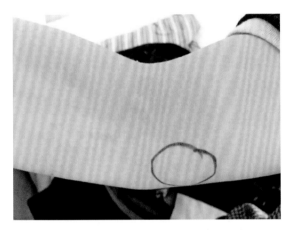

图4-1 黑色笔圈出的是肿大的滑车淋巴结

T 36℃, P 78次/分, R 18次/分, BP 117/77 mmHg, MEWS 1分,身高178 cm,体重67 kg。神志清楚,发育正常,营养好,回答切题,自动体位,查体合作,步入病房,全身皮肤黏膜未见异常,无肝掌,患者右手示指远端指节处有1 cm长瘢痕,伤口愈合可。右侧滑车、腋窝、锁骨下各扪及1枚肿大淋巴结(图4-1),大小4 cm左右,质软,活动度可,无粘连,局部有压痛,波动感,皮肤皮温稍高,无红肿、瘘管、瘢痕等。左侧未扪及肿大淋巴结。未见皮下出血点,未见皮疹。头颅无畸形,眼睑正常,睑结膜未见异

常,巩膜无黄染。双侧瞳孔等大等圆,对光反射灵敏,耳廓无畸形,外耳道无异常分泌物,无乳突压痛。外鼻无畸形,鼻通气良好,鼻中隔无偏曲,鼻翼无扇动,两侧副鼻窦区无压痛,口唇无发绀。双腮腺区无肿大,颈软,无抵抗,颈静脉无怒张,气管居中,甲状腺无肿大。胸廓对称无畸形,胸骨无压痛;双肺呼吸音清晰,未闻及干、湿性啰音。心率78次/分,律齐;腹平坦,腹壁软,全腹无压痛,无肌紧张及反跳痛,肝脾肋下未触及,肝肾脏无叩击痛,肠鸣音2次/分。肛门及外生殖器未见异常,脊柱、四肢无畸形,关节无红肿,无杵状指(趾),双下肢无水肿。肌力正常,肌张力正常,生理反射正常,病理反射未引出。

· 实验室检查

血常规:白细胞6×10⁹/L,红细胞5.04×10¹²/L,血红蛋白141 g/L,中性粒细胞58.7%,淋巴细胞27.2%,单核细胞12.3%(↑),嗜酸性粒细胞1.3%,嗜碱性粒细胞0.5%,血小板298×10⁹/L,中性粒细胞3.52×10⁹/L,血沉34 mm/h。

肝肾功能、电解质:谷丙转氨酶16 U/L,谷草转氨酶14 U/L,总胆红素<12.0 μmol/L,结合胆红素3 μmol/L,总胆汁酸<6 μmol/L,碱性磷酸酶81 U/L,γ-谷氨酰转移酶16 U/L,总蛋白80 g/L,白蛋白42 g/L,球蛋白38 g/L,尿素4.6 mmol/L,肌酐70 μmol/L,尿酸0.377 mmol/L。电解质正常范围。

乙肝、丙肝血清标记物阴性。血清HIV抗体阴性。血RPR、TPPA阴性。

血隐球菌乳胶凝集试验:阴性。淋巴结细菌组织培养:阴性。淋巴结分枝杆菌组织培

养：阴性。

临床关键问题及处理

· 关键问题　病史询问中需重视流行病学史情况，然而被猫咬过后发生淋巴结肿大就一定是猫抓病？

应从淋巴结肿大来考虑诊断与鉴别诊断。笔者也曾碰到过淋巴结肿大患者有猫抓的流行病学史，抗感染效果不佳，后活检明确诊断为淋巴瘤的情况。因此目前诊断为淋巴结肿大待查：猫抓病？

· 入院后诊疗经过

需要鉴别结核感染、梅毒肉芽肿、淋巴瘤等疾病。患者行淋巴结活检提示淋巴结肉芽肿性炎症，伴化脓反应，淋巴滤泡反应性增生，特异性感染可能大。PAS染色及吉姆萨染色见可疑小丛菌体结构，结合临床病原体接触史和典型病程，巴尔通体感染可能大（图4-2～4）。患者继续予多西环素100 mg bid治疗。

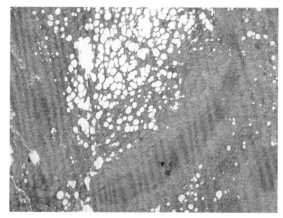

图4-2　HE染色，40×

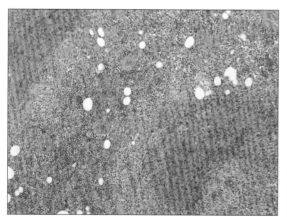

图4-3　HE染色，100×

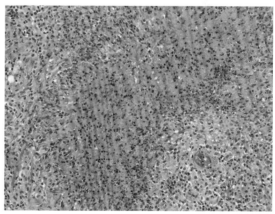

图4-4　HE染色，200×

· 治疗后随访

患者淋巴结缩小，总疗程20天。

背景知识介绍

猫抓病是巴尔通体感染引起的以皮损伴局部淋巴结肿大为表现的疾病。如被猫抓、咬后2～3周出现局部淋巴结肿大，特别伴有原发皮损可拟诊猫抓病。如目前临床尚无法进行血清特异性IgG测定、病原体抗原或DNA检测、病原体分离等，则确诊有赖于下列4个条件：① 与猫（或犬）频繁接触和被抓伤，或有原发损害（皮肤或眼部）；② 特异性抗原皮试呈阳性或特异性抗体检测阳性；③ 从病变淋巴结中抽出脓液，并经培养和实验室检查，排除了其他病因引起的可能性；④ 淋巴结活检示特征性病变，饱和银染色找到多形革兰阴性小杆菌。一般确诊病例满足4个条件中3个即可。

猫抓病主要需与各种病因如EB病毒感染、分枝杆菌感染、葡萄球菌感染、溶血链球菌感染、梅毒、性病性淋巴肉芽肿、结节病、布鲁菌病、淋巴瘤、川崎病等所致的淋巴结肿大或化脓相鉴别。

该病多数为自限性，严重猫抓病可以予多西环素100 mg bid治疗，可加利福平300 mg bid或阿奇霉素500 mg qd×1 d，然后250 mg qd×4 d，疗程至少2周。除非并发严重脑病，预后良好。

猫抓病并非少见，巴尔通体培养阳性率低，诊断往往需依靠动物接触史结合典型病理表现。多西环素疗效较好，但是淋巴结消退需要一定过程。值得注意的是，如果在合理抗生素和外科引流等治疗下，淋巴结肿大消退困难时，需要警惕其他疾病的可能。

（郑建铭 杜尊国 宋 捷 梁 俊 李 宁 陈 澍）

参·考·文·献

[1] 金嘉琳,张文宏,张永信.猫抓病.见:陈灏珠,林果为,王吉耀.实用内科学.14版[M],北京:人民卫生出版社,2013:478-480.

5

由肺炎支原体导致的成人重症社区
获得性肺炎

肺炎支原体(*Mycoplasma Pneumoniae*, MP)是社区获得性肺炎(community-acquired pneumonia, CAP)最常见的病原体,可引起"不典型肺炎"。MP肺炎好发于年轻人群,一般病情轻,且针对性的抗感染治疗十分有效。但实际上,MP亦可能导致重症肺炎,且由于临床表现不典型和检测手段有限,往往容易与细菌性、病毒性肺炎混淆,延误有效治疗。本文介绍一例确诊的MP感染所致成人重症社区获得性肺炎,有助于读者认识MP所致重症肺炎的临床特点和诊治原则。

病史摘要

·入院病史

患者,女性,24岁,2017年1月18日至我院急诊,2017年1月19日收入我院感染科ICU。

·主诉

发热伴咳嗽9天。

·现病史

患者9日前因劳累后出现发热,以下午、夜间发热为主,最高达41℃,伴畏寒、寒战、咳嗽、气急、头晕、乏力,初基本无痰,不伴咽痛、流涕、胸痛、腹痛、耳痛等。在当地社区医院门诊予以输液抗感染治疗2天(具体不详),未见明显效果。至当地第二人民医院,查胸部CT(2017年1月12日)(图5-1):右肺下叶感染性病变。查血常规:白细胞4.9×10^9/L,C反应蛋白55.06 mg/L。诊断为肺部感染,予以亚胺培南-西司他丁钠0.5 g,q8 h 联合万古霉素1 g,q12 h治疗4天,患者无明显好转。复查血常规示白细胞4.2×10^9/L,红细胞3.7×10^{12}/L,C反应蛋白95.95 mg/L,降钙素原0.07 ng/ml,肺CT较前进展。转至当地某三甲医院,血气分析(未吸氧):pH 7.44,二氧化碳分压4.39 kPa,氧分压8.88 kPa。气管镜示右肺中叶及下叶各段管口黏膜充血水肿，未见狭窄及新事物。诊断为重症肺炎，予以抗感染（阿莫西林克拉维酸钾＋左氧氟沙星2天、亚胺培南-西司他丁钠＋莫西沙星1天）、化痰等治疗，患者无明显好转，且有脓痰增多伴血丝、胸闷气促加重。2017年1月18日转至我院急诊科。胸部CT（图5-2）示两肺大片实变影，右侧胸腔积液，予吸氧及亚胺培南-西司他丁钠、莫西沙星、奥司他韦抗感染等治疗，次日收入我院感染科ICU。

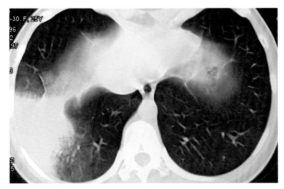
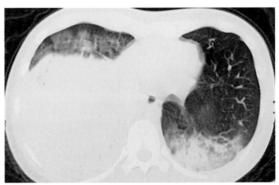

图5-1　2017年1月12日肺部CT：右肺下叶可见大块实变，伴磨玻璃样渗出改变

图5-2　2017年1月18日肺部CT：可见同一截面实变、渗出范围明显扩大，且左肺下叶也出现病灶

- **既往史**

疾病史：患者既往为健康年轻女性，否认结核史、肝炎史；否认高血压等慢性病；否认手术史。外伤史，输血史，过敏史，预防接种史：无殊，个人史：无殊，否认烟酒。家族史：无殊。月经：经量正常，周期规律。接触史：患者为银行职员，周围无明显类似患者，发热前4～5天，为贩卖禽类人员清点钞票史；否认动物接触史。

- **入院查体**

T 36.6℃，P 74次／分，R 18次／分，BP 85/48 mmHg，神清，步入病房。全身皮肤黏膜未见异常。头面部查体无殊。右下肺呼吸音减弱，两肺可闻及较多湿性啰音。心率74次／分，律齐；腹平坦，腹壁软，全腹无压痛，无肌紧张及反跳痛，肝脾肋下未触及，肝肾脏无叩击痛，肠鸣音4次／分。双下肢无水肿。肌力正常，肌张力正常，生理反射正常，病理反射未引出。

- **实验室检查**

血气分析（吸氧2 L/min）：pH 7.45，二氧化碳分压4.48 kPa，氧分压9.16 kPa（↓），血氧饱和度94.4％。血常规：白细胞$5.68×10^9$/L，中性粒细胞87.8％，淋巴细胞7.6％，红细胞$3.89×10^{12}$/L，血红蛋白101 g/L，降钙素原$279×10^9$/L；血生化：谷丙转氨酶63 U/L（↑），谷草转氨酶52 U/L（↑），总胆红素＜12.0 μmol/L，总蛋白61 g/L（↓），白蛋白31 g/L（↓），钾4 mmol/L，钠141 mmol/L，乳酸脱氢酶311 U/L（↑），尿素3.2 mmol/L，肌酐37 μmol/L；血沉42 mm/h（↑）；降钙素原0.08 ng/ml（↑）。

- **辅助检查**

入院胸部CT（2017年1月19日）（图5-3）：两肺大片实变影，右侧胸腔积液。

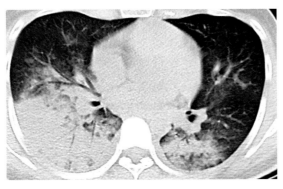

图5-3　入院肺部CT (2017年1月19日):
双肺下叶大片渗出实变

临床关键问题及处理

· 关键问题　患者在外院经多种抗菌药物治疗,肺部感染不轻反重,是什么原因?

这是一例典型的社区获得性肺炎。患者起病仅9天,期间持续应用抗感染药物,包括万古霉素、亚胺培南-西司他丁钠、左氧氟沙星、莫西沙星、阿莫西林,然而患者咳嗽、缺氧症状加重,系列肺部影像提示炎症浸润范围明显扩大,入院时,经计算该患者PaO_2/FiO_2=237 mmHg,影像提示多肺叶浸润,入院尽管无休克征象,但血压偏低,达85/48 mmHg。根据《中国成人社区获得性肺炎诊断和治疗指南(2016年版)》,严格来说,患者还没有完全达到重症肺炎程度,但是有重症倾向(标准见表5-1)。是什么原因可导致进展如此迅速而严重,且对广谱抗菌药物不敏感的肺部感染?

表5-1　社区获得性肺炎重症标准

主要标准	需要气管插管行机械通气	满足1条主要标准或3条及以上次要标准即可诊断重症肺炎
	脓毒症休克经积极液体复苏后仍需血管活性药物维持治疗	
次要标准	呼吸频率≥30次/分	
	PaO_2/FiO_2≤250 mmHg	
	多肺叶浸润	
	血尿素氮≥7.14 mmol/L	
	收缩压<90 mmHg需要积极液体复苏	

疗效不佳,首先应怀疑治疗是否覆盖病原体。社区获得性肺炎的常见病原体包括细菌(包括非典型病原体)、病毒、真菌等。临床上可以根据不同的临床表现、辅助检查以及用药效果对病原学做初步推断(见"由呼吸道合胞病毒导致的成人社区获得性肺炎"中表2-2)。

患者急性起病，进展迅速，有高热、畏寒、寒战、脓痰，炎症指标如CRP、血沉等均升高，肺部影像表现为大块实变渗出，类似高毒力细菌感染所致；但该患者为既往健康的年轻女性，外周血白细胞计数正常，只是中性粒细胞百分比略偏高；PCT仅有轻微升高；且外院使用广谱抗菌药物不轻反重，又须考虑病毒性肺炎的可能。因此，我院急诊科首诊时经验性地使用亚胺培南-西司他丁钠、莫西沙星、奥司他韦的广谱抗感染方案。

· 入院后治疗经过

患者入院后完善相关检查，积极寻找病原体证据。当日痰标本核酸检测回报：肺炎支原体阳性。我们即予阿奇霉素（0.5 g，qd，静滴）联合莫西沙星（0.4 g，qd，静滴）抗感染治疗，并予氧疗、营养等对症支持。同时行血培养鉴定、痰涂片培养，未回报阳性；T-SPOT.TB、血乳胶凝集试验阴性；EB病毒抗体、DNA检测、巨细胞病毒抗体均为阴性。考虑肺炎支原体肺炎。经抗感染治疗，患者咳嗽气急症状渐好转，行纤维支气管镜检查

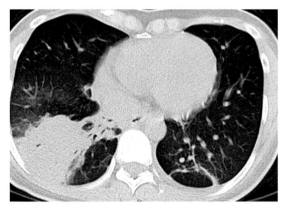

图5-4　阿奇霉素＋莫西沙星治疗1周肺部CT（2017年1月25日）：可见渗出范围显著吸收

进一步查找病原体，未发现真菌、结核或细菌感染证据；呼吸道病原体九联IgM检测提示肺炎支原体阳性。复查患者肺部CT示患者肺部病灶较之前相比吸收明显，完成阿奇霉素5天疗程后，继续莫西沙星单药治疗。患者症状消失，再复查肺部CT示肺部病灶较前明显吸收，予出院口服左氧氟沙星治疗。出院后2周随访，患者肺部CT提示病灶进一步吸收，完成3周疗程后停药（图5-4 ～ 6）。2个月随访无不适主诉。

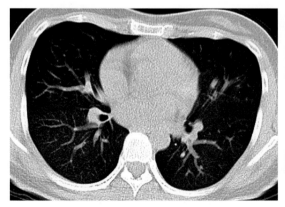

图5-5　入院治疗2周后肺部CT（2017年2月3日）：同一平面，双肺病灶几近完全吸收

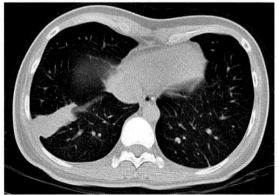

图5-6　入院治疗2周后肺部CT（2017年2月3日）：只有右肺底部残留少许病灶未完全吸收，其余平面病灶几近完全吸收

背景知识介绍

病原学：不同于一般细菌

肺炎支原体属柔膜细菌纲、支原体属，因其能形成分支的长丝而得名，是下呼吸道重要的致病性病原体。同属的其他支原体，如人型支原体、口腔支原体、唾液支原体等，长期寄居正常人呼吸道黏膜表面，仅为条件致病菌。它是一种缺乏细胞壁的原核生物，外层是三层富含脂质的细胞膜，这也决定了它对作用于细胞壁的抗菌药物，诸如糖肽类和 β - 内酰胺类天然不敏感，且难以进行革兰染色。支原体是能在无生命培养基中繁殖最小的微生物，通过二分裂法繁殖。但营养要求高，需要血清、酵母浸液等，在 5% ～ 10% CO_2、35℃左右生长最好；但生长缓慢，至少 6 ～ 7 天方能在固体培养基上形成特征性的"油煎蛋样"菌落。侵入呼吸道后，肺炎支原体可通过黏附对呼吸道上皮细胞造成直接损害，也可分泌 CARDS（community-acquired respiratory distress syndrome）毒素；亦可诱导自身免疫抗体（冷凝集素）的产生，从而造成间接损伤。

流行病学：年轻人群好发，治疗后仍有传染性

肺炎支原体是社区获得性肺炎的首要病原，在我国 CAP 中的比重达 18% ～ 30%。全年龄段可见，无性别差异，但特点是好发于儿童和青少年以及没有合并基础疾病的人群；随着年龄增大，发病率降低。季节性不明显，秋冬相对多。可呈散发性和暴发性。我院感染科及呼吸科于 2016—2017 年冬春季接诊 4 例重症 MP 肺炎患者，年龄均在 17 ～ 32 岁之间，且既往体健（临床信息见表 5-2）。

表 5-2 我院 2016-2017 年冬春季接诊 4 例 MP 肺炎患者临床信息

患者编号	1	2	3	4
性别	女	女	女	女
年龄	17	28	24	32
起病天数（天）	11	13	11	6
最高体温（℃）	40.5	40	41	40
入院 WBC（$\times 10^9$/L）	4.58	10.15	5.68	3.72
N（%）	70.5	84.7	87.8	76.9
咳嗽、脓痰	有	有	有	有
乏力、头痛	有	有	有	有
上呼吸道症状（流涕、咽痛）	有	无	无	无
合并细菌感染	有	无	无	无
使用糖皮质激素	无	无	无	有

使用丙种球蛋白	有	无	无	无
血清学检查阳性距起病时间（天）	12	16	12	6
治疗药物	法罗培南，阿奇霉素	阿奇霉素，莫西沙星	阿奇霉素，莫西沙星	莫西沙星，比阿培南
1个月随访	痊愈	痊愈	痊愈	痊愈

和许多呼吸道病原体一样，MP通过飞沫在人际传播。值得注意的是，MP可在患者呼吸道中存在较长时间，即使经过了有效的抗菌药物治疗，症状有了明显改善，却仍然存在传染性。如在红霉素疗程结束后20天，患者分泌物中仍可培养到MP。因此尽管传播速度并不快，但其流行病学意义仍须引起重视，如在密集人群诸如军营、校园中，MP可以引起暴发流行；家庭环境中，低年龄段儿童容易感染。儿童感染常倾向于无症状化和轻症化，因此常成为病原体的宿主。因此对于支原体肺炎出院的患者，仍需叮嘱在咳嗽、喷嚏时注意"咳嗽礼仪（cough courtesy）"，即用手肘遮挡飞沫，避免传播给他人，直到症状完全消失。表5-2中患者1所在的中学班级先后陆续有6名学生因轻重不等的肺部感染住院治疗，该患者的起病正是发生于其余患者痊愈返校之后。本例患者前后并无亲密接触者有类似症状，不能排除有无症状携带者存在。

临床表现："不典型肺炎"，轻症多见，可以有肺外表现

MP感染后潜伏期约9～13天，也可长达3周。临床表现随年龄的不同而不同。3岁以下主要以上呼吸道感染为主，只有5%的支气管炎。随着年龄增大，感染向下呼吸道蔓延。5～20岁以支气管炎和肺炎为主，成人中不典型肺炎（atypical pneumonia）是主要的表现。

MP感染一般倾向于轻症化，据估计只有3%～10%的感染者会发展为肺炎。与经典的大叶性肺炎相比，不典型肺炎起病较慢，有低热（低于38.9℃）、乏力、头痛、肌痛和咳嗽，后者往往较顽固，可持续较长时间；咳痰一般不多且黏度不大。相对症状和影像学的表现，肺部体征较不明显。无高热、寒战、胸膜炎等表现。和经典的流感性肺炎相比，也无高热和迅速从上呼吸道进展为下呼吸道的表现。本例患者并不典型，起病急骤，热度最高达41℃，且病程中出现脓痰。

白细胞在10%～25%的病例中可有轻度的升高，但很少超过$15 \times 10^9/L$。肺部CT常表现为斑片状分布的小叶中心结节、小叶或肺段的磨玻璃样变乃至实变；重者可见从肺门开始延伸的支气管肺炎，累及整个肺部。5%～20%的患者可见胸腔积液。本例患者病程自始至终未见白细胞计数的升高，肺部影像学表现为大片实变。

MP肺炎的肺外表现是其特点之一，表现包括血液系统累及（溶血性贫血、全血细胞减少等）、皮疹（甚至Stevens-Johnson综合征）；雷诺现象；心肌炎、心包炎；神经系统累及（包括脑炎、脊髓炎、神经根炎）；肾功能损伤等。原因可能和MP诱导的自身抗体相关。这在本例中未见到。

MP肺炎大多数为轻症，有自限性；自然病程较长，热度和咳嗽可达3周，然后开始恢复，适当的抗菌药物应用可缩短病程，只有小于5%的肺炎病例需要住院治疗。

关于重症MP肺炎，目前只有零散的报道。据总结，重症多发于年轻、既往体健的患者中，和轻症者相比，表现为更严重的呼吸功能损伤、更广泛的肺部累及，实验室检查可体现为更高的炎症指标、白细胞计数和肝功能受损。亦可致死，死因多为弥漫性肺炎、急性呼吸窘迫综合征（acute respiratory distress syndrome，ARDS）、血栓栓塞、弥散性血管内凝血（disseminated intravascular coagulation，DIC）等。致死病例的活检提示纤毛上皮的损伤、闭塞性细支气管炎、巨噬细胞和淋巴细胞的聚集，发生原因尚不十分清楚，已有研究提示可能和过强的细胞免疫应答相关。同时，致死病例的肺组织中有弥散的CARDS毒素分布，后者有召集炎症细胞和引起细胞毒作用的效应，而CARDS的浓度与MP的载量以及病情严重程度呈正相关。另一方面，也可能和特定的MP毒株有关，具体机制有待未来更多的研究。值得临床医生注意的是，在一项回顾性研究中，相比轻症病例，MP重症患者启动有效抗菌药物的时间显著较晚，提示及时精准治疗的重要性。本例患者在起病初期所用万古霉素、碳青霉烯类、阿莫西林等对支原体则没有抗菌作用，可能是导致病情进一步加重的原因之一。

诊断：血清学和核酸检测是关键

当患者对β-内酰胺类药物反应较差、临床表现倾向于不典型肺炎伴肺外表现时，作为CAP尤其在年轻成人中常见的病原体，MP在肺炎的病因诊断中应被考虑到。但临床表现和影像学并不能准确诊断，病原学相关的实验室检查是诊断的关键。MP肺炎痰涂片一般为阴性；培养是经典方法，但大多数临床实验室并不常规行支原体培养，而且培养周期过长，对临床治疗意义不大。冷凝集素试验检测的是由MP感染诱发的针对红细胞表面I抗原的IgM抗体反应，在感染1～2周后，超过50%的患者可表现为阳性，年龄越小，阳性率越高。但灵敏度和特异度说法不一，可作为参考。血清抗体检测在临床应用较为广泛。一般用急性期和恢复期的双份血清IgG滴度升高4倍以上作为确诊标准，然而因不能及时服务临床，多用于流行病学调查。急性期IgM抗体在感染后7～9天开始升高，3～4周达峰，可反映当前初始感染，如我院所用呼吸道病原体九联IgM检测，在本例患者病程的第11天检测为阳性，但检验效能随不同实验室和研究而异。MP特异性核酸检测（如PCR）敏感度和特异度均较高，且速度更快。一些商业自动化平台的应用使得接诊第一时间获知病原体诊断成为可能，如本例中所用FilmArray，可在1小时左右出具报告，为早期精准化治疗提供了方向。标本类型和采集时间对阳性率有影响。对于肺炎患者，下呼吸道标本如痰、肺泡灌洗液等，较之鼻咽拭子有更高的阳性率。急性期较之恢复期，也有更高的阳性率。

抗菌治疗：把握主流药物，注意耐药性

在怀疑MP感染时，经验性的抗感染方案应覆盖不典型病原体。获得病原学依据后，应调整为针对性的抗MP方案。目前，四环素类、大环内酯类、氟喹诺酮类是抗MP的主流药物，针对细菌细胞壁的药物如 β-内酰胺类、克林霉素、万古霉素等对支原体无效。推荐剂量及疗程见表5-3。

表5-3　肺炎支原体肺炎抗感染药物推荐

抗菌药物	剂　　量	疗程（天）
红霉素	成人1～2 g/d［儿童40 mg/（kg.d）］，分4次	10～14
克拉霉素	成人250～500 mg/d［儿童15 mg/（kg.d）］，分2次	10
阿奇霉素	成人250 mg bid，d1，继250 mg qd，d2～d5 儿童5 mg/kg，bid，d1，继5 mg/kg，qd，d2～d5	5
多西环素	首剂200 mg，继100 mg，bid口服	10～14
米诺环素	100 mg，口服，bid	10～14
左氧氟沙星	500 mg/d	7～14
莫西沙星	400 mg/d	7～14

支原体肺炎一般轻症，疗程为7～14天。近年来，难治性肺炎支原体肺炎（refractory *Mycoplasma pneumoniae* pneumonia，RMPP）受到人们的关注，尤其在儿科领域。经大环内酯类抗菌药物正规治疗7天及以上，临床征象加重、仍持续发热、肺部影像学所见加重者，可考虑为RMPP，且往往导致更重症的临床表现。其原因目前尚未完全明确，可能和机体对MP感染过强的免疫炎症反应、MP对大环内酯类抗菌药物耐药以及其他病原体的混合感染有关，可采取调整用药、加用激素、延长疗程等方案。因此，临床实践中应结合实际决定停药时机。本例患者外院治疗9天，其中采取左氧氟沙星、莫西沙星等有效方案治疗3天，症状、体温并无明显好转，且有重症化倾向，应警惕RMPP可能，因此住院治疗2周，出院后继续口服用药3周直到症状完全消失，肺部影像学表现为完全吸收方停药。

大环内酯类药物因其安全性在临床尤其儿科应用广泛，但大环内酯类耐药肺炎支原体（macrolide-resistant MP，MRMP）开始出现，尤其在亚洲地区。日本的一项监测显示，儿科患儿中50%～93%的分离株都对大环内酯类耐药，而且还有升高的趋势。我国的报道则显示69%～95%的成人和85%～92%的儿科呼吸道感染MP分离株耐大环内酯类抗菌药物。西方国家如法国、美国等情况稍好，耐药率约5%～13%。因此，在我国等耐药性较高的地区，对于大环内酯类治疗72小时仍无明显改善的成人MP肺炎患者，应考虑耐药菌株感染可能。若无明确禁忌，可换用喹诺酮类或四环素类抗菌药物。由于阿奇霉素胞内浓度较高，可达到或超过耐药肺炎支原体MIC值（耐阿奇霉素肺炎支原体MIC约为64～128 μg/ml），目前临床报道显示阿奇霉素对耐药MP可临床治愈，仅退热时间延长，因此儿科患者则不推荐常规用氟喹诺酮类药物治疗耐药MP肺炎。个别病例治疗效果不佳，尤其是病情危重时，可在家长知情同意基础上使用。

重症感染的抗感染治疗暂无文献推荐，本例患者采用阿奇霉素联合莫西沙星的方案，主要考虑到患者重症倾向，且在外院经左氧氟沙星、莫西沙星治疗3天未见明显好转；我国肺炎支原体对大环内酯类耐药率高；以及中性粒细胞百分比偏高，不能排除合并其他细菌感染等原因。经治疗后，患者肺部感染得到有效控制，临床表现、影像学表现显著好转。

混合感染在MP肺炎中不少见，混合感染的病原体有细菌、病毒和其他非典型病原体。儿科患者中，MP肺炎混合感染发生率可达30%～60%，以肺炎链球菌和衣原体混合的比例较高。成人中亦不少见，根据我国一项多中心调查，MP肺炎中，其他病原体混合感染的比例达34.9%。这可能也是造成RMPP和重症病例的原因。因此，治疗时应同时积极寻找其他病原学的依据，并关注患者症状、体征及实验室指标的变化，发现混合感染征象，及时调整用药。本例中，患者入院后相继完善血培养、痰培养、呼吸道病原体九联IgM检测以及纤维支气管镜检查等，即为排除混合感染可能。反观表5-2中患者1、4，病程中复查血常规出现WBC计数升高，尽管痰培养未回报阳性，但考虑有继发感染可能，则予加用其他抗菌药物，患者好转。

辅助治疗：糖皮质激素、丙种球蛋白可能有效

由于现有研究提示重症感染和较强的细胞免疫功能相关，动物实验证明，早期同时应用糖皮质激素与大环内酯类药物，较单纯使用大环内酯类药物可以更显著地减轻肺部炎症反应。事实上，诸多临床病例报道显示，糖皮质激素在应对重症或RMPP时，能缩短病程、改善预后。目前尚无足够的证据推荐激素使用的时机、剂量和疗程，各项报道均未达成统一。一般推荐对重症病例早期识别、尽早应用；有研究可根据患者血清LDH水平决定是否启动激素治疗。在日本一项对引起低氧血症（$PaO_2 < 80$ mmHg）的MP肺炎的综述中，作者观察了18例MP重症肺炎的糖皮质激素治疗特点。超过半数的患者都用了超过500 mg/d的甲泼尼龙，最高用到1 g/d，其中大部分患者在3～5天的激素治疗后即获得好转。其他相对小剂量激素的应用，如泼尼松20～60 mg/d，大部分也能在1周内获得好转。几乎所有病例的激素均在1周内逐渐减量至停药。因此，对于重症病例，特别是需要机械通气的患者，甲泼尼龙500～1 000 mg/d冲击治疗3～5天再减量的方案可能是需要的。但前提是联合有效的抗感染治疗，且应确诊MP肺炎。静脉丙种球蛋白（intravenous immunoglobulin，IVIG）具有免疫调节和抗感染的双重作用，有报道提示IVIG对合并有肺外损害的SMPP、RMPP可能有益，尤其是存在糖皮质激素治疗无反应者。但仍缺乏对照研究和高质量证据，尚需进一步研究。

预防：感染控制要做好

当前尚无上市的人体疫苗。尽管灭活疫苗、减毒疫苗、亚单位疫苗乃至DNA疫苗在动物甚至人体均有尝试，但均未收到可靠的效果。有研究显示在密集群体中暴发MP肺炎时，预防性使用阿奇霉素有一定效果。MP属于飞沫（droplet）传播病原体，尽管传染性不如SARS等空气传播（airborne）病原体，但仍具有一定传染风险。有条件的医疗单位最好能安排住院MP肺炎患者单独房间，或者分类安排病房。医务人员在接触病患时应做好防

护和手卫生，病患转运时应佩戴口罩，以免造成院内感染。因为症状消失后仍有持续排菌的可能，出院患者也应做好宣教，以免传染周围人群。

肺炎支原体是社区获得性肺炎最常见的病原体之一，尤其好发于年轻人群，一般病情轻，呈自限性。临床医生在遇到年轻、既往体健、无免疫缺陷的患者，表现为不典型肺炎且伴肺外表现时，应考虑到支原体可能。同时积极寻找病原学依据。由于支原体培养临床不能常规开展，对于支原体，血清学和核酸检测显得更加有意义。本例患者由于没有正确使用针对性的药物，虽然使用了大量"高级"抗菌药物，仍然导致病情的进展，是临床常见的抗菌药物不当使用的典型案例，给我们很多深刻的教训。支原体肺炎在极少数情况下也能导致重症肺炎。因此，在送检病原微生物检测后，应经验用药覆盖。诊断明确后，应尽早启动有效的针对性抗感染治疗。近年来出现越来越多耐药的情况，也需引起重视。尽早明确病原学诊断、规范化治疗及避免抗菌药物滥用是防止出现耐药及重症肺炎的最好办法。

（钱奕亦　徐　斌　金嘉琳）

参·考·文·献

[1] Bennett JE, Dolin R, Blaser MJ. Mandell, Douglas, and Bennett's Principles and Practice of Infectious Diseas[M]. Philadelphia: Saunders, 2014: 1947−1959.

[2] 中华医学会呼吸病学分会.中国成人社区获得性肺炎诊断和治疗指南 (2016年版) [J].中华结核和呼吸杂志, 2016, 39 (4)：253−278.

[3] 刘又宁.成人肺炎支原体肺炎诊治专家共识[J].中华结核和呼吸杂志, 2010, 9 (33)：643−645.

[4] Kannan TR, Hardy RD, Coalson JJ, et al. Fatal outcomes in family transmission of Mycoplasma pneumoniae[J]. Clinical Infectious Diseases, 2012, 54 (15)：769.

[5] Chan ED, Welsh CH. Fulminant Mycoplasma pneumoniae pneumonia[J]. Western journal of medicine, 1995, 162 (2)：133.

6

体液免疫缺陷继发播散性鹑鸡肠球菌感染

　　肠球菌（enterococcus）广泛分布于自然界，常栖居于人、动物的肠道和女性泌尿生殖系统，是人体正常菌群之一。随着抗菌药物的广泛应用，肠球菌属已成为越来越重要的医院及社区获得性病原体。人体分离的致病肠球菌以粪肠球菌和屎肠球菌为主，占80%～90%，鹑鸡肠球菌感染临床并不多见，而鹑鸡肠球菌引起的败血症及脑膜炎则极为罕见。本文报道一例罕见的播散性鹑鸡肠球菌感染（血液、骨髓、中枢神经系统），并发现其存在基因缺陷导致的体液免疫低下，希望对该疾病的诊治有所认识。

病史摘要

·入院病史

患者，女，22岁，学生。于2016年8月29日入院。

·主诉

反复发热2个月。

·现病史

　　患者2016年7月3日无明显诱因下出现发热，体温38.2℃，伴全身肌肉酸痛，无畏寒、寒战、咳嗽、咳痰、恶心、呕吐、皮疹、关节肿痛等其他不适。至当地医院就诊，查血常规、胸片均无殊。予经验性应用清热解毒类中成药（具体不详）治疗后热退。之后10余天未再有发热，自觉状态佳。2016年7月20日患者再次无明显诱因发热，体温达38.5℃，性质同前，复至当地医院查血常规、血生化及血找疟原虫等仍无特殊发现。自服中药（具体不详）后热退，热退后一般情况可。2016年8月19日患者寒战后体温又一次升高，最高达40.2℃，伴全身肌肉酸痛，随后出现头痛、呕吐（非喷射状），呕吐物为胃内容物。遂于当地医院住院治疗，血常规：白细胞11.56×10^{12}/L，中性粒细胞79.6%，血红蛋白106 g/L；C反应蛋白114.9 mg/L，降钙素原＞25 ng/ml；肝肾功能未见明显异常。胸部CT未见异常，甲状腺、上腹部、泌尿系及妇科B超均未见异常，血培养提示"酪黄肠球菌"。先后予头孢他啶、替卡西林-克拉维酸、莫西沙星等抗感染治疗后，体温下降不明显，为进一步诊治收入我科病房。

·既往史

患者2007年因阑尾炎行"阑尾切除术"。2015年因胰腺体尾部囊性肿瘤行"胰体尾脾脏切除术"，术后恢复可。

·体格检查

T 38.1℃，P 88次/分，R 19次/分，BP 120/74 mmHg。神清，精神可，查体合作。全身皮肤黏膜无黄染，未见瘀点、瘀斑，浅表淋巴结未触及肿大。双肺呼吸音清，未闻及干、湿性啰音。心率88次/分，律齐，各瓣膜听诊区未闻及病理性杂音。腹平坦，腹壁软，全腹无压痛，无肌紧张及反跳痛，肝脾肋下未触及，肝肾区无叩击痛，肠鸣音4次/分。脊柱、四肢无畸形，关节无红肿，无杵状指（趾），双下肢无水肿。肌力正常，肌张力正常，生理反射正常，病理反射未引出。

·辅助检查

2016年8月29日血常规：白细胞7.19×10^9/L，中性粒细胞56%，血红蛋白109 g/L，血小板533×10^9/L。血沉10 mm/h，C反应蛋白8.32 mg/L，降钙素原0.11 ng/ml。肝功能：谷丙转氨酶13 U/L，谷草转氨酶13 U/L，总胆红素26.1 μmol/L，结合胆红素10.9 μmol/L，碱性磷酸酶58 U/L，γ-谷氨酰转移酶16 U/L，白蛋白44 g/L，球蛋白15 g/L。尿常规、肾功能、电解质、DIC、血糖无异常。

血免疫球蛋白：IgE ＜44.40 ng/ml，IgG 2.07 g/L（正常范围7.0～16.0 g/L），IgA 0.36 g/L（正常范围0.7～4.0 g/L），IgM ＜0.17 g/L（正常范围0.4～2.3 g/L）。自身抗体：ANA：颗粒型，1∶320（＋），余阴性。淋巴细胞群29.57%，CD3+细胞91.71%（正常范围58%～75%），CD4+细胞24.55%（正常范围29%～41%），CD8+细胞65.44%（正常范围20%～34%），NK+细胞7.17%（正常范围6%～20%），CD19+细胞0.24%（正常范围7%～19%），CD4/CD8 0.38。补体正常。

甲状腺功能正常。T-SPOT.TB：抗原A（ESAT-6）孔：0，抗原B（CFP-10）孔：0。巨细胞病毒抗体测定阴性。血清肿瘤标志物均阴性。

2016年8月29日血培养示鹑鸡肠球菌。腰穿脑脊液压力大于300 mmH$_2$O，白细胞：439×10^6/L（正常范围0～8×10^6/L），多核细胞70%，单核细胞30%。脑脊液糖2.2 mmol/L（正常范围2.5～4.5 mmol/L），蛋白质843 mg/L（正常范围：150～450 mmol/L），氯121 mmol/L，同步血糖6 mmol/L。脑脊液培养见鹑鸡肠球菌生长。血和脑脊液隐球菌乳胶凝集定量试验均阴性。8月31日骨髓涂片及活检未见异常，骨髓培养鹑鸡肠球菌生长。药敏结果一致提示为：庆大霉素、氨苄西林、呋喃妥因敏感，万古霉素、左氧氟沙星耐药。

2016年8月30日头颅MR增强示：软脑膜强化；右颞叶内叶无强化病灶，考虑先天性囊肿或脑池局部扩大可能；双侧额顶叶FLAIR小缺血灶(图6-1A)心脏彩超未见明显异常。

2016年10月9日PET-CT示：① 双侧额部脑膜FDG代谢轻度增高；② 胸腺密度稍高，伴FDG代谢增高，考虑胸腺退化不全；③ 双肾皮质FDG代谢不均，建议肾功能随访。体部PET显像未见FDG代谢异常增高灶；④ 骨髓反应性改变。

临床关键问题及处理

· 关键问题1　该患者的诊断是什么？

患者病程近2个月，以无诱因下间断发热起病，后出现持续性高热，伴全身肌肉酸痛、畏寒寒战、头痛、呕吐(非喷射状)。外院血培养检到酪黄肠球菌，辅助检查示白细胞计数和中性粒细胞比例增高，C反应蛋白和降钙素原均升高，血流感染诊断明确，但外院常规抗感染效果不佳。患者入院后先后6份血培养、3份骨髓培养和多次脑脊液培养均提示鹑鸡肠球菌生长。因此，播散性鹑鸡肠球菌感染(血流、骨髓、中枢神经系统)诊断基本明确。患者入院多次查血免疫球蛋白见IgG、IgA、IgM等多种球蛋白水平明显下降，考虑存在低丙种球蛋白血症。

· 关键问题2　该患者免疫功能低下的原因？

鹑鸡肠球菌为禽、兽及人类肠道的自然菌群，为条件致病菌，以泌尿系感染多见，其次是腹腔、胆道等。鹑鸡肠球菌引起的败血症及脑膜炎极其罕见，多为免疫缺陷者。该例患者为22岁青年女性，血液、骨髓、脑脊液培养均见鹑鸡肠球菌生长，血免疫球蛋白IgG、IgA、IgM水平明显下降，T.B.NK细胞免疫检测见CD19$^+$细胞极低，提示存在B细胞功能缺陷，体液免疫功能极差。患者住院期间血检排除艾滋病、自身免疫性疾病等，既往有阑尾切除史、胰体尾脾脏切除史，但这些均无法解释患者免疫功能低下的状态。为了探讨患者是否存在先天性免疫缺陷，我们对患者及其父母进行了基因组DNA全外显子组捕获和测序，检测到患者存在IKZF1基因杂合致病突变。IKZF1基因是常见变异性免疫缺陷13[MIM：616873]的致病基因，呈常染色体显性遗传，主要表现为反复发生的呼吸道感染、免疫球蛋白低下、B细胞数量减少、抗体水平逐渐下降，患者的临床表现与之相符。但患者父母均未携带该变异，分析为患者的新发突变c.239A＞G(p.H80R)。因此，我们考虑该患者为IKZF1基因致病突变引起的B淋巴细胞功能缺陷，体液免疫低下，从而对低毒力的鹑鸡肠球菌易感。

· 入院后治疗经过

该患者入院时高热，头痛明显，外院血培养骆黄肠球菌，常规抗感染治疗效果不佳，故入院后经验性予达托霉素500 mg qd抗感染治疗，辅以甘露醇降颅压。患者头痛症状稍缓解，每日体温高峰逐渐下降，但仍有低热。后血培养、骨髓培养及脑脊液培养均提示鹑鸡肠球菌生长，提示菌量极大，抗感染治疗需考虑药物敏感性及其有效药物分布。因抗感染治疗后患者临床症状有所缓解，且9月8日血培养转阴，故暂未调整方案。但2016年9月9日患者体温峰值再次上升至39.4℃，伴明显头痛。查体脑膜刺激征(－)，复查腰穿示脑脊液压力290 mmH$_2$O,脑脊液常规、生化检查均较前好转,脑脊液培养仍见鹑鸡肠球菌生长。随访血常规示白细胞计数和中性粒细胞比例仍高,血沉、C反应蛋白水平较前上升。结合患者临床症状有所反复,考虑达托霉素控制感染有效,但欠佳,且文献报道达托霉素对中枢神经系统感染疗效并不确切,故2016年9月11日起根据药敏结果更换治疗方案为利奈唑胺0.6 g q12 h联合氨苄西林-舒巴坦3.75 mg q8 h抗感染治疗。患者体温高峰逐步下降至正常,头痛逐步减轻至完全缓解。2016年10月初复查血液、脑脊液、骨髓培养,结果均阴性,脑脊液常规生化较前进一步好转(脑脊液对比详见表6-1),血常规、血沉、C反应蛋白、降钙素原等炎症指标均恢复正常。2016年10月20日起序贯抗感染方案为利奈唑胺0.6 g q12 h口服。因患者基因组DNA全外显子捕获和测序提示存在基因变异导致的体液免疫缺陷,表现为低丙种球蛋白血症,极易反复感染。专科会诊后2016年10月20日起予每3周静滴丙种球蛋白20 g提高免疫力。2016年12月8日复查血常规:白细胞2.9×10^9/L,血红蛋白54 g/L,考虑利奈唑胺所致的骨髓抑制,予停用。患者病情稳定,无发热,无明显头晕头痛、肌肉酸痛等症状,随访炎症指标均在正常范围,血常规逐渐恢复正常。2016年12月12日复查头颅MR增强示:软脑膜强化,较前明显减轻(图6-1B)。目前患者仍继续每3周丙种球蛋白20 g。

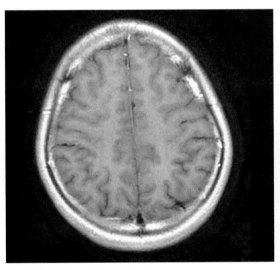 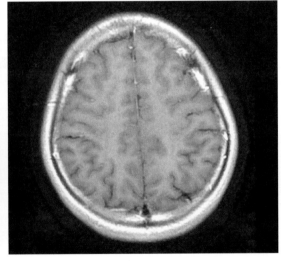

（A） （B）

图6-1 患者抗菌治疗前后头颅MRI增强影像学检查结果对比

表6-1 脑脊液指标前后对比

日 期	压力 （mmH$_2$O）	白细胞 （×10^6/L）	葡萄糖 （mmol/L）	蛋白质 （mg/L）	同步血糖 （mmol/L）	脑脊液细菌 培养
2016年8月29日	＞300	439	2.2	843	6	鹑鸡肠球菌
2016年9月2日	＞300	410	2.6	688	7.4	鹑鸡肠球菌

（续表）

日　　期	压力 （mmH$_2$O）	白细胞 （×10^6/L）	葡萄糖 （mmol/L）	蛋白质 （mg/L）	同步血糖 （mmol/L）	脑脊液细菌 培养
2016年9月6日	＞300	845	2.2	885	5.5	鹑鸡肠球菌
2016年9月11日	290	110	2.2	729	6.4	鹑鸡肠球菌
2016年10月8日	235	12	2.8	378	8.2	（—）
2016年10月14日	230	9	2.6	479	6.6	（—）
2016年12月8日	220	2	3.4	326	5.8	（—）
2017年1月19日	200	2	2.6	296	5.6	（—）
2017年3月1日	190	2	3	368	5	（—）

背景知识介绍

肠球菌属

肠球菌广泛分布于自然界，常栖居于人、动物的肠道和女性泌尿生殖系统，是正常菌群之一。为革兰阳性球菌，兼性厌氧，最初归于链球菌属。20世纪80年代人们根据遗传学特征将其分离出来，列为肠球菌属，链球菌科。目前，肠球菌属正式命名的菌种有16个，根据其利用糖的特征可分为三组：第一组以鸟肠球菌（*E. avium*）为代表；第二组以粪肠球菌（*E. faecalis*）为代表，包括屎肠球菌（*E. faecium*）等；第三组以坚韧肠球菌（*E. durans*）为代表。粪肠球菌和屎肠球菌占人类肠球菌感染的80%～90%，前者占优势。但近年来报道屎肠球菌感染比例逐渐升高，可达40%以上。其他如鹑鸡肠球菌、铅黄肠球菌、坚韧肠球菌、鸟肠球菌和棉子糖肠球菌仅占10%左右。还有少数肠球菌尚未在临床上被分离。

肠球菌属已成为越来越重要的医院及社区获得性病原体，多见于尿路感染、腹腔和骨盆内脓肿、手术后伤口感染、导管相关感染（本套丛书中恰有一例导管相关鹑鸡肠球菌感染的介绍）、细菌性心内膜炎、憩室炎等，严重时可导致脓毒症，病死率达21.0%～27.5%。肠球菌的中枢神经系统感染少见，多与先天性中枢神经系统解剖缺陷、神经外科手术分流装置、头部创伤或免疫抑制相关。临床上多表现为发热、头痛、精神状态改变、癫痫发作，查体见脑膜炎刺激征（＋），其他如脓毒性休克、昏迷、局灶性神经功能缺损和皮疹较少见。由鹑鸡肠球菌引起的中枢神经系统感染则更加罕见。迄今为止，全世界仅报道了6例鹑鸡肠球菌脑膜炎，其中4例继发于神经外科手术，1例继发于腰椎穿刺术，1例为酗酒患者。这6例患者均有发热，伴有意识障碍、颈项强直、肢体痉挛等神经系统阳性体征。

肠球菌的耐药性包括固有耐药、获得性耐药及耐受性，以前两者最重要。其耐药机制涉及多个方面，主要有产生灭活酶、膜通透性下降、靶位改变、细菌生物被摸形成等原因。

过去几十年由于抗菌药物的频繁使用，使原本就对 β-内酰胺类、氨基糖苷类抗菌药物具有内在抗药性的肠球菌耐药性进一步扩大，逐渐形成了多重耐药菌。国内外关于多重耐药菌如耐万古霉素肠球菌（vancomycin resistant enterococci，VRE）、耐利奈唑胺肠球菌（linezolid resistant enterococcus，LZDRE）的报道越来越多，给临床抗感染治疗带来新的挑战，VRE耐药机制和致病力改变的研究已成为肠球菌临床研究的重点。鹑鸡肠球菌具有天然耐万古霉素特性。2010年《耐万古霉素肠球菌感染专家共识》指出，通过检测细菌对抗菌药物（如氨苄西林、庆大霉素、万古霉素、红霉素、氯霉素、利福平、多西环素、米诺环素和喹诺酮类、利奈唑胺等）的敏感度，确定使用何种药物治疗，同时可联合使用抗菌机制不同的抗生素以增加药物的敏感性。美国食品和药物管理局（FDA）提出，利奈唑胺和奎奴普丁/达福普汀可被应用于耐万古霉素肠球菌感染的治疗。利奈唑胺是噁唑烷酮类抗生素，临床试验显示利奈唑胺对60%～70%万古霉素耐药肠球菌感染病例有效。因其良好的脑脊液渗透性，也是治疗肠球菌脑膜炎的较佳选择。

*IKZF*1基因

*IKZF*1基因位于染色体7p12上，其编码的Ikaros锌指蛋白是淋巴细胞转录因子。*IKZF*1基因包含7个编码外显子，通过选择性剪切至少可以产生13种亚型。Ikaros作为淋巴细胞转录因子，在淋巴细胞的发生、发育、分化中起重要作用。*IKZF*1基因DNA结合域纯合子突变的小鼠，几乎完全缺乏T.B.NK、树突状细胞及其前体，然而，其红系、髓系细胞是完整的。在胚胎发育中，T、B细胞发育分化的最早期阶段即需Ikaros参与，成人中淋系细胞发育的不同阶段也依赖于Ikaros的调控。Ikaros可以通过结合到基因启动子上改变基因活性和/或通过染色质重塑而影响基因转录。近年来发现，除急性淋巴细胞白血病（ALL）之外，*IKZF*1基因的突变与多种恶性肿瘤的发生发展、增殖、转移、预后相关，并且与系统性红斑狼疮（SLE）的复杂表型和易感性相关。

我们对本例患者及其父母进行了基因组DNA全外显子组捕获和测序，检测到患者*IKZF*1基因杂合致病突变c.239A＞G（p.H80R），患者父母均未携带该变异，分析为患者的新发突变。该突变已收录在人类基因突变数据库（HGMD）：CM166268PMID：26981933，未出现在大规模人群测序计划数据中，包括千人基因组计划，约6 500个NHLBI外显子组测序数据集，ExAC数据集，以及送检实验室内部数据库等，为罕见病变。且该病变为错义突变，SIFT、PolyPhenomenon和MutationTaster均预测为有害突变。考虑该患者为*IKZF*1基因致病突变引起的B淋巴细胞功能缺陷，体液免疫低下，从而对低毒力的鹑鸡肠球菌易感。

点 评

本文报道了一例发生于基因突变引起体液免疫功能低下患者，由低毒力鹑鸡肠球菌引起的播散性感染（血液、脑脊液、骨髓），来势凶险。病原菌的培养与鉴定对疾病诊断极其重要，对可疑患者应多次送检。将脑脊液和骨髓接种到血培养基是常用的病原分离方法，可提高病原分离的阳性率。治疗不同部位的肠球菌感染，不仅应根据体外药敏试验，还应结合抗生素本身的作用机制来选择敏感药物。

（朱浩翔　江英骎　徐慧敏　朱利平）

参·考·文·献

[1] 李金钟.肠球菌分类与鉴定新进展[J].临床检验杂志,2006,24 (3)：2282230.

[2] 瞿婷婷,俞云松,孙自镛,等.2011年中国CHINET肠球菌属细菌耐药性监测[J].中国感染与化学杂志,2013,13 (5)：337–341.

[3] Pitdloh M, Ostergaard C, Arpi M, et al. Incidence, clinical characteristics and 30-day mortality of enterococcal bacteraemia in Denmark 2006–2009：a population-based cohort study [J]. Clin Microbiol Infect, 2013, 20 (2)：145–151.

[4] DiazGranados CA, Zimmer SM, Klein M, et al. Comparison of mortality associated with vancomycin-resistant and vancomycin-susceptible enterococcal bloodstream infections：a meta-analysis [J]. Clin Infect Dis, 2005, 41 (3)：327–333.

[5] 温琦,吴美容,何颖芝,等.IKZF1基因与恶性肿瘤及系统性红斑狼疮的相关性研究进展[J].中国实验血液学杂志,2015,23 (2)：591–595.

[6] 耐万古霉素肠球菌感染防治专家委员会.耐万古霉素肠球菌感染防治专家共识[J].中华实验和临床感染病杂志(电子版), 2010,4 (2)：60–64.

7

隐藏在复杂性尿路感染外衣下的乳房假体感染

题记

爱美之心人皆有之。因各种因素导致爱美造"美"的努力成为累赘或不可诉说的隐疾，近年来也常见到。但这类造美导致疾病并成为发热待查的病因，却不多见。本例患者，恰恰由于存在复杂性尿路感染，又未主动提供相关的病史和感受，因此使这一特殊病例的真实原因在尿路感染的典型表现下隐藏了许久。提醒临床医师必须注重病史的询问和仔细的体格检查，时刻保持警觉并与患者有良好的沟通。

病史摘要

·入院病史

患者，女性，55岁，已退休。

·主诉

反复发热两月余。

·现病史

患者自诉2个月前无明显诱因下出现发热，体温40.0℃，伴畏寒、寒战、头晕、头胀，腹泻，尿频、尿急，无咳嗽、咳痰，无恶心、呕吐，无肌肉酸痛，无关节疼痛，无皮疹等，自行艾灸后热退，腹泻缓解，仍有尿频、尿急，未予重视。此后1个月间，患者间断发热，最高体温40.0℃，伴畏寒、寒战、头晕、头胀，腹泻，尿频、尿急，未就诊，可自行退热，曾自行艾灸一次。本月初患者再次出现发热，体温39.9℃，伴畏寒、寒战、恶心、呕吐，呕吐物主要为胃内容物，无咖啡色样液体，伴腹泻及后腰部疼痛，主要为针刺样痛，疼痛持续无缓解，尿频尿急较前加重，遂至外院就诊，查血常规示白细胞15.7×10^9/L，中性粒细胞90.2%，尿常规示隐血（2＋）、白细胞（2＋），泌尿系B超"右肾小结石、左肾积水、左输尿管下段结石"，急诊输液（具体不详）治疗4天，腹泻缓解，仍有发热及腰痛。故收住入外院予头孢地嗪2.0 g qd静滴治疗，次日夜间患者突发高热，体温41.0℃，伴干咳及呼吸增快，考虑"脓毒血症"，改用泰能（亚胺培南-西司他丁钠）0.5 g q8 h静滴抗感染，仍有发热，反复出现胸闷气促，心率加快，血压下降，予加用万古霉素1.0 g q12 h静滴，患者体温变化不明显，于入院后第4日转入ICU监护治疗，继续予万古霉素联合泰能抗感染治疗，次日体温恢复正常，并自行排出结石。2天后转泌尿外科，继续泰能抗感染治疗，患者体温正常，尿频、尿急缓解，干咳及腰痛较前有所好转，于入ICU一周后改头孢地嗪抗感染治疗，此后患者再次出现发热，体温39.0℃，伴皮疹，故停用头孢地嗪，予泰能0.5 g q8 h静滴，然而患者此次症状改善不明显，仍有发热。现患者为求进一步治疗入住我院。

患病以来，胃纳差，睡眠尚可，干咳，胸闷，近期无腹泻、尿频、尿急，无体重明显下降。

· 既往史及个人史

20余年前行右侧乳房纤维瘤切除术，10余年前行子宫肌瘤栓塞术。18岁月经初潮，周期28天，每次5天，无痛经，已绝经。否认传染病、冶游、疫区等史。

· 入院体检

神清，发育正常，营养中等，查体合作，未见贫血貌，未见瘀点、皮疹，浅表淋巴结未触及肿大，咽不红，扁桃体无肿大。右侧乳房可见一长约5 cm陈旧性手术瘢痕，未见溢液，双侧乳房丰满，无明显红肿。双肺呼吸音粗，未闻及干湿啰音，心律齐，心尖区可闻及Ⅲ/6级收缩期杂音，腹平软，右上中腹轻度压痛，肝脾肋下未触及肿大，Murphy征阴性，麦氏点无压痛，输尿管点无压痛，双肾区叩击痛，左侧为甚，肠鸣音不亢，双下肢不肿。

· 实验室检查

2016年1月29日血常规：白细胞5.47×10^9/L，中性粒细胞68.1%，红细胞2.99×10^{12}/L，血红蛋白87 g/L。谷丙转氨酶57 U/L。尿常规正常，粪常规＋隐血正常。肝肾功能电解质正常。CRP 80.50，ESR 120 mm/h。降钙素原0.09 ng/ml。DIC：凝血酶原时间12.6秒（↑），活化部分凝血活酶时间26.6秒，FIB 6.4 g/L（↑），凝血酶时间16.6秒，D-D二聚体0.650，国际标准化比值1.05。叶酸8.70 ng/ml，维生素B_{12} 855.00 pg/ml，血清铁4.8 μmol/L。磷癌抗原0.5 ng/ml，甲胎蛋白2.84 g/L，癌胚抗原3.26，糖蛋白抗原125 25.09 U/ml，糖蛋白抗原153 11.28 U/ml，糖蛋白抗原211 1.57 ng/ml，糖蛋白抗原199 0.65 U/ml，糖蛋白抗原724 2.10 U/ml。ANA定性（阳性），胞浆颗粒型（阳性）（1∶100）核仁型（阳性）（1∶320），PR3 3.6 AU/ml，MPO 1.3 AU/ml，PCNA（阴性），核糖体P蛋白（阴性），抗β体糖蛋白1抗体5.5 RU/ml，nRNP（阴性），SmD1（阴性），SS-A/Ro60（阴性），SS-A/RO52（阴性），PM-Scl（阴性），抗着丝点B抗体（阴性），dsDNA（阴性），抗核小体抗体（阴性），AMA-M2（阴性），dsDNA定性（阴性），dsDNA-IgG < 10 IU/ml，抗心磷脂抗体IgG2.0PLIgG-U/ml，抗组蛋白抗体（阴性），Jo-1（阴性），Scl-70（阴性），SS-B/La（阴性），抗心磷脂抗体IgM < 2PLIgM-U/ml。

尿培养，血培养均阴性。

2016年1月28日胸部CT示右肺上叶磨玻璃影，建议治疗后复查（图7-1）。

心电图：窦性心律，电轴右偏，顺钟向转位。

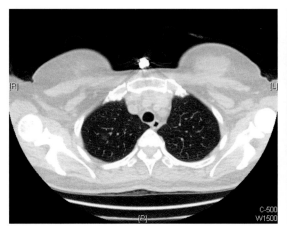 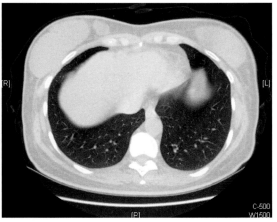

图7-1　2016年1月28日胸部CT

心超：二尖瓣轻度反流，未见赘生物。

临床关键问题及处理

·**关键问题1** 患者急性高热起病，伴有明确的尿路感染表现，且尿常规和血常规都有异常，泌尿B超也有对应提示，诊断似乎并不困难，但对于体温反复升高，治疗效果不佳应如何考虑？

从之前的临床表现和实验室检查来看，复杂性尿路感染诊断是成立的，但治疗效果不佳的结果，使得我们考虑更多一些情况，比如：① 感染特殊病原体；② 病原体入血，血流感染引起其他部位感染（如心瓣膜），导致疗程不充分，病情反复；③ 尿感同时有其他疾病合并，即二元论考虑；④ 导致复杂尿感的原因持续或间歇存在，导致反复尿感。

于是，我们一方面积极进行病原体培养寻找可能存在的特殊感染原，一方面做心超等检查，积极寻找可能的隐匿感染病灶；同时，根据以往病史使用泰能抗感染治疗。然而，我们在自己读胸部CT片时，发现这位绝经期患者的胸壁结构特殊，似有植入物存在，但患者未提供相应病史。因此，我们再次向患者征询相关既往史并仔细体检，她告知八九年前在当地不知名诊所行隆乳术（材质不明，诊所已关闭）。2个月来始终有乳房胀疼，且近来愈发明显，特别是最近入院前一周，心肺听诊时确实有压痛，但因为自己特别注意自我隐私防护等因素，所以一直未向医生提到这些问题。

·**关键问题2** 考虑到患者发热和"乳房"肿痛，因此我们临床考虑乳房假体渗漏感染，该如何处理？

我们在抗感染同时，做乳腺B超和磁共振以利于进一步确认假体情况，但出人意料的是均未提示假体有明显的破裂。这与我们的临床判断有所差异。于是，我们请教相关权威专科医院医师，他们同意我们的临床判断，且认为目前并无上市安全的隆胸注射物，此前所用的奥美定等注射物有着明显隐患，而该患者甚至不清楚为何种注射物，因此也建议行注射物假体摘除术。遂于该院行隆胸注射物假体摘除术，手术当时发现隆胸所用确实为注射物，手术中在注射腔隙处引出大量黄色脓血性凝胶样物体。术后常规负压引流，并行引流物培养，两次培养均阳性，且为同一细菌（门多萨假单胞菌），遂在该院继续予以碳青霉烯类抗感染治疗2周后出院。出院后至今体温未再反复。

虽然该患者鉴于严格保留自己隐私，使此前的医生对于既往史、病史和体检均未能获得关键性内容，导致其自身疾病延误了诊断，但随着我们对患者的主动沟通及反复病史询问及仔细体检，判断存在假体破溃感染可能，就是这一乳房假体感染导致长达2个月的发热。然而，磁共振却并未提示假体有明显破裂，在和专科医生沟通后，确认有假体摘除术的指征，通过最终的手术发现和病原学培养，证实患者存在乳房假体感染，并就是这一乳房假体感染导致长达2个月的发热。

那么，怎么理解磁共振判断假体并未破裂，而手术却能够引出脓血性注射物？这也是我们一度不理解的问题。我们最初猜测，因为假体包膜的破裂，导致细菌侵入，继而在假体内繁殖，并与周边组织产生炎性反应，形成脓性分泌物。但既然假体没有破裂，细菌又如何进入呢？我们查阅文献发现，聚丙烯酰胺水凝胶植入后其周围有不同程度的纤维组织增生，小血管扩张，并出现巨噬细胞、浆细胞及少量的中性粒细胞等，部分区域可见异物巨细胞，注射时间长者其纤维组织增生的程度要更明显。换而言之，这就是异物肉芽肿样反应，并随着时间延长而更明显。这种纤维组织形成的"包膜"并非真正的完整包膜，它在持续的刺激下增生，可以影响局部的血液供应，造成组织水肿坏死，可以钙化或变硬造成局部疼痛，更可以使得局部存在持续性感染，还有报道称有聚丙烯酰胺水凝胶对乳腺癌的发生可能起到一定的诱发和促进作用。

怎么看待这位患者尿路感染和假体感染的关系呢？由于从时间上，两者非常接近，而诊断学原则也是尽量一元论来考虑问题，因此，两者相关的可能性比较大，即尿路感染并造成血流感染，细菌迁延至假体"包膜"处繁殖，再次造成局部感染，并因为这一"包膜"特性导致感染难以去除，造成持续发热。这当然是一种推测，因为尿液中未检出相同的病原，没有人能够提供有佐证力的依据。另一个可能是，本身在假体植入时因为种种原因已经有细菌定植，但由于门多萨假单胞菌这一条件致病菌的繁殖力弱、毒力较低，假体周围的纤维包膜对免疫细胞的进入起到机械性屏障作用，使感染潜伏下来，直至多年后才产生发热、肿痛等明显症状。我们倾向于后者可能性大，因为假体在体内植入已久的病例，仍然有假体诱发感染的可能性。

背景知识介绍

聚丙烯酰胺水凝胶（polyacrylamide hydrogel，PAHG）是一种无色透明的聚合物，曾被认为是一种良好的填充物质。1987年，PAHG被苏联的整形医师用于乳房、面部、四肢及男女性器官的整形美容。1999年，经过我国国家食品药品监督管理总局监测认证后，命名为"奥美定"，作为人体软组织的填充材料广泛应用于整形美容外科，尤其注射隆胸方面，受到爱美女性的青睐。众多没有资质的美容院，由于利益的驱使，鼓吹爱美者注射PAHG，但随着时间的推移，众多的不良反应也接踵而来。PAHG注射填充术经过几年的临床实践，出现了一系列的并发症，包括硬结、疼痛、凝胶移位、质硬、乳房及面部不对称、继发感染、破溃、血肿、癌变等。出现这些并发症的原因可能与PAHG的物理性、局部感染、毒性作用及异物反应等有关。国家食品药品监督管理总局已于2006年4月30日，以"聚丙烯酰胺水凝胶（注射用）不能保证使用中的安全性"，停止了PAHG作为填充材料在整形美容中的应用。PAHG注射隆乳术后常见并发症表现为：① 感染：局部破溃、流脓、渗液；明显的红、肿、热、痛等炎症；有反复乳房肿胀痛，经抗感染治疗缓解；② 硬结：注射部位有可触及的结节状包块；乳房硬结呈板层状；乳房内有多发性硬结，影响手感者。③ 疼痛：未受挤压时即有持续疼痛；上肢外展明显受限，伴牵拉性疼痛；局部有阵发性疼痛，并逐渐加剧；④ 移位：注射物集中在乳房上端形成双乳峰；双侧乳房明显不对称；水凝胶向乳房界限以外移位者；⑤ 恐惧心理：无并发症但表现为心理恐惧；其他各种心理因素。

点 评

本例患者的病史并不复杂，但却在各医院辗转了近两个月。对于反复治疗均无效的复杂性尿路感染患者，一方面要尽量获取其病原及药敏结果，并尽可能查明引起复杂性尿路感染的易感因素及是否有解剖和功能的异常；另一方面，对于反复治疗后尿液细菌学已经清楚，易感因素也并不复杂，但仍有高热者，我们应该考虑是否还有其他引起发热的可能，仔细的病史询问和详细的体检是内科诊断的基本功，对发热待查的诊断至关重要。本例是在肺CT读片发现胸壁结构特殊而获得线索，追索病史时获得可靠的异物植入史是诊断的关键。假体诱发感染，异物清除是关键。

（胡越凯　蒋卫民）

参·考·文·献

[1] 蒲兴旺,刘宁,邵文辉,等.聚丙烯酰胺（PAHG）注射隆乳术并发症临床诊疗标准（建议案）[J].中国美容医学,2006,15（10）：1153-1154.

[2] 彭东红,刘立刚,李肃,等.聚丙烯酰胺水凝胶注射隆乳术后的临床表现及对影像诊断的影响[J].中华医学美学美容杂志,2005,11（3）：133-136.

[3] 孙艳花,宋建明,温文,等.注射聚丙烯酰胺水凝胶隆乳后的乳腺病变[J].中国组织工程研究与临床康复,2011,15（25）：4623-4626.

[4] Rapsinski GJ, Makadia J, Bhanot N, et al. Pseudomonas mendocina native valve infective endocarditis: a case report [J]. J Med Case Rep. 2016; 10 (1): 275-279.

8

二尖瓣置换术后洋葱伯克霍尔德菌
感染性心内膜炎

题记

　　洋葱伯克霍尔德菌（BCC）是机会致病菌，常定植于囊性纤维化（cystic fibrosis，CF）和慢性肉芽肿患者的肺部，是引起CF患者肺部感染的高毒力、高致病性病原菌，也是引起免疫低下患者医院感染的重要病原菌。BCC引起的感染性心内膜炎临床不很常见，多发生在心脏手术或心血管装置置入术后。由于该菌具有多重耐药性，且对许多抗菌药物有天然耐药，一旦感染，很难清除，临床治疗困难，病死率高，因此有别于一般的革兰阴性菌，治疗上有一定特殊性。在此结合该具体病例，对此类病人及相关文献进行回顾，以提高临床医生对该菌引起疾病的认识。

病史摘要

· **入院病史**

患者，女性，69岁，浙江宁海人，于2016年9月5日入院。

· **主诉**

二尖瓣瓣膜置换术后8个月，反复发热4个月。

· **现病史**

患者2016年1月8日因突发心悸不适，当地医院诊断为"心瓣膜病"，具体不详，1月25日外院行二尖瓣瓣膜置换术及心脏冠脉搭桥术。患者术后2周余出现右下肢手术伤口溃烂，伴有发热，于当地医院行清创术，并抗感染治疗2个月（具体方案不详），伤口愈合症状好转。5月4日患者无明显诱因下突发高热，伴有畏寒、寒战、咳嗽、呕吐，体温最高40℃，血培养提示泛耐药洋葱伯克霍尔德菌，当地予以抗感染治疗后（具体不详），治疗效果不佳。6月13日，再次血培养提示洋葱伯克霍尔德菌，药敏效果不详，予以调整抗感染方案为哌拉西林-他唑巴坦4.5 g q8 h联合异帕米星300 mg qd，体温控制2周后，患者再次出现发热。2016年7月中旬患者血培养再次提示洋葱伯克霍尔德菌，药敏提示头孢他啶敏感，故予以调整治疗方案为头孢他啶联合左氧氟沙星。2周后患者体温正常，予以出院。出院后1周，再次出现发热，体温最高38.3℃，伴腹胀、乏力，无腹痛、咳嗽等，9月1日查心超提示置换的二尖瓣启闭可，内侧瓣体赘生物可能，三尖瓣轻中度至中度反流，轻度肺动脉高压；血培养再次提示洋葱伯克霍尔德菌，药敏提示SMZ（S）、左氧氟沙星（R）、头孢他啶（I）、米诺环素（I）；为进一步治疗收入院。

患病以来患者精神不好，胃纳差，睡眠尚可，近期有小便失禁和腹泻，体重下降约5 kg。

· **既往史**

有糖尿病史5年余，口服阿卡波糖50 mg tid联合优泌林（精蛋白锌重组人胰岛素混合注射液）70/30早18 U-晚18 U控制血糖。

入院体格检查

T 36.5℃，P 100次/分，R 20次/分，BP 98/60 mmHg。神清，精神萎；贫血貌，皮肤未见出血点、瘀点、瘀斑等；双肺肺底散在湿啰音，心律不齐，各瓣区未闻及杂音，胸部可见手术瘢痕，长约20 cm，伤口愈合好，无渗出；腹软，全腹无压痛、反跳痛，肝脾肋下未触及；双肾区叩痛阴性；双下肢不肿，右下肢踝部至大腿根部可见手术瘢痕，伤口愈合好，未见渗出。

· **辅助检查**

见表8-1。

表8-1　入院后血常规、肝功能、尿常规检查结果

日　期	白细胞（×10^9/L）	中性粒细胞比值（%）	血红蛋白（g/L）	血小板（×10^{12}/L）		
9月5日	18.28	78.6	76	76		
9月8日	24.72	82.3	84	113		
日　期	GPT（U/L）	GOT（U/L）	总胆红素（μmol/L）	白蛋白（g/L）	尿素氮（mmol/L）	肌酐（μmol/L）
9月5日	10	19	21.1	25.9	8.03	138
9月8日	10	29	15.4	30.9	6.01	113
日　期	血沉（mm/h）	CRP（mg/L）	日期	尿红细胞（/μl）	尿白细胞（/μl）	
9月5日	54	110	9月8日	861.3	35.5	
9月9日		144				

2016年9月8日心超：感染性心内膜炎；人工生物二尖瓣置换术后，瓣叶多发赘生物形成，轻度二尖瓣反流，人工瓣膜狭窄可能（平均压差22 mmHg），左心房增大；主动脉瓣

钙化轻度肺动脉高压,功能诊断:左心收缩功能正常。

2016年9月8日B超:胆囊小结石可能。脾脏内低回声区,梗死灶可能。肝、胰未见明显异常。

2016年9月8日胸部CT:两肺纹理增多,两上肺少许渗出改变,两肺散在纤维条索,随访。纵隔内见异常增大的淋巴结。双侧胸腔积液。心脏术后改变,心包增厚。附见脾脏低密度灶(图8-1)。

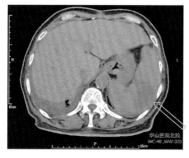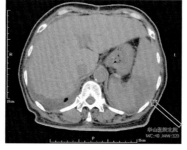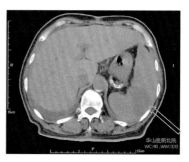

图8-1　脾脏低密度灶

2016年9月5日 [血]血培养及鉴定(需氧):洋葱伯克霍尔德菌;taz:头孢他啶耐药,lev:左旋氧氟沙星耐药,sxt:复方新诺明(复方磺胺甲噁唑)敏感。

[血]血培养及鉴定(需氧)

采样日期:2016-09-05 18:08:26,审核日期:2016-09-08 08:35:35

细菌名称:	洋葱伯克霍尔德菌	细菌结果:	
药敏代码	药敏名称	药敏结果
psecep	头孢他啶	耐药
psecep	复方新诺明	敏感
psecep	左旋氧氟沙星	耐药

临床关键问题及处理

患者为老年女性,有心脏瓣膜置换术,术后发热多次血培养均提示洋葱伯克霍尔德菌,且心超检查提示二尖瓣瓣叶多发赘生物形成,故感染性心内膜炎诊断明确。

·关键问题1　患者多次血培养均提示洋葱伯克霍尔德菌,且有药敏结果,外院多次调整治疗方案,初期有效,但是出院后会再次发热。那么此次入院后我们应予以什么方案治疗?治疗的关键是什么?

结合患者既往用药病史及此次血培养阳性后药敏结果,予以静脉头孢他啶2g q8h联合静脉左氧氟沙星0.5 g qd联合复方新诺明（复方磺胺甲噁唑）2片 tid 口服治疗。该方案治疗后，患者体温平稳，说明方案有效。尽管已经给予长程治疗，但患者仍有反复发作，因此建议患者择期行手术治疗，以彻底去除感染源。

·**关键问题2** 患者为老年女性，心脏瓣膜置换术后需要服用华法林抗凝治疗，但患者胃纳差，怎样调整华法林用量？

患者入院后继续予以华法林2.5 mg口服治疗，但是入院3天后随访INR为6.55，予以停用华法林，同时予以维生素K 110 mg肌内注射，24小时后随访INR 7.5，48小时后随访INR 1.35。建议患者从小剂量华法林0.725 mg qd开始加用，并随访INR。

·**诊疗经过**

患者入院后予以静脉头孢他啶2 g q8 h联合静脉左氧氟沙星 0.5 g qd联合复方磺胺甲噁唑2片 tid 口服治疗，体温平稳。入院CT提示脾脏低密度灶，提示脾梗死可能。患者反复发热，血培养提示洋葱伯克霍尔德菌，建议手术治疗联合抗感染治疗。且患者纳差明显，患者拒绝在上海继续治疗，9月11日转回当地医院继续治疗，并拟行第二心脏瓣膜手术。但患者回当地医院后，仍拒绝配合治疗（拒绝补液及进食），9月25日死亡。

背景知识介绍

洋葱伯克霍尔德菌的分类和鉴定

1949年Cornell大学的Walter Burkholder从腐烂的洋葱中首次分离到洋葱伯克霍尔德菌，当时认为是洋葱细菌性腐烂的致病性因素。1992年Yabuuchi等将此菌和其他6个归为假单胞菌属的rRNA Ⅱ群的菌种转入一个新的菌属——伯克霍尔德菌属（*Burkholderia*），该菌属属于变形菌门的β亚纲（β－subdivision of the phylum Proteobacteria）。迄今，该菌属有60多个菌种。BCC广泛分布于土壤、水及植物中，在湿润的环境中能存活很长时间。

常规分离的洋葱伯克霍尔德菌（*B.cepacia*，BC）存在7个不同的基因型（genomic species，genomovars），普通生化反应很难将各个基因型分开，因此，临床所指的洋葱伯克霍尔德菌其实并不是一个单一的菌，而是一组菌，称为洋葱伯克霍尔德复合菌（*Burkholderia cepacia* complex，BCC）。其中临床最常见的是多噬伯克霍尔德菌（*B. multivorans*，GII）和*B. cenocepacia*（GIII）。

BCC属于非发酵的革兰阴性需氧杆菌。在血琼脂平板上35℃培养18～24小时，BCC可形成中等大小、不透明、湿润、凸起的黄色菌落。在麦康凯琼脂平板上，37℃24小时能形成正圆形菌落，直径1 mm以下，菌落中心因氧化乳糖而变成淡红色或红色，某些菌株还可以产生溶于水和氯仿的黄色后而形成黄红色的吩嗪类色素，一个菌株可产生一种或几种色素。BCC主要生化特征：氧化酶弱阳性或阴性，过氧化氢酶阳性，触酶延迟反应，动力阳性，吲哚、硫化氢及脲酶阴性，能氧化葡萄糖、麦芽糖，不还原硝酸盐。

临床微生物实验室对BCC进行鉴定是困难的。目前，尚缺乏一种应用简单地实验过程能实现对BCC正确鉴定的方法。在常规临床实验室，通常选用选择培养基、常规生化实验和/或商品鉴定系统对BCC菌株进行推测鉴定。不同的选择培养基各有优缺点，Stewart培养基是一种简便、快速、廉价的筛选实验，91.7%（66/72）的BCC参考菌株显示黄色斜面-绿色底部的颜色反应（提示氧化葡萄糖和缺乏精氨酸双水解酶），虽然不属于BCC的唐菖蒲伯克霍尔德菌和一些罗尔斯顿菌显示相同的颜色反应，但铜绿假单胞菌、窄食单胞菌、无色杆菌、潘多拉菌和其他革兰阴性非发酵菌不出现此反应。应用商品鉴定系统对BCC的鉴定往往失败，常被错误地鉴定为唐菖蒲伯克霍尔德菌、皮克特罗尔斯顿菌、产碱菌、假单胞菌、嗜麦芽窄食单胞菌、黄杆菌、华丽杆菌，而这些菌株也同样可被错误地识别为BCC。仅仅靠表型鉴定的BCC，应送参考实验室进行更全面的分析。

BCC的耐药性

临床上BCC感染较难治疗，因为BCC对包括多黏菌素在内的多种抗菌药物天然耐药。BCC有多种耐药机制，基础是它的外膜低渗透性及其他耐药机制。如果产生诱导型头孢菌素酶或主动外排泵系统等，则更有助于形成低外膜渗透性。该菌产生的青霉素酶特性与其他革兰阴性菌不同，它不仅能水解青霉素，并可利用 β-内酰胺类抗生素作为碳源，因而表现为对青霉素耐药。此外，它产生的金属 β-内酰胺酶，对 β-内酰胺酶抑制剂敏感性较差，可水解包括碳青霉烯类在内的一个大类—— β-内酰胺类抗生素。外膜上的膜孔蛋白能阻止亲水性抗生素通过，因此天然耐多黏菌素和氨基糖苷类抗生素。BCC还具有与铜绿假单胞菌泵出系统（mexAB-OprM）相同的外膜脂蛋白，表现出对喹诺酮类抗生素和氯霉素的高度耐药。具体可见表8-2。

表8-2　BCC抗菌药物的耐药机制

类　别	耐　药　机　制	受影响抗菌药物
β-内酰胺酶	染色体的，可诱导Ambler C类（*Pen A*）；以及其他（Ambler A + D类）	β-内酰胺类
外排泵系统	RND（resistance nodulation division）家族外排系统	氨基糖苷类，环丙沙星，甲氧苄氨嘧啶，氯霉素
酶修饰	氨基糖苷类修饰酶，二氢叶酸还原酶	氨基糖苷类和甲氧苄氨嘧啶
外膜改变	脂多糖层缺乏结合位点	多黏菌素和氨基糖苷类药物天然耐药
改变抗菌药物结合位点	改变的青霉素结合蛋白；喹诺酮耐药决定区QRDR（*gyrA*和*parC*）突变	β-内酰胺类；氟喹诺酮类

抗菌药物的固有耐药类型不仅临床医师应该知晓，以便制订经验性用药，也帮助实验室的微生物学家出具有效的抗菌药物药敏实验报告。美国临床和实验室标准协会（Clinical Laboratory Standards Institute，CLSI）和欧洲抗菌药物敏感性测试委员会

（European Committee on Antimicrobial Susceptibility Testing，EUCAST）推荐的BCC固有耐药性还略有不同，详见表8-3。

表8-3　CLSI和EUCAST推荐的BCC固有耐药性

	EUCAST	CLSI
阿莫西林-克拉维酸	R	R
替卡西林-克拉维酸	R	n/r
哌拉西林-他唑巴坦	—	R
头孢曲松	—	R
头孢他啶	—	—
头孢吡肟	n/r	R
氨曲南	n/r	R
厄他培南	R	R
亚胺培南	R	R
美罗培南	—	—
环丙沙星	R	n/r
氨基糖苷类	R	R
甲氧苄氨嘧啶	R	R
复方磺胺甲噁唑	—	—
磷霉素	R	R
米诺环素/替加环素	—	—
多粘菌素	R	R
氯霉素	R	—

　　文献报告推荐的BCC首选用药是复方磺胺甲噁唑、头孢他啶和美罗培南，二线药物包括替卡西林-克拉维酸、米诺环素、环丙沙星和氯霉素。其他 β-内酰胺类和碳青霉烯类药物均耐药。

　　国内发表的数据提示BCC对美罗培南、复方磺胺甲噁唑、头孢他啶、左氧氟沙星耐药率较低（表8-4）。因此，对BCC感染不能采取经验治疗，应依据抗菌药物敏感试验结果选择有效药物治疗。

　　对于危重BCC感染病人，推荐联合用药，用两种或三种一线或二线用药联合。

表8-4　洋葱伯克霍尔德菌耐药率（株，%）

抗生素	研究1	研究2	研究3	研究4	研究5
头孢哌酮-舒巴坦	6(10.0)	0	104(55.6)	—	9(28.1)
美罗培南	7(11.7)	16(12.6)	—	—	—
复方磺胺甲噁唑	15(40.0)	4(3.1)	8(4.3)	116(43.4)	11(34.3)
头孢他啶	16(26.7)	12(9.4)	—	11(4.1)	9(28.1)
左氧氟沙星	17(28.3)	0	—	8(3.0)	16(50)
氯霉素	31(51.7)	—	37(19.8)	—	5(15.6)
哌拉西林-他唑巴坦	—	16(12.6)	—	7(2.6)	12(37.5)
米诺环素	—	10(7.9)	27(14.4)	1(0.4)	3(9.4)
替卡西林-克拉维酸	—	127(100)	—	—	26(81.3)
妥布霉素	—	—	184(98.4)	258(96.6)	31(96.9)
头孢唑肟	—	—	132(70.6)	—	—
头孢唑啉	—	—	186(99.5)	267(100)	32(100)
总计	60	127	187	267	32
参考文献	[2]	[3]	[4]	[5]	[6]

BCC的致病性及BCC引起的感染性心内膜炎

BCC能污染水、消毒剂、防腐剂、麻醉药物及静脉补液等，但缺乏危险因素时BCC很少会引起感染。危险因素包括免疫抑制、静脉药瘾、人工瓣膜和心血管导管置入等。BCC是免疫缺陷者和囊性纤维化（CF）及慢性肉芽肿性疾病患者主要的病原菌之一。肿瘤及慢性肾脏疾病的患者也易感BCC感染。在我国，BCC主要引起抵抗力低下、非CF患者的院内感染，尤其在重症监护室内。临床上BCC能造成多种感染，包括血流感染、肺炎、脑膜炎、尿路感染等。中心静脉导管是造成血流感染最主要的入侵途径。

BCC菌株不仅具有多重耐药性，且对多类抗生素天然耐药，与BCC毒力相关的一个主要因素是BCC能形成生物膜并在生物膜中存活。因此一旦发生BCC感染很难根除。CF患者进行肺移植前，如有BCC定植或感染，被认为是预后不良的危险因素之一，因此很多肺移植中心将BCC感染作为移植的绝对禁忌证。

BCC很少引起感染性心内膜炎。BCC引起的感染性心内膜炎大多数发生在人工瓣膜，极少数报道发生在天然瓣膜。既往有文献报道11例BCC感染性心内膜炎中，7例为非人工瓣膜，其中6例为静脉药瘾者。如果发生在天然瓣膜的BCC感染，大多数侵犯三尖瓣。大多BCC引起的感染性心内膜炎除了抗菌药物治疗外，均需要手术治疗介入，否则很难彻底治愈。磺胺类药物是治疗的首选药物，由于BCC对多种抗生素耐药，联合用药可以提高药物的敏感性。体外药敏试验发现药物的联合应用有协同作用。国内的文献曾有报道25例人工瓣膜感染性心内膜炎患者中，培养出15株致病菌，其中BCC2株，且这2例BCC心内膜炎患者均死亡。因此在遇到有以上危险因素，对常规治疗无应答的病人，应尽早取得病原学依据，尽早开始启用有效的抗菌药物治疗，是提高治疗成功率，改善预后的关键。

本例洋葱伯克霍尔德菌（BCC）感染患者发生于心内膜置换术后。尽管诊断明确，但是治疗上在内科保守治疗无效的情况下，应及时请外科治疗。通过文献学习，我们回顾了BCC的特点及疾病的临床表现。临床上BCC感染性心内膜炎较少见，近年随着心脏瓣膜手术、起搏器置入及各种导管介入手术开展增多，BCC引起的感染性心内膜炎发病率有所增加。因为BCC对多种抗生素耐药，故该病治疗难度大，需根据药敏选择敏感药物中一种或多种联合、长疗程用药，避免使用天然耐药的药物，心脏瓣膜置换后BBC心内膜炎手术是首选方案，术后继续予以充分抗感染治疗才能取得治疗的成功。

（于　洁　金嘉琳）

参·考·文·献

[1] Lipuma JJ. Update on the Burkholderia cepacia complex[J]. Curr Opin Pulm Med, 2005, 11 (6)：528−533.

[2] 廖建茹. 60株医院感染洋葱伯克霍尔德菌的临床分布及耐药性分析[J]. 中国医学工程, 2014 (10)：104−108.

[3] 王宏伟, 李霞, 许俊华, 等. 127株洋葱伯克霍尔德菌感染特点及耐药性分析[J]. 中华医院感染学杂志, 2012 (09)：1936−1938.

[4] 郭嘉红, 王文生, 周敬华, 等. 187株洋葱伯克霍尔德菌的临床分布及对抗生素的耐药性[J]. 临床荟萃, 2014 (12)：1365−1368.

[5] 南玲, 刘丁, 王豪, 等. 重症监护病房患者洋葱伯克霍尔德菌感染临床特点及耐药性[J]. 中国感染控制杂志, 2015 (11)：772−775.

[6] 李泪, 廖学峰. ICU患者医院获得性感染洋葱伯克霍尔德菌的临床特征及耐药性分析[J]. 国际检验医学杂志, 2014 (20)：2769−2770.

[7] Williamson DA, McBride SJ. A case of tricuspid valve endocarditis due to Burkholderia cepacia complex[J]. N Z Med J, 2011, 124 (1340)：84−86.

[8] Ki HK, Kim SH, Han SW, et al. A case of native valve endocarditis caused by Burkholderia cepacia without predisposing factors[J]. BMC Infect Dis, 2011, 11: 114.

[9] Falcao PCA, Castelo BCF, Modesto DSV. Endocarditis due to Burkholderia cepacia and an intracardiac foreign body in a renal transplant patient[J]. Rev Port Cardiol, 2014, 33 (2)：111−117.

[10] Aggarwal N, Garg S, Pannu HS, et al. Fatal Burkholderia cepacia early prosthetic valve endocarditis：a very rare case and a review of the literature[J]. J Heart Valve Dis, 2005, 14 (2)：271−274.

[11] Abbott IJ, Peleg AY. Stenotrophomonas, Achromobacter, and nonmelioid Burkholderia species：antimicrobial resistance and therapeutic strategies[J]. Semin Respir Crit Care Med, 2015, 36 (1)：99−110.

9

发热伴全身水肿的 NTM 患者

　　成人非外伤性的胸导管病变导致淋巴管回流障碍,以至全身水肿及乳糜胸,十分少见,肿瘤和结核都是其原因之一。而我们这一例患者在做了众多检查后没有肿瘤诊断依据,且在无菌体液中培养出 NTM,在短暂治疗后症状消失并稳定,更是罕见。现将这一过程呈现给大家。

病史摘要

- **入院病史**

患者,男性,50岁,农民。

- **主诉**

反复发热伴全身水肿半个月。

- **现病史**

　　患者入院前半个月无明显诱因下出现畏寒、四肢肌肉酸痛,有发热,T 39.8℃,无寒战、有咳嗽无痰。2016年7月13日外院见咽前壁可及溃疡,双肺未闻及明显干、湿啰音。查血示白细胞 5.89×10^9/L,中性粒细胞 51.94%,嗜酸性粒细胞 13.64%,C 反应蛋白 24.24 mg/L,尿常规示尿蛋白(+),尿胆原(2+),予以氯雷他定片 1# qn 口服,对症退热不佳后予以地塞米松、利巴韦林、盐酸克林霉素抗感染治疗,7月16日复查血示白细胞 11.29×10^9/L,中性粒细胞 82.80%,嗜酸性粒细胞 3%,C 反应蛋白 18 mg/L,24小时尿蛋白定量 338.96 mg/24 h,患者仍有发热,且出现咽痛,无腹痛腹泻,无皮疹。7月18日查血示白细胞 7.2×10^9/L,中性粒细胞 73.3%,嗜酸性粒细胞 3.2%,尿常规未见明显异常。降钙素原 0.26 ng/ml,肺部 CT 示慢性支气管炎,两侧胸腔积液。予以拉氧头孢钠 1.0 g q8 h 联合左氧氟沙星 0.5 g qd 抗感染(2016年7月17—20日)。患者自觉咽痛加剧,出现呼吸困难,

7月19日查喉镜示会厌及双侧劈裂水肿严重，双侧声带活动正常，咽部黏膜充血，五官科会诊考虑急性喉炎，予地塞米松10 mg qd静注（2016年7月19—20日，7月22—23日），地塞米松针加生理盐水雾化消炎解痉治疗。7月20日复查会厌舌面及双侧劈裂仍有明显水肿，且出现双下肢水肿、阴囊水肿，逐渐发展至全身水肿，以阴囊、双下肢为著。查血示谷丙转氨酶91 IU/L，谷草转氨酶39 U/L，肌酐75 mmol/L，白蛋白25.8 g/L，查B超示双侧阴囊水肿，左侧睾丸鞘膜积液，积液不纯。患者体温下降，Tmax 38℃，睾丸及四肢水肿明显，7月21日起亚胺培南-西司他丁1 g q8 h抗感染治疗，并氟康唑0.4 g qd静滴抗真菌治疗后即体温平，辅以补充白蛋白、利尿对症治疗。患者体温下降，但全身非凹陷浮肿（3＋），未消除。7月25日再次发热，T 38℃，浮肿稍有好转。

- 系统回顾及个人史

否认高血压、糖尿病病史。

- 入院体检

神清，发育正常，营养中等，查体合作，未见贫血貌，未见皮疹，浅表淋巴结未触及肿大，咽红，扁桃体无肿大，未见溢液。双肺呼吸音清，右下肺呼吸音轻，未闻及明显干湿啰音。心浊音界无扩大，心律齐，各瓣膜听诊区未闻及杂音。腹软，无压痛，全腹无压痛反跳痛，肝脾肋下未触及肿大，Murphy征阴性，麦氏点无压痛，输尿管点无压痛，双肾区无叩击痛，肠鸣音不亢，阴囊水肿，双下肢中度凹陷性水肿。

- 入院前实验室检查

7月13日血常规：白细胞5.89×10^9/L，中性粒细胞51.94%，嗜酸性粒细胞13.64%，C反应蛋白24.24 mg/L；尿常规：尿蛋白（＋），尿胆原（2＋），尿比重1.030。

7月16日血常规：白细胞11.29×10^9/L，中性粒细胞比率82.80%，嗜酸性粒细胞3%，C反应蛋白18 mg/L。24小时尿蛋白定量338.96 mg/24 h。

7月18日血常规：血示白细胞7.2×10^9/L，中性粒细胞73.3%，嗜酸性粒细胞3.2%，尿常规未见明显异常。降钙素原0.26 ng/ml。肺部CT示慢性支气管炎，两侧胸腔积液。

7月19日喉镜示会厌及双侧劈裂水肿严重，双侧声带活动正常，咽部黏膜充血。

7月20日复查会厌舌面及双侧劈裂仍有明显水肿。

7月20日肝肾功能：谷丙转氨酶91 U/L，谷草转氨酶39 U/L，肌酐75 mmol/L，白蛋白25.8 g/L。痰培养示奈瑟球菌（2＋），草绿色链球菌（2＋）。甲状腺功能正常，肝炎三对半正常，G试验正常，呼吸道九联均阴性，免球、淋巴细胞亚群、肥达试验无殊。

7月20日B超示双侧阴囊水肿，左侧睾丸鞘膜积液，积液不纯。

7月21日血常规：白细胞10.02×10^9/L，中性粒细胞64%。肝肾功能：谷丙转氨酶135 U/L，谷草转氨酶71 U/L，肌酐84 mmol/L，白蛋白27 g/L，乳酸脱氢酶359 U/L。心肌标志物：pro-脑钠肽86.3 pg/ml。尿蛋白（＋）。血淀粉酶124 U/L。DIC示国际化标准比值1.18，D-二聚体0.61。

7月21日胸部CT示两肺纹理增多，双肺炎症，双侧胸腔积液，腹部CT平扫示脾脏体积稍增大,左肾囊肿可能,前列腺钙化,盆腔积液。B超示阴囊皮下软组织肿胀,双侧睾丸及附睾目前未见明显异常,双侧精索静脉未见明显曲张

·入院后实验室及辅助检查

7月28日胸部CT示双侧胸腔积液,双肺下叶节段性不张;右肺炎症伴不张,可见部分实变。

7月29日胸腔积液常规:白细胞160×10^9/L,红细胞120×10^6/L,中性粒细胞2%,淋巴细胞35%,巨噬细胞63%。白蛋白35.5 g/L,乳酸脱氢酶126 U/L(图9-1)。

8月1日 PET-CT:① 全身(包括脑及四肢)PET显像未见FDG代谢异常增高灶;② 双侧胸腔积液;双下肺肺不张;双肺纤维灶;③ 左肾囊

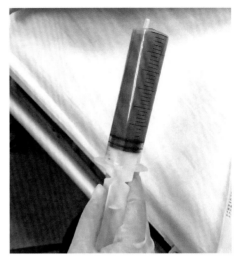

图9-1 7月29日胸腔积液外观

肿;前列腺钙化灶;④ 盆腔积液;⑤ 双侧腹股沟淋巴结轻度炎症;⑥ 脾脏及骨髓反应性改变;⑦ 椎体多发退行性变。

临床关键问题及处理

入院后结合患者病史,再次给予碳青霉烯抗感染及保肝利尿对症治疗,体温并无明显下降,7月28日考虑患者有猫狗接触史,发热前1个月疑似因猫虱出现皮疹,故加多西环素0.1 g q12 h抗感染,体温高峰逐渐下降至正常。8月1日患者出现双上肢中度指陷性水肿,仍有低蛋白血症及多浆膜腔积液,积极补充白蛋白及利尿剂静推等对症支持治疗。行胸腔穿刺,胸腔积液镜下见大量单核组织-巨噬细胞及寻找中可见淋巴免疫岛及多核巨细胞,考虑结核感染可能性大,嘱留痰培养,复查CT对比肺部病灶变化。但因为多西环素使用后,体温逐步正常,胸腔积液涂片及痰涂片也未见分枝杆菌,T-SPOT.TB阴性,病情尚平稳,临床难以解释,暂时未予以抗结核方案。考虑患者仍有全身水肿,需警惕感染后免疫变态反应,给予甲泼尼龙40 mg对症支持治疗。但复查胸部CT示左侧病灶较前加重,行纤维支气管镜检查未见明显异常,24小时尿蛋白及皮质醇激素水平无明显异常。故停用激素。

8月12日骨髓形态学检查回示骨髓象轻度增生,三系尚可;外周血NAP积分升高;片上单核组织-巨噬细胞可见胞质呈蜂窝状空泡变形、包涵体及噬血表现。

结合患者农村郊外猫虱等接触史,多西环素有效,立克次体感染不能除外,继续予多西环素0.1 g q12 h抗感染及对症支持治疗。8月31日胸腔积液生化:总蛋白41 g/L;乳酸脱氢酶119 U/L;腺苷脱氨酶9 U/L;浆膜腔液常规:乳白色,混浊,李凡它试验(2+),红细胞$1\,000 \times 10^6$/L,有核细胞994×10^6/L,中性粒细胞3%,淋巴细胞96%,间皮细胞1%。胸腔积液外观呈淡黄色浑浊样,胸腔积液甘油三酯 15.7 mmol/L,考虑为乳糜性(图9-2)。患

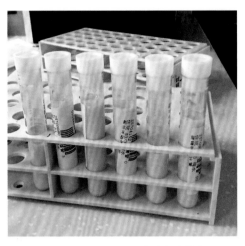

图9-2　8月31日胸腔积液外观

者告知，自觉补液后水肿更明显，予以停止补液，改口服药片，患者胸腔积液渐消退。

· 关键问题1　乳糜胸的原因及治疗

由于各种原因流经胸导管回流的淋巴乳糜液外漏并积存于胸膜腔内称为乳糜胸。乳糜胸的发生与胸导管损伤或闭塞有关。造成乳糜液外漏于胸腔内的病因：有外伤，如颈、胸部闭合或开放性损伤；阻塞，如淋巴瘤、转移癌、纵隔肉芽肿；先天性胸导管发育不全或形成瘘管；丝虫病等。乳糜样胸腔积液中，当脂肪含量4 g/L时为真性乳糜胸，是与假性乳糜胸区别要点。乳糜胸是临床少见的疾病，约占所有胸腔积液的2%，有1/3的患者不明病因，称特发性乳糜胸。查明病因是乳糜胸治疗的关键。对于恶性肿瘤引起的乳糜胸，应该积极治疗原发病，包括手术和放化疗，部分患者经积极治疗后乳糜胸腔积液可基本吸收，小部分持续引流的患者往往体质较差，内科治疗无效，可行胸腹膜分流术或胸膜固定术。对于创伤和胸部外科手术造成的乳糜胸，大多是由于胸导管破裂所致，应及早行胸导管结扎术。一些非肿瘤非创伤性乳糜胸，往往病因不明确，可试行保守治疗，但若每日引流量超过1 500 ml持续5天，或每日引流量超过400 ml持续两周以上者，应该果断地行手术治疗。

以往文献时有发现结核分枝杆菌可以引起乳糜胸，一般认为由结核分枝杆菌感染肺、胸膜、纵隔、腹腔淋巴结等引起，肺部结核病灶可而造成胸导管受压牵拉、扭曲、破裂和梗阻使乳糜液溢出；纵隔淋巴结的炎症破溃可致胸导管受损，或为结核炎症侵蚀胸导管所致。

8月19日，入院时所做的胸腔积液培养考虑分枝杆菌生长。我们取之做再次接种及培养鉴定，最终9月上旬鉴定结果为*Mycobacterium arupense*。我们遂给予患者在原多西环素治疗上加克拉霉素、莫西沙星等抗NTM方案治疗，患者因为体温及胸腔积液症状均已好转，未遵嘱。患者于9月18日至北京某医院住院查淋巴核素显像检查提示双下肢淋巴回流稍缓慢，左静脉角增宽显影，双侧胸腔少量显像剂填充。考虑患者当时胸腹水并不明显，故未行淋巴管造影及手术治疗，先予以低脂（可含有中链脂肪酸）高蛋白质饮食疗法，患者体温平，患者于2016年12月6日和2017年5月2日胸部CT均示双侧胸腔积液基本吸收。

·关键问题2　*Mycobacterium arupense* 是什么？

Mycobacterium arupense 同样属于非结核分枝杆菌，它于2006年由Cloud首次报道这一不产色分枝杆菌。他在8个无菌部位发现这一菌株，包括淋巴结、肺活检标本、胸腔积液外科组织和尿液等。它是慢生长分枝杆菌菌株，可在22 ～ 37℃生长，30℃是最佳生长温度。之后，在国外文献中偶有个例报道，如引起腱鞘炎、骨髓炎、肺炎和播散性菌血症（后两例为AIDS患者）等，国内尚未有此菌株病例。国外在40株菌株的药物敏感试验中，发现克拉霉素、利福布汀、乙胺丁醇是较敏感的药物。通常该病治疗疗程在6个月至1年，除AIDS合并播散性菌血症患者外，其他患者均康复。我们这例较为特殊之处是，由于患者个人原因，药物为单一多西环素治疗，疗程约6周。目前随访8个月，病情无复发，我们将持续随访下去。

·关键问题3　*Mycobacterium arupense* 是否是污染菌？

患者有大量胸腔积液，胸腔积液培养获得分枝杆菌，经过分子鉴定得到结果，符合培养显微镜下的形态学改变，在正常无菌液体中获得的病原体，我们认为与临床相符合。

·关键问题4　患者所有的临床表现能用该病原体解释吗？

患者有发热、咽喉壁溃疡、会厌水肿、胸腔积液、阴囊水肿、四肢水肿等全身表现，而患者一般情况尚可，更符合感染该病原体后免疫反应造成的情况。在运用地塞米松等药物后，症状逐渐好转。患者胸腔积液和胸腔镜中见到大量吞噬细胞，也符合感染后吞噬系统被激活后的全身性改变。

本例患者系发热合并全身水肿的病例。全身水肿的原因很多，心、肝、肾等脏器功能不全均可发生。但本例患者整个病程不能用上述原因解释。胸腔积液呈乳糜性，有可能为激活的巨噬细胞吞噬细菌后暂时使胸导管和小淋巴管回流受阻，造成暂时的乳糜胸腔积液，免疫反应高峰过去后，病原体被清除，淋巴回流逐渐畅通，胸腔积液逐渐消退，最后病原学提示 *Mycobacterium arupense*。患者对多西环素有效，但多西环素对于常见致病的非结核分枝杆菌并非首选，文献提到多西环素敏感率很低（21.7%），而本病例从过程来看，患者症状是逐渐缓解的，更像是一个逐渐消退的免疫反应过程，而不像是抗菌药物的疗效。该患者属于罕见病原体感染，发生乳糜胸腔积液更属罕见，我们对罕见病原体的病理生理缺乏足够的认识，有待深入研究。对于不常见的病原体，一旦培养阳性，应该通过分子手段鉴定到种，从而指导进一步治疗。最后，很多病原体，人体可通过自身免疫反应将其清除，医生或许只给予对症支持治疗和临床观察，疾病也能够康复。患者康复需要的或许只是时间。

（胡越凯　王新宇　蒋卫民　张文宏）

参·考·文·献

[1] Cloud JL, Meyer JJ, Pounder JI, et al. Mycobacterium arupense sp. nov., a non-chromogenic bacterium isolated from clinical specimens[J]. Int J Syst Evol Microbiol, 2006, 56 (Pt 6) : 1413−1418.

[2] Beam E, Vasoo S, Sia IG, et al. Mycobacterium arupense Flexor Tenosynovitis：Case Report and Review of Antimicrobial Susceptibility Profiles for 40 Clinical Isolates [J]. J Clin Microbiol, 2014, 52 (7) : 2706−2708.

[3] 柳彦涛, 侯亚利. 乳糜胸的治疗进展[J]. 国际外科学杂志, 2009, 36 (1)：57−60.

[4] 俞珊, 李净, 陈红兵. 结核性乳糜性胸腹腔积液1例报道并文献复习 [J]. 临床肺科杂志, 2015, 20 (2)：380−381.

10

拟似淋巴瘤的播散性胞内分枝杆菌病

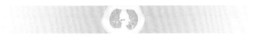

非结核分枝杆菌（nontuberculous mycobacteria, NTM）是分枝杆菌属内除 MTB 复合群和麻风分枝杆菌以外的其他分枝杆菌。迄今为止，共发现 154 种 NTM（www.bacterio.cict.fr/m/mycobacterium.html）和 13 个亚种，大部分为腐物寄生菌，仅少部分对人体致病。NTM 可以侵犯人体肺脏、淋巴结、骨骼、关节、皮肤和软组织等组织器官，并可引起全身播散性疾病。近年来，NTM 病呈快速增多趋势，并已成为威胁人类健康的重要公共卫生问题。本例患者是一名免疫功能正常的福建农民，以发热待查就诊，PET-CT 检查可见弥漫性"红红火火"的表现，而恰恰骨髓病理提示 T 淋巴细胞增殖性病变，在大家都认为是血液系统恶性肿瘤拟行化疗时，细菌室及时报告分枝杆菌培养阳性，再回顾其临床表现、诊疗过程，希望对临床感染科医生有一定借鉴作用。

病史摘要

• 入院病史

男性，57 岁，福建，农民，于 2015 年 12 月 15 日入院。

• 主诉

肺部阴影术后 2 个月，发热伴头痛 1 月余。

• 现病史

患者于 2015 年 8 月起无明显诱因下出现左胸部阵发性疼痛，疼痛时有蔓延至左上肢，并逐渐加重。无发热，无咳嗽咳痰等伴随症状。当地医院住院治疗查胸部 CT 见肺部阴影，予以抗生素治疗 10 天（具体治疗不详），疼痛无明显好转。2015 年 10 月 14 日复查胸部 CT，在全麻下行"胸腔镜下左上、左下肺叶楔形切除术"，术后病理提示：炎性假瘤。2015 年 10 月 24 日起（术后 10 天余）患者出现发热，体温最高可达 40℃，伴畏寒寒战，伴恶心、头痛，无呕吐。不能自行降温,自服扑感敏(复方对乙酰氨基酚)及西乐葆(塞来昔布胶囊)后出大汗,体温下降,头痛缓解。患者逐渐出现头部及右下背部皮下肿块,质地较韧,无活动性,按压有疼痛感,表面皮肤无红肿或破溃。2015年11月中旬起就诊当地医院,查血常规:白细胞$30.46×10^9$/L($\uparrow$),中性粒细胞87.8%($\uparrow$),血红蛋白103 g/L($\downarrow$),血小板$616×10^9$/L($\uparrow$);C反应蛋白157 mg/L($\uparrow$);降钙素原1.35 ng/ml($\uparrow$);血培养未见异常。胸部CT平扫示左肺术后,左肺多发斑片、索条影及钙化影,考虑慢性炎症,左胸膜增厚。予以美洛西林-舒巴坦、拉氧头孢、头孢哌酮-舒巴坦抗感染治疗2周,仍有发热头痛。复查血常规示白细胞$17.30×10^9$/L,中性粒细胞74%,血红蛋白92 g/L,血小板$614×10^9$/L;C反应蛋白188.90 mg/L。住院期间出现右下肢带状疱疹,予以阿昔洛韦抗病毒治疗,带状疱疹好转。2015年12月1日就诊本市某三甲医院,查T-SPOT.TB:A孔10,B孔30。骨髓细胞学检查:粒系明显增生伴红系重度低生骨髓象。骨髓活检:骨髓组织呈增生明显活跃骨髓象,粒红系细胞比例增高,髓系细胞增生,红早幼细胞形态为主,并见少量原始细胞呈核左移,少量杆状及分叶核细胞,红系细胞大致正常,巨核细胞不少见,形态及数目正常,网状纤维染色无增生,建议做免疫组化检查进一步明确及结合临床。基因型诊断结果:JAK2阴性。染色体诊断:未见克隆性数目和结构异常。为求进一步诊治,于2015年12月15日收入我科(入我科前的病情总结见图10-1)。

· 既往史

否认肝炎史。否认结核史。1988年曾受"胃穿孔修补术";2015年10月14日在全麻下行"胸腔镜下左上肺叶楔形切除+左下肺叶楔形切除术"。否认外伤史。否认输血史。对莫西沙星过敏。预防接种史不详。2年前发现左股骨头坏死,未手术。

· 个人史

吸烟30年,平均20支/日,已戒烟2个月。饮酒10年,常饮啤酒,已戒酒。追问病史,有接触海鱼史可能。

婚育史:已婚已育。

家族史:否认家族遗传病史。否认家族肿瘤史。

· 体格检查

T 38.4℃,P 92次/分,R 20次/分,BP 134/81 mmHg;神志清楚,消瘦。全身皮肤黏膜未见异常,全身浅表淋巴结无肿大。右下肢可见陈旧皮疹瘢痕。头部及右下背部可触及数枚

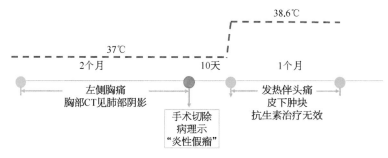

图10-1　患者入院前病情概略图

结节，质地较韧，无活动性，按压有疼痛感，表面皮肤无红肿或破溃。颈软，无抵抗。双肺呼吸音清晰，未闻及干、湿性啰音。心率92次/分，律齐。腹软，全腹无压痛，无肌紧张及反跳痛，中腹部可见10 cm陈旧手术瘢痕。肝脾肋下未触及。双下肢无水肿。病理征（—）。

· 入院后辅助检查

血常规：白细胞20.13×10^9/L（↑），红细胞3.3×10^{12}/L（↓），血红蛋白83 g/L（↓），中性粒细胞81.10%（↑），淋巴细胞12%（↓），降钙素原576×10^9/L（↑）。

肝功能：谷丙转氨酶59 U/L（↑），谷草转氨酶41 U/L（↑），γ-谷氨酰转移酶382 U/L（↑），白蛋白28 g/L（↓）。

肿瘤标志物：NSE 22.1 ng/ml（↑）。

血沉120 mm/h（↑），C反应蛋白170 mg/L（↑），降钙素原0.17 ng/ml（↑）。

外周血涂片：中性粒细胞81%（↑），淋巴细胞9%（↓），单核细胞6%，嗜酸粒细胞4%。

铁蛋白：410.7 ng/ml（↑）。

T-SPOT.TB：A孔5，B孔＞20。

自身抗体：ANA 1∶100，余未见异常。

T.B.NK：CD4$^+$细胞31.01%，CD8$^+$细胞42.80%（↑），NK$^+$细胞22.74%（↑），CD4/CD8 0.72（↓）。

EBV DNA：5.93×10^3 copies/ml。

脑脊液压力100 mmHg；脑脊液生化：糖3.3 mmol/L（同步血糖：5.2 mmol/L），氯123 mmol/L，蛋白441 mg/L，白细胞2×10^6/L。

脑脊液/血隐球菌乳胶凝集试验：阴性。

脑脊液病原学检查：阴性。

血培养（需氧＋厌氧）：培养5天无细菌生长。

胸部CT：右侧侧背部患者疼痛处示肋骨皮质连续性中断，似见新生组织。

2015年12月17日 PET-CT（见图10-2）：肺部术后，纵隔及右肺门淋巴结（SUV最大值13.6）、骨骼（包括颅骨）多发FDG代谢（SUV最大值18.6）异常增高，结合病史，考虑恶性病变可能大。脾脏FDG代谢轻度增高（SUV最大值2.6），考虑反应性增生。

2015年12月28日行第二次骨穿＋活检。骨髓病理（见图10-3）：结构脂肪及骨小梁存在，大部分髓腔纤维化，部分髓腔粒、红、巨核系存在，三系未见明显增生，T淋巴细胞增生［CD3散在（＋），数量明显多于CD20/CD79a$^+$细胞］，考虑T淋巴细胞增生性病变。免疫组化：CD3、CD2散在（＋），

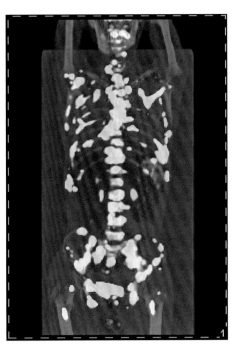

图10-2　PET-CT

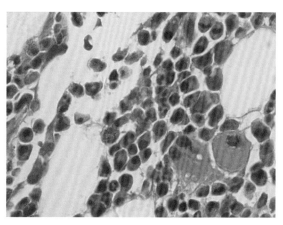

图10-3　骨髓病理

CD20、CD79a 少量（＋），MPO 髓系（＋），CD34（－），CD117（－），CK（－），SMA（－），ALK（－），CD30（－），EMA（－）。

临床关键问题及处理

·**关键问题**　该患者的诊断是什么？是感染性疾病？还是血液系统恶性肿瘤？

通常不明原因发热病程在1个月之内的感染性疾病可能大，病程在3个月以上者，非感染性疾病可能性大。本患者入院前发热有1个月病程，按概率来讲，感染性疾病的可能性更大些。且患者是在肺部手术后10天出现发热，当时白细胞30.46×10⁹/L（↑），中性粒细胞87.8%（↑），血红蛋白103 g/L（↓），血小板616×10⁹/L（↑），C反应蛋白157 mg/L（↑），降钙素原1.35 ng/ml（↑）；查T-SPOT.TB：A孔10，B孔30；而且肺部手术病理为"炎性假瘤"，这些都提示感染性疾病的可能性大，患者并非长期住院或社区护理院患者，既往身体健康，肺部感染应该属社区获得性感染，但外院多种抗生素，包括美洛西林-舒巴坦、拉氧头孢、头孢哌酮-舒巴坦等药物抗感染治疗无效，那么细菌感染的概率大大下降，结合T-SPOT.TB阳性结果，考虑患者存在分枝杆菌感染的可能。

但患者病程中逐渐出现头部及右下背部皮下肿块，质地较韧，无活动性，按压有疼痛感，表面皮肤无红肿或破溃。且病程中查白细胞高达30.46×10⁹/L（↑），亦有进行性贫血。入院后持续高热，达40℃，查EBV-DNA阳性，促使我们考虑是否可能会有其他病因存在，例如血液系统肿瘤？

·**入院后处理**

PET-CT检查发现肺部术后改变，纵隔及右肺门淋巴结（SUV最大值13.6）、骨骼（包括颅骨）多发FDG代谢（SUV最大值18.6）异常增高，结合病史，考虑恶性病变可能大。脾脏FDG代谢轻度增高（SUV最大值2.6），考虑反应性增生，见图10-2。既然PET-CT发现骨骼（包括颅骨）多发SUV值高达18.6，考虑恶性病变的可能大，当务之急是行骨穿检查，以期获得支持诊断的病理结果。骨髓病理发现T淋巴细胞增生（CD3$^+$散在，数量明显多于CD20/CD79a$^+$细胞），考虑T淋巴细胞增生性病变。这时候诊断的方向开始偏倚，更倾向于血液系统恶性肿瘤。再回顾可能支持肿瘤性疾病的依据有：① 虽说发热1个月，但总病程长达4个月；② 病程中出现进行性贫血；③ 出现头颅及肋骨骨质破坏，检查发现右侧侧背部患者疼痛处示肋骨皮质连续性中断，似见新生组织；④ EBV-DNA阳性；⑤ PET-CT发现弥漫性的骨骼FDG代谢异常增高（SUV高达18.6）；⑥ 骨髓病理考虑T淋巴细胞增生性病变。这些诊断依据均倾向血液系统恶性肿瘤，就在我们踌躇满志的积极联系血液科拟进一步治疗之时，细菌室在血培养送检结核培养2周后回报——分枝杆菌培养阳性。在进一步送检分枝杆菌鉴定具体分型的前提下，予利福平、克拉霉素、乙胺丁醇、利奈唑胺联合抗结核治疗，但患者体温仍无下降趋势，且在治疗第三天，出现上胸部皮疹伴明显瘙痒，考虑利福平药物热可能，予停用利福平，加用小剂量激素治疗，并继续克拉霉素、乙胺丁醇、利奈唑胺抗结核治疗，患者体温逐渐下降，至第六天，体温降至正常，皮疹逐渐消退。后续分型鉴定为胞内分枝杆菌（*Mycobacterium intracellulare*）感染，继续维持原方案治疗。患者血象逐渐好转，白细胞逐渐由30.46×10^9/L下降至20.8×10^9/L→15.6×10^9/L→11.8×10^9/L→12.2×10^9/L→正常范围。再次复查骨穿，未见肿瘤依据，无T淋巴细胞增殖。

患者因经济原因，后期未再回上海随访，亦未行PET-CT复诊，电话随访患者基本痊愈。

背景知识介绍

近年来非结核分枝杆菌（nontuberculous mycobacterium，NTM）病发病率在许多国家有升高的趋势。目前尚未见我国大样本量的NTM病流行病学调查资料，但我国历次结核病流行病学调查资料显示，NTM分离率从1990年的4.9%升至2000年的11.1%，2010年为22.9%，这基本反映出我国NTM病呈明显上升的态势。NTM可以侵犯人体肺脏、淋巴结、骨骼、关节、皮肤和软组织等组织器官，并可引起全身播散性疾病。NTM病以潮热地带为多见，人和某些动物均可感染。目前尚未发现动物传染人以及人与人之间传播的证据。现在普遍认为，人可从环境中感染NTM而致病，水和土壤是重要的传播途径。

播散性NTM病主要见于免疫功能受损患者，是一种新发传染性疾病，最多见于HIV感染的个体。引起播散性病变的主要菌种有MAC、堪萨斯分枝杆菌、脓肿分枝杆菌、嗜血分枝杆菌、瘰疬分枝杆菌和戈登分枝杆菌。在血CD4$^+$T细胞<10×10^6/L的HIV感染者中约40%可发生播散性NTM病。HIV感染合并播散性NTM病的患者平均CD4$^+$T细胞<25×10^6/L。播散性NTM病也可累及免疫功能正常者。播散性NTM病可有淋巴结病、骨病、肝病、胃肠道疾病、心内膜炎、心包炎和脑膜炎等，其临床表现多种多样，与其他感染不易区别。最常见的症状为不明原因、持续性或间歇性发热，多有进行性的体重减轻、夜

间盗汗；胃肠道症状有轻度腹痛甚至持续性腹痛、不易缓解的腹泻和消化不良等；不少患者可有腹部压痛及肝脾肿大等体征，部分患者可有皮下多发性结节或脓肿。具有相关的临床症状，经相关检查发现有肺或肺外组织与器官病变，血培养NTM阳性和（或）骨髓、肝脏、胸内或腹内淋巴结穿刺物培养NTM阳性，可诊断为播散性NTM病，需进行NTM菌种鉴定。

在致病的NTM中鸟-胞内分枝杆菌复合群（Mycobacterium aviurn complex，MAC）居首位（占30%），其次为脓肿分枝杆菌（占17.5%）和偶发分枝杆菌（占13.0%）。MAC在许多国家较常见，随着新型基因分型技术的应用，目前已能区分鸟分枝杆菌和胞内分枝杆菌。韩国的研究结果显示，在590例新诊断为MAC肺病患者中，鸟分枝杆菌肺病和胞内分枝杆菌肺病分别占55%和45%。北京市结核病胸部肿瘤研究所结核病临床实验室对204株NTM临床分离株的分析结果表明，胞内分枝杆菌是最常见的NTM，约占NTM临床分离株的36%，而鸟分枝杆菌占6%。

胞内分枝杆菌疾病的治疗药物以克拉霉素或阿奇霉素为核心，联合利福平或利福布汀、乙胺丁醇和氨基糖苷类。我国NTM疾病诊断和治疗指南中也强调克拉霉素和阿奇霉素在胞内分枝杆菌疾病治疗中的重要地位。美国临床和实验室标准协会建议，治疗胞内分枝杆菌疾病应进行克拉霉素药敏试验，有条件的实验室应进行利奈唑胺药敏试验。而利奈唑胺作为一种作用机制完全不同的新化合物，已用于治疗耐药结核病。有证据表明，利奈唑胺对NTM病也有一定作用。国内也有学者研究胞内分枝杆菌中克拉霉素敏感株占绝大多数，克拉霉素耐药株对阿奇霉素高度交叉耐药，对利奈唑胺部分敏感。

点 评

如果不是细菌室及时培养出分枝杆菌，本例患者误诊无疑。干扰正确诊断的因素主要有两个：① 如何看待PET-CT的SUV值显著升高？其实，PET-CT在发热待查诊断中已得到广泛应用，对分辨良、恶性病变有一定的诊断价值。^{18}F-FDG摄取升高多见于恶性肿瘤，但部分良性疾病也可以出现^{18}F-FDG摄取升高。有文献回顾显示，^{18}F-FDG摄取升高的良性疾病的病因中，大部分为炎症性疾病（73.3%），此外良性肿瘤（11%），骨折（3.3%），脂肪坏死等也可出现^{18}F-FDG摄取升高。在我们自己的病例中也有发热待查、周身淋巴结肿大、^{18}F-FDG摄取值＞20的患者最终诊断为病毒感染。因此，不能单凭SUV值显著升高，就盲目判断是恶性疾病；② 淋巴细胞增殖性疾病是否一定是恶性疾病？本例患者因为PET-CT发现纵隔及右肺门淋巴结（SUV最大值13.6）、骨骼（包括颅骨）多发FDG代谢（SUV最大值18.6）异常增高，加之骨髓病理发现大量T淋巴细胞增殖，差点铸成大错。其实淋巴细胞增殖分为克隆性增殖：包括慢性淋巴细胞白血病、淋巴瘤和反应性增殖（由免疫反应所引起的淋巴系统增生性疾病）。而本例患者的T淋巴细胞增殖考虑是胞内分枝杆菌激活免疫系统引起反应性增生。此病例还值得一提的是,患者当地医院肺部手术病例提示"炎性假瘤",这真的是炎性假瘤吗?是否是胞内分枝杆菌的肺脏累及呢?因为病人经济拮据,连福建到上海复诊的路费都显窘迫,我们也就无法拿到当时的肺部CT及肺脏病理进一步求证,留下一点遗憾。但病例从来就没有完美无缺的病例,每个病例我们能从中学到点知识,也是莫大的幸运。

（李　宁　张继明）

参·考·文·献

[1] Metser U, Miller E, Lerman H, et al. Benign nonphysiologic lesions with increased ^{18}F–FDG uptake on PET/CT: characterization and incidence [J]. Am J Roentgenol, 2007, 189 (5) : 1203–1210.

[2] 王振义.淋巴增生性疾病的分类及其检查的进展[J].中国实验诊断学,2005,9 (4) : 485–490.

[3] 全国第五次结核病流行病学抽样调查技术指导组,全国第五次结核病流行病学抽样调查办公室,中国疾病预防控制中心结核病预防控制中心.2010年全国第五次结核病流行病学抽样调查报告[J].中国防痨杂志,2012,34 : 485–508.

[4] Koh WJ, Jeong BH, Jeon K, et al. Clinical significance of the differentiation between Mycobacterium avium and Mycobaeterium intracellulare in M avium complex lung disease[J].Chest, 2012, 142 (6) : 1482–1488.

[5] 中华医学会结核病学分会,《中华结核和呼吸杂志》编辑委员会.非结核分枝杆菌病诊断与治疗专家共识[J].中华结核和呼吸杂志,2012,35 (8) : 572–580.

[6] 黄海荣,于霞,姜广路,等.利奈唑胺对分枝杆菌体外抑菌作用的初步研究[J].中华结核和呼吸杂志,2011,34 (8) : 575–578.

[7] 段鸿飞,梁倩,初乃惠,等.胞内分枝杆菌临床分离株对大环内酯类和利奈唑胺的药物敏感性研究[J].中华结核和呼吸杂志,2014,37 (4) : 266–269.

11

初诊为结核性脑膜炎，强化抗结核治疗后疗效不佳，经菌种鉴定确定为偶然分枝杆菌感染

偶然分枝杆菌（*Mycobacterium fortuitum*）属快速生长的非结核分枝杆菌，临床表现多为三种损害，即瘰疬样病变、皮下脓肿和角膜溃疡，通常不致中枢感染。本例患者最初表现为发热、头痛、意识障碍，脑脊液分枝杆菌培养阳性，诊断为结核性脑膜脑炎并予相应治疗，因治疗效果不佳进一步行分子诊断，明确为偶然分枝杆菌感染。该病的最终确诊依赖菌株培养基础上的PCR方法进行精确的菌种鉴定，调整治疗方案后最终取得满意的治疗效果。

病史摘要

· 入院病史

患者，女性，35岁，安徽滁州定远县人，农民（发病前制作手工毛绒玩具，常熬夜至凌晨2~3点），于2015年12月27日入院。

· 主诉

头痛伴发热1月余。

· 现病史

患者于2015年11月无明显诱因下出现头痛，前额为著，呈持续性搏动性，2天后出现发热，有畏寒，无寒战，体温39.8℃，伴恶心、呕吐清水样物，有咳嗽，无咳痰，于当地医院就诊，诊断为"支气管炎"，并予"头孢类抗生素"治疗，体温逐渐下降，住院一周后体温降至正常出院。数天后患者再次出现发热，头痛进行性加重，遂于12月22日至当地县级医院就诊，腰穿查脑脊液示：无色，细胞数170×10^6/L，单核细胞30%，多核细胞70%，蛋白质835 mg/L，糖2.0 mmol/L，氯118.0 mmol/L，结核抗体阴性。住院期间呕吐加剧，非喷射性，具体治疗不详。遂于12月24日转入某三甲医院，患者出现意识模糊、嗜睡，但呼之可

应。查血常规：白细胞6.60×10^9/L，中性粒细胞89.8%，血小板160×10^9/L，血红蛋白108 g/L；血生化及凝血功能未见明显异常；C反应蛋白3.19 mg/L；ANCA（－），抗核抗体谱均阴性。考虑病毒性脑炎可能，予以阿昔洛韦抗病毒治疗、甘露醇降低颅压等对症治疗。但患者病情无好转，于12月27日收入我科病房。

・入院后实验室及辅助检查

● 肝肾功能正常。

● 甲状腺功能：TT3 0.75 nmol/L，FT3 2.19 nmol/L，TSH 0.177 mIU/L。

● 血沉21 mm/h；C反应蛋白3.55 mg/L。

● 腰穿压力230 mmH$_2$O；脑脊液：白细胞127×10^6/L，单核细胞60%，多核细胞40%，蛋白质1427 mg/L，糖1.60 mmol/L（同步血糖10.3 mmol/L），氯111 mmol/L。

● 脑脊液细菌培养（－），脑脊液真菌培养（－）。

● 头颅MRI平扫：脑膜明显强化，双侧额叶及侧脑室旁异常信号，符合感染后伴脑膜脑炎改变（图11－1）。

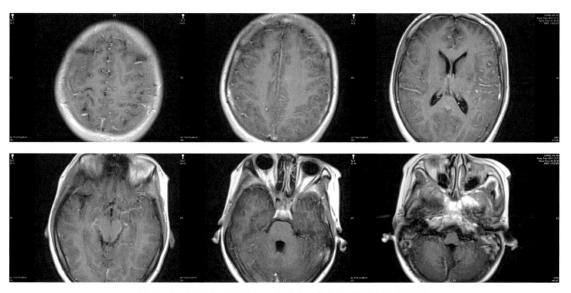

图11－1 2015年12月31日（入院初）患者的头颅MRI增强图像
可见脑膜明显强化，双侧额叶及侧脑室旁异常信号

临床关键问题及处理

该患者有发热、头痛的主要症状，亚急性病程，逐步出现意识障碍，脑脊液结果提示细胞数中度升高，单核细胞为主，糖和氯降低，蛋白质明显升高，"中枢神经系统感染"的诊断基本成立。

· 关键问题1　患者可能是哪种中枢神经系统感染？

患者入院后，积极为其寻找病原学诊断的线索。进一步查血和脑脊液隐球菌乳胶凝集试验均阴性，血和脑脊液细菌培养均阴性，血 T-SPOT.TB 阳性：阴性对照孔 6，抗原 A 24，抗原 B 56。令人眼前一亮的是，患者的脑脊液 T-SPOT.TB 亦为阳性（图 11-2）。由于脑脊液为无菌体液，T-SPOT.TB 阳性即提示活动性结核，因此首先考虑结核性脑膜脑炎可能大。随即给予异烟肼＋利福平＋吡嗪酰胺＋乙胺丁醇＋利奈唑胺的强化抗结核治疗。患者病情趋于平稳，体温高峰下降至接近正常，意识较前转清。

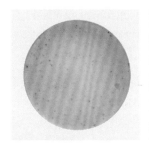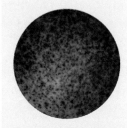

图 11-2　患者的脑脊液 T-SPOT.TB 结果

令人高兴的是，入院半月后患者的脑脊液分枝杆菌培养结果阳性，考虑其为结核性脑膜炎，继续异烟肼＋利福平＋吡嗪酰胺＋乙胺丁醇＋利奈唑胺（约4周，2017年1月28日改用阿米卡星）抗结核治疗。但治疗6周时复查腰穿，脑脊液检查结果提示：白细胞 26×10^6/L，多核细胞 12/26，蛋白质 2 830 mg/L，糖 1.40 mmol/L（同步血糖 7.10 mmol/L），氯 104 mmol/L。可以看出，患者的脑脊液较前改善不明显，且体温仍每天波动在 37.5 ~ 38.8℃之间。

更加令人担心的是，患者在 2016 年 3 月 6 日早餐后出现呕吐，伴有一过性意识丧失，急查头颅 CT 示：双侧基底节区及左侧侧脑室旁多发梗死，部分软化灶形成，符合结脑改变；左侧小脑点状钙化；脑积水。进一步查头颅 MRI 提示：右侧基底节区偏急性脑梗死；双侧颞底及鞍上池肉芽肿灶；左侧脑室旁及双侧基底节区软化灶（图 11-3）。

· 关键问题2　患者抗结核治疗过程中病情出现进展，下一步应如何处理？

患者的影像学提示出现急性脑梗死，头颅 CTA 提示左侧颈内动脉终段狭窄闭塞，左侧大脑中动脉经交通动脉显影较细小；左侧大脑前动脉狭窄；右侧大脑前动脉近段开窗畸形。考虑中枢神经系统结核感染控制不理想，炎性因子释放等因素导致血流不通畅所致脑梗死，需在强化抗结核治疗原发病基础上适当加用抗凝、改善血循环的药物。

给予氯吡格雷抗血小板、丹参活血治疗，继续静脉异烟肼＋利福平＋阿米卡星＋利奈唑胺，及口服吡嗪酰胺＋乙胺丁醇抗结核治疗，同时给予甘露醇＋地塞米松抗炎脱水等对症支持治疗。患者意识逐步恢复，病情趋平稳，但体温仍未完全恢复正常，复查脑脊液亦未恢复正常水平。由于患者治疗周期长，于 2016 年 3 月 25 日转至静安分部病房继续治疗。

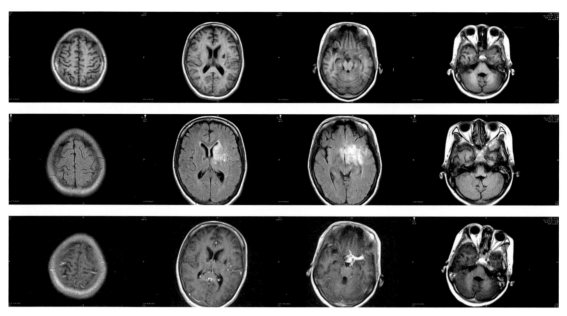

图11-3　2016年2月4日（抗结核治疗1个月）头颅MRI增强图像
可见颅内病灶仍有进展，基底节及颅底大片强化病灶

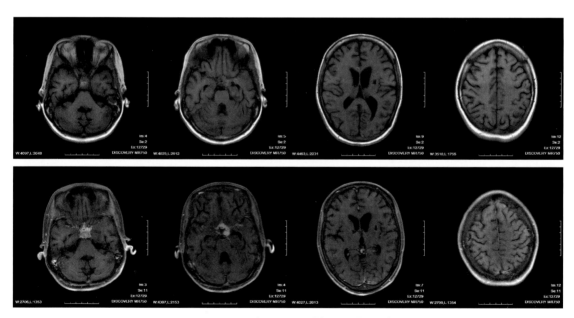

图11-4　2016年4月22日头颅MRI增强图像
可见基底节区强化病灶范围明显缩小

4月22日复查头颅MRI，提示病灶较前明显吸收（图11-4）。但复查脑脊液提示：有核细胞 12.0×10^6/L，糖 1.70 mmol/L（同步血糖 5.16 mmol/L），蛋白质 1 068 mg/L，较前好转并不理想。

·关键问题3　患者经强化抗结核治疗数月，颅内病灶好转情况下指标脑脊液恢复始终不理想。在诊断明确的前提下，治疗效果不佳的原因是什么？

由于患者血和脑脊液T-SPOT.TB均阳性，且脑脊液分枝杆菌培养亦阳性，因此我们始终认为“结核性脑膜炎”诊断是明确的。经过长时间的强化抗结核治疗，患者体温仍有波动，脑脊液恢复不理想（患者治疗方案及脑脊液随访情况见表11-1），疗效欠佳的原因究竟为何呢？我们首先考虑患者的结核菌是否可能为原发耐药菌。幸运的是，我们保存了患者脑脊液培养到的菌株（已灭活），随即利用实验室条件进行结核菌药敏检测。令人震惊的是，患者的菌株对所检测的药物，包括异烟肼、利福平、乙胺丁醇、左氧氟沙星及链霉素均耐药。仔细对比条带，发现该菌株为非结核分枝杆菌，但无法区分是哪一菌种，真是出乎意料！于是我们立即对菌株进行16S rRNA基因PCR扩增和测序，经系列比对明确为偶然分枝杆菌感染（图11-5）。

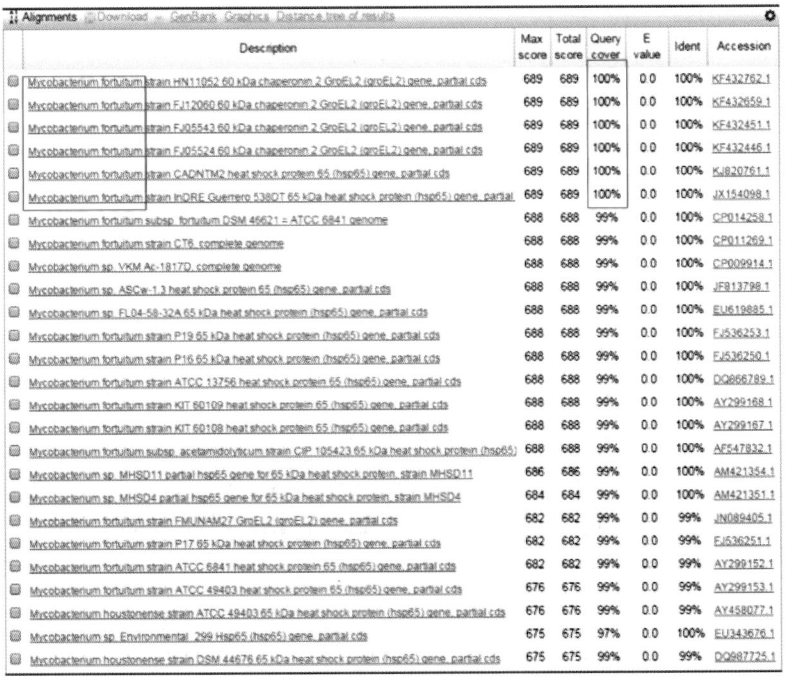
Alignments　Download　GenBank　Graphics　Distance tree of results

Description	Max score	Total score	Query cover	E value	Ident	Accession
Mycobacterium fortuitum strain HN11052 60 kDa chaperonin 2 GroEL2 (groEL2) gene, partial cds	689	689	100%	0.0	100%	KF432762.1
Mycobacterium fortuitum strain FJ12060 60 kDa chaperonin 2 GroEL2 (groEL2) gene, partial cds	689	689	100%	0.0	100%	KF432659.1
Mycobacterium fortuitum strain FJ05543 60 kDa chaperonin 2 GroEL2 (groEL2) gene, partial cds	689	689	100%	0.0	100%	KF432451.1
Mycobacterium fortuitum strain FJ05524 60 kDa chaperonin 2 GroEL2 (groEL2) gene, partial cds	689	689	100%	0.0	100%	KF432446.1
Mycobacterium fortuitum strain CADNTM2 heat shock protein 65 (hsp65) gene, partial cds	689	689	100%	0.0	100%	KJ820761.1
Mycobacterium fortuitum strain InDRE Guerrero 538DT 65 kDa heat shock protein (hsp65) gene, partial	689	689	100%	0.0	100%	JX154098.1
Mycobacterium fortuitum subsp. fortuitum DSM 46621 = ATCC 6841 genome	688	688	99%	0.0	100%	CP014258.1
Mycobacterium fortuitum strain CT6, complete genome	688	688	99%	0.0	100%	CP011269.1
Mycobacterium sp. VKM Ac-1817D, complete genome	688	688	99%	0.0	100%	CP009914.1
Mycobacterium sp. ASCw-1.3 heat shock protein 65 (hsp65) gene, partial cds	688	688	99%	0.0	100%	JF813798.1
Mycobacterium sp. FL04-58-32A 65 kDa heat shock protein (hsp65) gene, partial cds	688	688	99%	0.0	100%	EU619885.1
Mycobacterium fortuitum strain P19 65 kDa heat shock protein (hsp65) gene, partial cds	688	688	99%	0.0	100%	FJ536253.1
Mycobacterium fortuitum strain P16 65 kDa heat shock protein (hsp65) gene, partial cds	688	688	99%	0.0	100%	FJ536250.1
Mycobacterium fortuitum strain ATCC 13756 heat shock protein 65 (hsp65) gene, partial cds	688	688	99%	0.0	100%	DQ866789.1
Mycobacterium fortuitum strain KIT 60109 heat shock protein 65 (hsp65) gene, partial cds	688	688	99%	0.0	100%	AY299168.1
Mycobacterium fortuitum strain KIT 60108 heat shock protein 65 (hsp65) gene, partial cds	688	688	99%	0.0	100%	AY299167.1
Mycobacterium fortuitum subsp. acetamidolyticum strain CIP 105423 65 kDa heat shock protein (hsp65)	688	688	99%	0.0	100%	AF547832.1
Mycobacterium sp. MHSD11 partial hsp65 gene for 65 kDa heat shock protein, strain MHSD11	686	686	99%	0.0	100%	AM421354.1
Mycobacterium sp. MHSD4 partial hsp65 gene for 65 kDa heat shock protein, strain MHSD4	684	684	99%	0.0	100%	AM421351.1
Mycobacterium fortuitum strain FMUNAM27 GroEL2 (groEL2) gene, partial cds	682	682	99%	0.0	99%	JN089405.1
Mycobacterium fortuitum strain P17 65 kDa heat shock protein (hsp65) gene, partial cds	682	682	99%	0.0	99%	FJ536251.1
Mycobacterium fortuitum strain ATCC 6841 heat shock protein 65 (hsp65) gene, partial cds	682	682	99%	0.0	99%	AY299152.1
Mycobacterium fortuitum strain ATCC 49403 heat shock protein 65 (hsp65) gene, partial cds	676	676	99%	0.0	99%	AY299153.1
Mycobacterium houstonense strain ATCC 49403 65 kDa heat shock protein (hsp65) gene, partial cds	676	676	99%	0.0	99%	AY458077.1
Mycobacterium sp. Environmental_299 Hsp65 (hsp65) gene, partial cds	675	675	97%	0.0	100%	EU343676.1
Mycobacterium houstonense strain DSM 44676 65 kDa heat shock protein (hsp65) gene, partial cds	675	675	99%	0.0	99%	DQ987725.1

图11-5　菌株经16S rRNA基因扩增测序方法的系列比对图

表11-1　患者治疗方案及脑脊液随访情况汇总

时　间	压　力（mmH_2O）	白细胞数（$\times 10^6$/L）	单核细胞	蛋白质（mg/L）	糖/同步血糖（mmol/L）	氯（mmol/L）	涂片/培养	治疗方案
2015年12月22日		170	30%	835	2.0	118		当地脱水、对症、抗病毒
2015年12月29日	230	127	60%	1 427	1.6/10.3	111		HRZE＋LZD

（续表）

时　间	压　力 （mmH$_2$O）	白细胞数 （×10^6/L）	单核 细胞	蛋白质 （mg/L）	糖/同步血糖 （mmol/L）	氯 （mmol/L）	涂片/培养	治疗方案
2016年 1月5日	220	38	34/38	2 073	1.1/5.6	110		HRZE＋LZD
2016年 1月12日	110	36	34/36	2 185	1.8/6.9	113	分枝杆菌 培养报阳	HRZE＋LZD
2016年 1月19日	135	53	50/53	1 815	1.3/7.0	107		HRZE＋LZD
2016年 1月28日	220	61	56/61	2 523	1.8/6.5	110		HRZE＋Amk
2016年 2月16日	40	26	14/26	2 830	1.4/6.5	104		HRZE＋LZD ＋Amk
2016年 3月1日	165	46	34/46	2 889	2.3/6.7	111		HRZE＋LZD ＋Amk
2016年 3月21日	40	13	10/14	1 909	1.3/6.2	115		3RZE＋PAS ＋Amk
2016年 3月31日	130	42	20%	1 480	1.54/6.81	117		HRZE＋LZD
2016年 4月26日	170	12	90%	1 068	1.7/5.16	120		HRZE＋LZD
2016年 5月26日	90	2	—	901	2.7/7.22	125	偶发分枝 杆菌	Amk＋头孢 西丁,序贯 LZD＋克拉 霉素＋多西环 素＋SMZco
2016年 7月6日	80	2	—	805	3.81/5.9	121		克拉霉素＋ SMZco

· 关键问题4　偶然分枝杆菌致病吗？该病原感染中枢后的应该如何治疗？疗程为多少？

偶然分枝杆菌在分枝杆菌中属快速生长的分枝杆菌，在20～25℃、30℃及37℃时，2～4天能形成明显的菌落，抗酸染色阳性，革兰染色及PAS染色阴性，可以致病，常引起皮肤、软组织和骨病，偶发分枝杆菌肺病较为少见，但在慢性胃食管反流患者中却较为常见。治疗方面理论上应用2种敏感药物口服6～12个月即有效。但该患者为中枢神经系统感染，药物透过血脑屏障到达病灶难度大，且病程中患者曾应用2种对偶然分枝杆菌有效的药物治疗，病情仍有反复，好转缓慢，故对于中枢神经系统感染的患者，考虑在两联有效药物基础上尽可能联合多个敏感药物同时应用，并尽量延长疗程至12个月以上。

明确诊断后，2016年5月26日起将方案调整为阿米卡星、头孢西丁静脉治疗1周，后续贯利奈唑胺600 mg qd＋克拉霉素0.5 g bid＋SMZco 2$^#$ bid＋多西环素0.1 g bid治疗。患者病情稳定，复查脑脊液明显好转，予出院并继续口服治疗。随访患者由于多西环

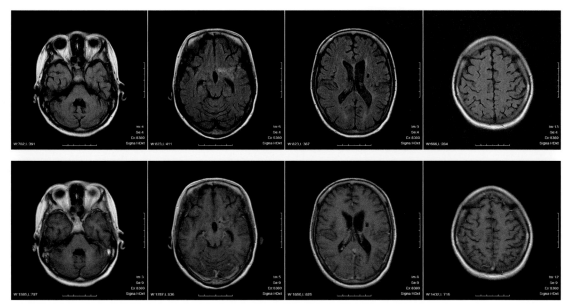

图11-6　2016年7月7日（调整方案治疗1.5个月）头颅MRI增强图像
可见基底节及环池附近的大部分病灶吸收

素诱发面部瘙痒性红疹而停用，调整为口服克拉霉素0.5 g bid＋SMZco 2# bid维持治疗，患者病情稳定，随访脑脊液基本恢复正常（见表11-1），复查头颅MRI提示病灶明显吸收（图11-6）。

背景知识介绍

偶然分枝杆菌感染

非结核分枝杆菌（*nontuberculous mycobacteria*，NTM）是分枝杆菌属内除结核分枝杆菌复合群和麻风分枝杆菌以外的其他分枝杆菌。迄今为止，共发现154种NTM和13个亚种，大部分为腐物寄生菌，仅少部分对人体致病。NTM可以侵犯人体肺脏、淋巴结、骨骼、关节、皮肤和软组织等组织器官，并可引起全身播散性疾病。荟萃分析结果表明，东亚地区以MAC肺病最常见（占67%），其次为快速生长分枝杆菌病（占16%）。我国以龟分枝杆菌、戈登分枝杆菌和脓肿分枝杆菌病较为常见。

伯杰系统细菌学手册根据NTM生长速度将其分为快速生长型和缓慢生长型。Runyou分类法根据该类菌群在试管内的生长温度、生长速度、菌落形态及色素产生与光反应的关系将其分为4组，其中Ⅳ组为快速生长分枝杆菌，3～5天内有肉眼可见的菌落，多数在1周内即生长旺盛。主要有偶然分枝杆菌、脓肿分枝杆菌、龟分枝杆菌、耻垢分枝杆菌和母牛分枝杆菌等。

偶然分枝杆菌属快速生长的分枝杆菌，在20～25℃、30℃及37℃时，2～4天能形成明显的菌落，不产生色素，略显灰色呈黏液性，触酶反应强阳性，烟酸及中性红试验均阳性，抗酸染色阳性，革兰及 PAS 染色阴性，豚鼠接种不成功，小鼠足垫接种呈阳性。常引起皮肤、软组织和骨病，偶发分枝杆菌肺病较为少见，但在慢性胃食管反流患者中却较为常见。临床表现为三种损害，即瘰疬样病变、皮下脓肿和角膜溃疡。

偶然分枝杆菌的分离培养与菌种鉴定：① 传统方法：包括液体和固体培养基培养。最常用的液体培养技术为 Bactec 960 方法，该培养技术仅能鉴别 MTB 和 NTM；固体培养基主要有罗氏结核菌培养基和琼脂培养基，耗时均较长。② 高效液相色谱法（HPLC）。③ 分子生物学方法：常用的是 DNA 测序技术，对编码 16S 核糖体 DNA 的 16SrRNA 碱基序列进行测定。16SrRNA 含 1 500 个核苷酸序列，具有分枝杆菌共有的高度保守区和核苷酸序列超可变区 A 和 B。通过对超可变区 A 的测定可鉴定出大多数 NTM 菌种。

偶然分枝杆菌感染的治疗方案：偶然分枝杆菌体外对多西环素、米诺环素、头孢西丁、亚胺培南、阿米卡星、TMP-SMX、环丙沙星、氧氟沙星、克拉霉素、阿奇霉素、替加环素、利奈唑胺敏感。对所有标准抗结核药耐药。推荐阿米卡星＋头孢西丁＋丙磺舒联合治疗 2 ～ 6 周，后序贯 TMP-SMX 或多西环素治疗 2 ～ 6 个月。对肺部感染至少 2 种敏感药物治疗，直至痰培养转阴后 12 个月。对中枢神经系统感染尚无明确推荐意见。

脑脊液 T-SPOT.TB 检测在中枢神经系统感染中的应用

T-SPOT.TB 为 γ 干扰素释放试验（IGRAs），通过定量检测单个核细胞在结核分枝杆菌特异性抗原刺激下产生的 IFN-γ，从而判断受试者是否为结核感染。因此，该检测的敏感度与检测标本中 Mtb 特异性 T 淋巴细胞的数量和反应能力存在相关性。早有研究证实感染部位体液中 T 淋巴细胞及其分泌的 IFN-γ 高于外周血，在活动性结核感染中，特异性 T 淋巴细胞增殖并募集至感染部位，故而结核病灶局部特异性 T 淋巴细胞的分布密度要高于外周血。目前普遍认为，脑脊液 T-SPOT.TB 在中枢神经系统感染中较血 T-SPOT.TB 更有诊断意义。

最近一项 meta 研究综合分析 2008—2015 年期间发表的 8 项相关研究，对比脑脊液及外周血 γ 干扰素释放试验（IGRAs）对诊断结核性脑膜炎的敏感度、特异度等。该研究表明，脑脊液和外周血 IGRAs 的敏感度分别为 77% 和 78%，相对应的特异度为 88% 和 61%。该研究总结出 ROC 曲线，提示脑脊液 IGRAs 的曲线下面积（AUC）达 0.83，较血（0.76）高；且计算出脑脊液 IGRAs 的诊断比值比（OR 值）为 25，而血 IRGAs 的 OR 值为 5。而似然比方面差强人意，脑脊液 IGRAs 的阳性似然比（PLR）为 6.3，意味着结核性脑膜炎患者的脑脊液 IGRAs 阳性结果是非结核性脑膜炎患者的 6.3 倍可能。脑脊液 IGRAs 的阴性似然比（NLR）为 0.26，代表当一个患者脑脊液 IGRAs 结果为阴性时，他仍有 26% 可能为结核性胸膜炎，因此该试验并不能作为一个排除诊断的试验。

2016 年韩国 Sung-Han Kim 在一项长达 6 年纳入 276 例患者的前瞻性研究中，得出当以 38 个 SFCs/2.5 × 10^5 为诊断临界值（cutoff）时，脑脊液 T-SPOT.TB 的特异度可达到 95%，敏感度 68%，较脑脊液结核杆菌 PCR 更具优势。

然而，脑脊液T-SPOT.TB仍不能作为结核性脑膜炎的诊断试验，且目前脑脊液T-SPOT.TB的诊断价值方面循证数据仍不足。本例病例虽然脑脊液T-SPOT.TB检测结果为阳性，但最终证实并非结核性脑膜炎，因此该检测尚不能作为结核性脑膜炎的确诊依据，在解释检测结果时还需谨慎，应结合临床综合分析。此外，该检测目前实施的较大阻力是通常脑脊液淋巴细胞数量不够，需要较大量的脑脊液送检，10 ml以上为佳，临床上常常因为留取脑脊液量不足而影响检测结果。

该病例的最终诊断非常出乎意料，本以为有病原学证据的确诊结核性脑膜炎，最终通过分子生物学方法更正为偶然分枝杆菌中枢神经系统感染。所以在临床上，即使是病原学明确的感染性疾病，如果经过积极的、针对性的治疗仍然效果不佳，应及时给予药敏检测或菌种鉴定，找出疗效不佳的原因。幸运的是，我们保存了该患者的灭活菌株，因此在治疗效果不佳时怀疑有结核原发耐药的可能，于是利用保存的菌株，抽提菌株DNA行分子药敏检测，结果出乎意料，把诊断给更正了。随后调整的治疗方案使患者的体温降至正常，脑脊液也快速恢复，显示了传统的诊断方法联合精准分子生物学方法在临床诊断方面的优势。

（汪　婷　贾　雯　邵凌云　陈　澍　张文宏）

参·考·文·献

[1] An Official ATS/IDSA Statement: Diagnosis, Treatment, and Prevention of Nontuberculous Mycobacterial Diseases. AJRCCM, 2007, 175: 367.

[2] Yu J, Wang ZJ, Chen LH et al. Diagnostic accuracy of interferon-gamma release assays for tuberculous meningitis: a meta-analysis[J]. INT J TUBERC LUNG DIS, 2016, 20 (4) : 494–499.

[3] Park KH, Lee MS, Kim SM, et al. Diagnostic usefulness of T-cell based assays for tuberculous meningitis in HIV-uninfected patients[J]. J Infect. 2016, 72 (4) : 486–497.

[4] 唐神结. 非结核分枝杆菌病诊断与治疗专家共识[J]. 中华结核和呼吸杂志, 2012, 35 (8) : 572–580.

[5] 桑福德. 抗微生物治疗指南（新译第44版）[M]. 北京：中国协和医科大学出版社, 2014.

[6] 刘晓清. γ-干扰素释放试验体液（浆膜腔积液和脑脊液）检测诊断结核病的临床应用[J]. 中国防痨杂志, 2015, 37 (7) : 728–731.

12

孤立性腰椎隐球菌病

　　隐球菌病呈散发性分布,感染后最常累及肺和中枢神经系统,少数患者呈播散性改变,且多合并有严重免疫低下基础。本丛书中曾分享过一例无显著免疫低下因素,表现为全身多发脓肿,并累及脊柱的播散性隐球菌病。本文报道了一例仅累及腰椎的肺外隐球菌病,临床上较为少见,因此其诊断和治疗仍值得探讨。

病史摘要

·入院病史

患者,男性,25岁,建筑工人,于2015年9月1日入院。

·主诉

腰痛3个月,加重1周。

·现病史

　　患者2015年6月初无明显诱因下出现腰部疼痛,伴右下肢疼痛和麻木,沿臀部后侧放射至腘窝,尚能行走,无发热、头痛、咳嗽、咳痰等其他不适。2015年6月10日在当地医院就诊,查体发现L4/5棘突及右侧椎旁有压痛及叩击痛,右下肢直腿抬高试验(＋),加强实验(＋),腰椎MRI示L1、S1-2椎体斑片骨质破坏,环形强化,考虑恶性病变,血液系统疾病可能。胸、腹部CT检查示左上肺空洞性结节,肝脾肿大;L1及右侧S1-2椎体骨质破坏,考虑恶性病变,转移瘤可能性大,不除外骨髓瘤。2015年6月15日在局麻下行骶骨病灶穿刺培养阴性。2015年6月25日行L1＋S1椎体病灶清除术,术后病理镜下示增生的纤维组织及少许骨组织,大量淋巴细胞、浆细胞、中性粒细胞浸润,并脓肿形成,其间散在多核巨细胞,另见大片坏死,坏死组织间见大量圆形或棒状折光物;抗酸染色(－)、PAS染色(＋)、GSM染色(＋),诊断为"L1/S1椎体炎症性病变,考虑真菌感染"。术后偶有低热，体温最高38℃，血常规：白细胞3.78×10^9/L，中性粒细胞73%，红细胞4.01×10^{12}/L，血红蛋白122 g/L；肝功能：谷丙转氨酶284 U/L，谷草转氨酶192 U/L，总胆红素21.0 μmol/L，白蛋白31.3 g/L，球蛋白25.1 g/L，肾功能正常。先后给予卡泊芬净、泊沙康唑、伏立康唑片等多种抗真菌治疗，患者体温降至正常，自觉疼痛缓解。但入院前1周患者再次出现腰部疼痛，无发热、咳嗽、咳痰，无头痛、头晕、恶心、呕吐，无视物模糊、视力下降，四肢活动正常。为求进一步检查及治疗入院。

- 既往史

患者有慢性乙型病毒性肝炎病史8年，入院前3个月开始服用恩替卡韦分散片抗病毒治疗，病情稳定。否认糖尿病、高血压等疾病，否认结核病及接触史。否认有养鸽及鸽粪接触史。

- 体格检查

T 36.7℃，P 80次/分，R 20次/分，BP 110/60 mmHg。神志清楚，轻度贫血貌，全身皮肤黏膜无黄染，未见瘀点、瘀斑及皮疹。腰背部皮肤可见陈旧性手术瘢痕，手术切口无渗出、局部无压痛。全身浅表淋巴结无肿大。双侧瞳孔等大等圆，对光反射灵敏。颈软，无抵抗，气管居中。双肺呼吸音清，未闻及干、湿啰音。心率80次/分，律齐，各瓣膜听诊区未闻及病理性杂音。腹平坦，腹壁软，全腹无压痛，无肌紧张及反跳痛，肝、脾肋下未触及，肝肾区叩痛阴性，移动性浊音阴性。脊柱叩击痛阴性，四肢无畸形，关节无红肿，无杵状指（趾），双下肢无水肿。四肢肌力、肌张力正常，深部、浅部感觉正常，双下肢直腿抬高试验（－），加强实验（－），生理反射正常，病理反射未引出。

- 辅助检查

2015年9月2日血常规：白细胞3.36×10^9/L，中性粒细胞71%，淋巴细胞20%，红细胞2.42×10^{12}/L，血红蛋白81 g/L，血小板128×10^9/L。血沉36 mm/h，C反应蛋白14.20 mg/L，降钙素原0.06 ng/ml。尿常规：尿胆原（＋），蛋白质（＋），白细胞计数81.9/μl，上皮细胞计数24.8/μl。肝功能：谷丙转氨酶9 U/L，谷草转氨酶21 U/L，总胆红素52 μmol/L，结合胆红素33.3 μmol/L，碱性磷酸酶86 U/L，γ-谷氨酰转移酶48 U/L，白蛋白37 g/L，球蛋白34 g/L。肾功能、电解质、血糖、DIC等正常。

贫血及骨代谢类：维生素B_{12} 283 pg/ml，叶酸3 ng/ml，促红细胞生成素56.80 IU/L。未饱和转铁蛋白铁结合力10.30 μmol/L（↓），总铁结合力51 μmol/L，血清铁40.70 μmol/L（↑），铁饱和度80%（↑），网织红细胞：4.30%（↑）。

T.B.NK：CD3⁺总T细胞90%（↑），CD4⁺T细胞29%（↓），CD8⁺T细胞60%（↑），CD4⁺/CD8⁺ 0.49（↓），CD19⁺总B细胞10%，总NK细胞1%（↓）。

免疫球蛋白：IgE 276 ng/ml（↑），IgG 13.70 g/L，IgA 4.98 g/L（↑），IgM 1.79 g/L，IgG4 1.19 g/L。

抗人球蛋白试验（Coombs试验）：IgG阳性（3＋）（↑），IgM阴性，C3阳性（2＋）（↑）。

自身抗体：ANA：阳性1：100，颗粒型。

肿瘤标志物：糖蛋白抗原153 40.93 U/ml（↑），糖蛋白抗原199 8.83 U/ml，甲胎蛋白

3.01 μg/L。

T-SPOT.TB：抗原 A（ESAT-6）孔：9，抗原 B（CFP-10）孔：0。

G 试验（血浆 1-3-B-D 葡聚糖）：29.06 pg/ml。

肝炎标志物：HBsAg > 250.00 IU/ml，HBsAb 0 IU/L（－），HBeAg 0.51 s/co（－），HBeAb 0 s/co（＋），HBcAb 11.20 s/co（＋），Anti-HCV（－）。

HBV-DNA（2015-09-06）：低于检测下限。

HIV 抗体检测、RPR、TPPA 均阴性。

2015 年 9 月 7 日头颅 MRI 增强提示两侧额叶散在缺血灶。

2015 年 10 月 8 日腰骶椎 MR 平扫（图 12-1）：腰椎术后改变，L1、L3、S1、S2 椎体信号异常；L4/5 椎间盘轻度突出伴轻度变性。

2015 年 10 月 9 日胸椎 MR 平扫：未见异常。

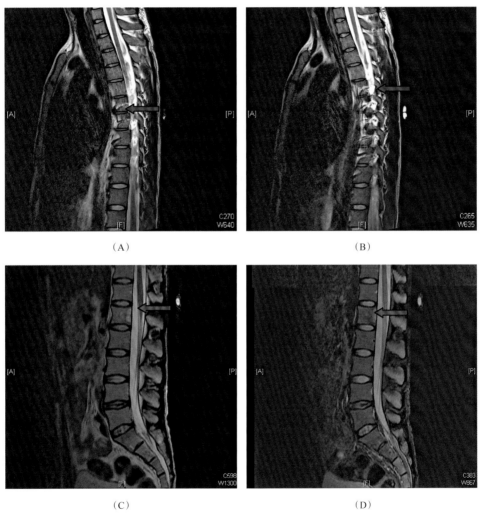

（A）　　　　　　　　　　　　　　（B）

（C）　　　　　　　　　　　　　　（D）

图 12-1　患者抗菌治疗前（A、B）和治疗后（C、D）腰椎 MRI 影像学检查结果对比

PET-CT检查提示：① 左上肺空洞斑片影，大小约2.4 cm×2.2 cm，伴放射性摄取增高，SUV值最大为9.6。其周围见多发小结节影，大小约0.3 cm，部分放射性摄取轻度增高，SUV值最大1.7。隆突下及左肺门淋巴结影，伴钙化灶，大小约1.0 cm×1.0 cm，SUV值最大1.8。② L1椎体、骶椎及左侧髂骨多发局灶性放射性摄取异常增高灶，SUV值最大11.0。CT示其骨质破坏伴周围软组织影。右侧腰大肌后方及左侧盆腔淋巴结影FDG代谢增高，SUV值最大2.3。③ 脾脏增大，骨髓FDG代谢轻度弥漫性增高，结合病史，考虑炎性病变所致可能性大，建议结合病理。④ 脑部未见明显放射性摄取增高或减低灶。

临床关键问题及处理

·关键问题1　腰椎病灶检查提示真菌可能，但为何外院多种抗真菌药物治疗无效？

患者因腰痛起病，无发热等其他不适，影像学提示腰椎、骶椎骨质破坏，外院手术病理提示"炎症性改变，真菌感染可能"，但予卡泊芬净等多种抗真菌药物效果不佳。入院后查血清隐球菌荚膜多糖抗原定量检测结果为1∶640，病理再次读片后最终鉴定为隐球菌，而棘白菌素类抗真菌药物对隐球菌无效，其他药物局部组织浓度不够，故治疗效果不佳。

·关键问题2　腰椎隐球菌病好发于免疫低下人群，但该患者外院并未发现免疫低下基础疾病？

隐球菌病通常好发于免疫低下人群，而该患者为25岁男性，建筑工人，平素体健，何以腰椎感染隐球菌？因此入院后我们筛查其是否存在免疫低下的基础疾病。结果发现患者存在正细胞正色素性贫血，网织红细胞比例升高，胆红素轻度升高，Coomb试验示IgG（3＋），C3（2＋），故考虑患者存在自身免疫性溶血性贫血，此为导致其免疫力低下的因素。

·关键问题3　肺部病灶是否也是隐球菌感染后所致？

患者2016年6月初起病时行胸部CT提示左上肺空洞性结节，我院PET-CT也发现左上肺空洞斑片影伴周围小结节及肺门、隆突下淋巴结肿大，提示该患者最初的入侵途径可能仍然是肺部。因患者有自身免疫性溶血性贫血的免疫低下基础而造成肺外播散，最常见由肺播散至脑。但该患者无头痛症状，头颅MRI及PET-CT亦未提示中枢神经系统累及，仅肺外播散至腰椎，其原因并不明确。患者经过正规抗真菌治疗后复查胸部CT其肺部结节消失也证实患者的肺部病灶很可能是隐球菌感染所致。

·关键问题4　腰椎隐球菌病的抗真菌药物治疗选择？

根据2010年美国IDSA以及我国隐球菌病治疗指南，腰椎隐球菌感染的治疗参照中枢神经系统隐球菌感染治疗方案，故我们选用两性霉素B与氟胞嘧啶联合治疗。根据指南推荐，诱导期两性霉素B脱氧胆酸盐（每日0.7～1.0 mg/kg，静脉给药）联合氟胞嘧啶（每日100 mg/kg，分4次口服）治疗至少4周。考虑到两性霉素B的毒性作用，在后2周，可改用两性霉素B脂质体剂型治疗。对于合并神经系统并发症的患者，考虑延长诱导治疗时间至6周，两性霉素B脂质体可在延长诱导治疗期的最后4周应用。此后，开始氟康唑（400 mg/d）巩固治疗8周（B-II）。如果患者无法耐受两性霉素B脱氧胆酸盐，可改用脂质体两性霉素B（每日3～4 mg/kg，静脉给药）或两性霉素B脂质体复合物（ABLC）（每日5 mg/kg，静脉给药）治疗（B-III）。如果未使用氟胞嘧啶治疗或治疗被中断，考虑延长两性霉素B脱氧胆酸盐或两性霉素B脂质体剂型诱导治疗至少2周。对于治疗失败风险较低的患者（确诊较早，没有未控制的基础疾病或免疫抑制状态，初始2周的抗真菌联合治疗的临床疗效很好），考虑两性霉素B脱氧胆酸盐联合氟胞嘧啶诱导治疗仅2周，然后使用氟康唑［每日800 mg（12 mg/kg），口服］巩固治疗8周（B-III）。诱导和巩固治疗后，使用氟康唑［每日200 mg（3 mg/kg），口服］维持治疗6～12个月（B-III）。

· 处理

患者入院后确诊为腰椎隐球菌感染，2015年9月3日开始予两性霉素B 25 mg/d联合氟胞嘧啶1.5 g qid抗真菌治疗，辅以护胃、补钾等对症治疗。2015年10月9日腰椎MRI较外院有所好转，但仍可见椎体异常信号。2015年11月17日抗真菌治疗2个半月时两性霉素B累积剂量达1 755 mg，复查血常规示白细胞1.28×10^9/L（↓），红细胞2.03×10^{12}/L（↓），血红蛋白69 g/L（↓），血小板74×10^9/L，肝肾功能尚可，但血钾仅2.2 mmol/L，血乳胶凝集试验1∶640。患者出现严重的低钾血症伴三系下降，考虑两性霉素B及氟胞嘧啶的不良反应，故予停用。考虑伊曲康唑的高组织浓度，更改治疗方案为伊曲康唑口服液20 ml q12 h口服。另病程中患者溶血性贫血没有进一步加重，且有所好转，故暂未特殊处理，考虑可能与两性霉素B补液中1 mg地塞米松有关，停用两性霉素B时激素减量为甲泼尼龙2 mg bid，后缓慢减量并停用。2016年2月16日口服伊曲康唑3个月后患者因经济原因自行停药，2016年3月16日停药1个月后复查白细胞3.09×10^9/L（↓），红细胞3.53×10^{12}/L（↓），血红蛋白111 g/L（↓），血小板78×10^9/L（↓），K^+ 3.8 mmol/L，血乳胶凝集试验1∶640。2016年6月16日停药4个月后复查白细胞3.27×10^9/L（↓），红细胞4.13×10^{12}/L（↓），血红蛋白129 g/L（↓），血小板87×10^9/L。2016年6月17日腰椎MRI示L1、S1-2异常信号，较前明显好转（图12-1 C、D）。2016年6月后行三次同位素骨扫描随访。2016年6月16日结果提示延迟相第一腰椎及右侧骶髂关节放射性异常增高。2016年10月13日示第1腰椎、右侧髂骨溶骨性骨质破坏。2017年4月14日示第1腰椎、右侧骶髂关节骨病灶。2016年10月13日随访胸部CT平扫：两肺纹理增多，原病灶消失。目前未治疗，患者无明显不适主诉，仍在随访中。最近一次随访2017年4月复查血常规白细胞3.94×10^9/L（↓），红细胞4.7×10^{12}/L，血红蛋白145 g/L，血小板111×10^9/L（↓），血隐球菌乳胶凝集试验1∶80。

背景知识介绍

隐球菌病是由隐球菌所引起的亚急性或慢性真菌病，主要侵犯中枢神经系统和肺，但亦可侵犯骨、皮肤和黏膜或其他内脏。隐球菌病呈世界性分布，近年来发病率随艾滋病患者人数增多而升高，而无明显真菌感染高危因素、免疫功能正常者中隐球菌病病例亦呈上升趋势。

骨和关节隐球菌病大多为全身感染的一部分，全身骨骼均可累及，但以骨突、颅骨及脊椎为多，关节很少受累，多继发于邻近的骨骼病变。国内椎骨隐球菌感染报道较少，属罕见。有学者回顾2000年以后关于骨和关节隐球菌感染的英文文献，共有28例骨和关节受侵犯，其中11例是椎骨，由此可见，椎骨是骨和关节隐球菌感染较常见的部位。

隐球菌病诊断需综合分析患者的临床表现及辅助检查结果，但确诊仍有赖于从各种标本分离出隐球菌或病理检查发现隐球菌。抗原检查对早期诊断隐球菌感染甚为重要，其中乳胶凝集试验的敏感性和特异性均达到90%以上，但应除外肿瘤、系统性红斑狼疮、结节病等造成的假阳性，血清类风湿因子阳性时也会造成假阳性。免疫功能正常宿主患有隐球菌脑膜炎时，血清抗原滴度一般低于脑脊液抗原滴度；而在严重免疫缺陷患者，特别是艾滋病患者中，血清抗原检查往往呈阳性结果，此时血清抗原滴度往往较高。

目前常用的治疗隐球菌药物包括两性霉素B及其脂质体、氟胞嘧啶、氟康唑等，应根据患者免疫缺陷及免疫重建等因素制定个体化的剂量和疗程。2010年美国IDSA指南以及我国指南推荐非HIV感染的中枢神经系统外隐球菌感染的治疗，可参照中枢神经系统隐球菌感染的治疗。

点 评

引起腰椎骨质破坏的感染多为结核，单纯累及腰椎的隐球菌感染临床极为少见，入侵途径也并不明确，因此诊断困难，易被临床医生忽视。本例患者以腰痛起病，最初影像学诊断为恶性肿瘤，手术病理提示真菌感染，予多种抗真菌药物治疗效果不佳。入院后行血隐球菌乳胶凝集试验1：640，病理读片见隐球菌特异性改变，从而诊断为腰椎隐球菌病。根据指南选择两性霉素B联合氟胞嘧啶的抗真菌治疗方案，两性霉素B累积剂量达1 755 mg时，因药物不良反应停用两性霉素B针剂和氟胞嘧啶片剂，改为骨浓度较高的伊曲康唑口服液20 ml q12 h继续治疗。治疗3个月后患者因经济原因自行停用伊曲康唑，随访至今已停药1年余，患者无明显腰痛等不适，亦无复发征象，间接提示可根据患者情况制订个体化抗真菌治疗药物与疗程的重要性。

（朱浩翔　慕容北　吴杨荷　朱利平）

参·考·文·献

[1] Perfect JR, Dismukes WE, Dromer F, et al. Clinical practice guidelines for the management of cryptococcal disease：2010 update by the Infectious Diseases Society of America[J]. Clinical Infectious Diseases, 2010, 50 (3)：291−322.

[2] Zhou HX, Ning GZ, Feng SQ, et al. Cryptococcosis of lumber vertebra in a patient with rheumatoid arthritis and sclerodema：case report and literature review [J]. BMC Infectious Diseases, 2013, 13 (1)：128−134.

13

急性鼻-眼-脑毛霉病

毛霉菌在侵袭性真菌感染的常见病原体中居第三位,侵袭性毛霉病的发病率越来越高,尤其是免疫低下人群,且病死率极高。有糖尿病基础且血糖控制不佳的患者最常见累及部位为鼻窦,感染进一步侵袭邻近组织可导致鼻-眼-脑毛霉病。本例患者有糖尿病基础,血糖控制不佳并发酮症酸中毒,在此基础上继发了急性鼻-眼-脑毛霉病。该病的确诊依赖病变部位组织病理学检查或无菌部位样本的直接镜检,早期诊断和合理的抗真菌治疗对预后至关重要。

病史摘要

·入院病史

患者,男,28岁,于2016年10月9日入院。

·主诉

左侧面部麻木伴左眼视力减退4月余。

·现病史

患者2016年5月30日因急性胆囊炎于当地医院就诊时查随机血糖升高(16.6 mmol/L),未予重视,出院后逐渐出现口干、多饮、多尿及体重下降等症状,间断伴有恶心、呕吐,并自觉有轻度的左侧颜面部疼痛、麻木及左眼眼睑下垂、左眼视力减退症状,无畏寒、发热及头痛等其他不适。6月9日患者麻木及视力减退的症状明显加重,伴鼻腔少许非脓性分泌物,遂至当地某医院门诊就诊,查血糖26.8 mmol/L,pH 7.188,尿糖(4＋),尿酮(4＋),头颅CT平扫未见异常,以"糖尿病酮症酸中毒"收住内分泌科。入院查体温38℃,左侧面部感觉减退,左侧额纹变浅,左眼向上、向外运动受限,左侧瞳孔对光反射迟钝,左鼻唇沟变浅,四肢肌力、肌张力正常,病理征阴性。入院后患者病情迅速进展,6月11日左眼各方向运动均明显受限且较前加重，左眼视力进一步下降，血常规：白细胞25×10^9/L，N 90.6%，血沉84 mm/h，头颅MRI平扫提示"脑实质未见明显异常高信号；鼻咽左侧壁肿胀；左上颌窦、双侧筛窦炎；左海绵窦炎可能"。6月12日左眼球基本固定，左眼视力进一步下降，体温最高38.3℃，血常规示白细胞上升至30.4×10^9/L，头颅MRI增强示"结合临床符合海绵窦综合征，考虑左侧上颌窦、筛窦及鼻道内炎症累及所致；鼻咽左侧后壁肿，考虑鼻咽炎性水肿可能"。先后予头孢曲松、左氧氟沙星、更昔洛韦、美罗培南等抗感染治疗，胰岛素控制血糖。患者酮症酸中毒纠正，左眼运动似有改善，但颜面部麻木无好转。6月14日患者鼻腔分泌物4次培养均提示毛霉菌属生长，考虑鼻-鼻窦-眼侵袭性真菌病，遂转入神经内科治疗。入院体检：左眼仅存光感，眼睑下垂，左侧瞳孔直径4.5 mm，直接及间接对光反射消失，直接、间接角膜反射消失，左眼球各方向活动受限，无复视，左侧面部痛温觉消失，触觉正常，左侧额纹变浅，左眼闭合不全，鼓腮漏气，示齿偏斜，伸舌左偏，左侧鼻唇沟变浅，听力、发音、吞咽正常，右侧无异常，病理征阴性，脑膜刺激征阴性。6月15日腰穿脑脊液压力90 mmH$_2$O，有核细胞数18×10^6/L，糖10.56 mmol/L，蛋白质740 mg/L。6月16日鼻窦CT示"左侧上颌窦、额窦、双侧蝶窦、筛窦炎；右侧下鼻甲稍大"，6月17日开始予两性霉素B脂质体（锋克松）（自5 mg qd逐渐加量至100 mg qd）联合地塞米松5 mg qd治疗。6月20日在全麻下行鼻中隔成形术＋鼻窦开放术＋双鼻甲成形术，术中见鼻腔大量脓痂样分泌物，左侧鼻腔大量黑色黏膜，中鼻甲、下鼻甲呈黑色，清除病变鼻腔、鼻窦黏膜，依次开放左侧筛窦、蝶窦、额窦、上颌窦，见上颌窦内大量脓液，清除窦腔内病变组织后以双氧水、生理盐水、稀释碘伏反复冲洗。6月27日复查腰穿，脑脊液有核细胞数230×10^6/L，糖5.98 mmol/L，蛋白质1 280 mg/L，较前无改善。7月1日患者两性霉素B脂质体（锋克松）加量至100 mg qd，并联合泊沙康唑5 ml q6 h口服抗真菌治疗。7月6日复查头颅MRI见"左侧额叶、基底节区、丘脑、左侧小脑半球及蚓部多发异常信号；鼻咽部黏膜增厚，左侧鼻窦术后改变；双侧筛窦、蝶窦、上颌窦、左侧额窦炎，左侧乳突炎"。7月7日再次行鼻腔鼻窦手术，术中见左侧鼻腔中鼻道、鼻咽部黑褐色黏膜，清除鼻腔病变黏膜组织，依次开放右侧筛窦、蝶窦、额窦、上颌窦，清除病变黏膜组织。术后病理诊断"（鼻窦黏膜）真菌病"，故诊断为"鼻脑型毛霉菌病、鼻窦开放术后、糖尿病"。患者使用两性霉素B脂质体后出现恶心、呕吐等不适，9月13日（治疗3个月时）出现肾功能损害，血肌酐最高升高至138 μmol/L，予复方α-酮酸片及包醛氧淀粉酶口服后，肾功能逐渐恢复正常。9月26日起患者改用进口两性霉素B脂质体（安浮特克）100 mg qd静滴联合泊沙康唑5 ml q6 h口服抗真菌治疗，恶心、呕吐有所缓解。治疗过程中多次行腰穿检查，脑脊液细菌、真菌及结核涂片、培养均为阴性，血糖控制尚可。患者自觉症状无明显缓解，且伴有言语不利、口齿不清及肢体乏力、行走困难，为进一步诊治收住我科。

·体格检查

T 37.1℃，P 84次/分，R 20次/分，BP 131/84 mmHg，神志清楚，言语不清，左眼睑下垂，左侧额纹变浅，双侧瞳孔等大等圆，左侧瞳孔无光感，对光反射消失，左眼球固定，耳廓无畸形，外耳道无异常分泌物，无乳突压痛。外鼻无畸形，鼻通气良好，鼻中隔无偏曲，鼻翼无扇动，两侧鼻旁窦区无压痛，左侧鼻唇沟变浅，伸舌左偏（图13-1）。颈软，无抵抗。双肺呼吸音清，未闻及干、湿啰音。心率84次/分，律齐，各瓣膜未闻及病理性杂音。腹平坦，腹壁软，全腹无压痛，无肌紧张及反跳痛，肝脾肋下未触及，肝区、肾区无叩击痛，肠鸣音3～5次/分，双下肢无水肿，四肢肌力正常，肌张力正常，生理反射正常，病理反射未引出，脑膜刺激征阴性。

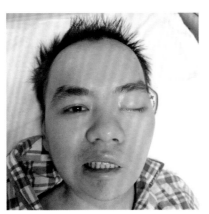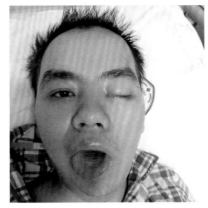

图13-1　左眼睑下垂，左侧额纹变浅，左侧鼻唇沟变浅，伸舌略左偏

·辅助检查

2016年10月9日腰穿：颅压150 mmH$_2$O，脑脊液无色透明，白细胞50×10^6/L，单核细胞35/50，糖3.6 mmol/L（同步血糖6.7 mmol/L），氯123 mmol/L，蛋白质1 095 mg/L；脑脊液隐球菌荚膜多糖抗原检测阴性；脑脊液革兰染色直接涂片未发现细菌，脑脊液结核菌培养＋抗酸涂片未找到抗酸杆菌。

血常规：白细胞5.32×10^9/L，中性粒细胞77%，红细胞2.7×10^{12}/L，血红蛋白79 g/L，血小板344×10^9/L，空腹血糖6.7 mmol/L，糖化血红蛋白6.2%。肝肾功能、电解质基本正常。甲状腺功能、肿瘤标志物未见明显异常，免疫球蛋白测定提示IgM、IgG轻度降低，免疫细胞分型（T.B.NK）检查结果正常。血沉44 mm/h，降钙素原＜0.06 ng/ml，C反应蛋白＜3.38 mg/ml。真菌G试验（血浆1-3-β-D葡聚糖试验）：158.2 pg/ml。

2016年10月11日头颅MRI增强：左侧小脑半球、左侧基底节区、左侧海绵窦区、桥前池、双侧额顶叶皮层区多发异常信号，局部脑膜强化，考虑感染性病变并局部脓肿、肉芽肿形成；左侧上颌窦窦壁骨质局部缺失，考虑术后改变；左侧乳突、右侧上颌窦、右侧筛窦及双侧额窦炎症。10月13日请眼科会诊提示：继发性视神经萎缩。外院鼻窦手术病理切片经我院病理科重新阅片示"急慢性炎症伴坏死，炎细胞包括淋巴细胞、浆细胞、中性粒细胞及嗜酸性粒细胞。炎性组织中可见不规则条带状菌丝，透明、无分隔，见直角分枝、无序排列。部分区域呈凝固性坏死，坏死周围可见较多真菌侵犯血管"（图13-2）。

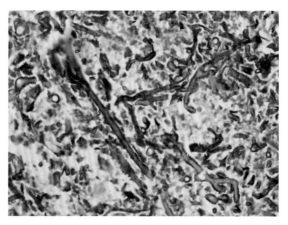

图 13-2　病变鼻窦组织病理

临床关键问题及处理

· 关键问题 1　患者目前的诊断是什么？

该例患者有糖尿病基础，血糖控制不佳并发酮症酸中毒，同时出现左侧颜面部麻木、左眼眼睑下垂、视力减退，此后症状快速进行性加重，在两周内进展至左侧面瘫、左眼失明，四周内颅内出现多发病灶。影像学检查见多组鼻窦、左侧乳突、眶尖和颅内病变，鼻窦内病变组织病理学检查见到组织炎症伴坏死，有中性粒细胞的浸润和真菌菌丝侵犯血管，并见到典型的毛霉菌菌丝结构。同时，患者鼻腔分泌物多次培养均有毛霉菌属真菌生长。根据临床特征和组织病理学检查结果，该患者可诊断为急性鼻-眼-脑毛霉病。自症状出现至确诊历时约两周。

· 关键问题 2　该患者的后续治疗如何？

2016 年 10 月 9 日入院后即开始予两性霉素 B（自 5 mg qd 逐渐加量至 30 mg qd，患者体重 60 kg）静脉滴注联合泊沙康唑 400 mg bid 口服抗真菌治疗，同时积极控制血糖及对症支持治疗。每周两次复查血常规、肝肾功能及电解质，监测药物不良反应。患者病情逐渐缓解，言语较前清晰，精神好转、可独立行走，体温降至正常，无恶心、呕吐等不良反应。2016 年 12 月 8 日复查腰穿，颅压 160 cmH$_2$O，脑脊液无色透明，白细胞 9 × 10^6/L，糖 3.6 mmol/L（同步血糖 5.8 mmol/L），氯 123 mmol/L，蛋白质 720 mg/L，较前明显好转。12 月 9 日复查真菌 G 试验降至 84.48 pg/ml。12 月 9 日请眼科会诊考虑左眼视神经萎缩，五官科会诊行电测听示左耳全聋。12 月 12 日复查头颅 MRI 增强扫描提示左侧小脑半球、左侧基底节区、左侧海绵窦区、桥前池、双侧额顶叶皮质区多发异常信号，局部脑膜强化，考虑感染性病变并局部脓肿、肉芽肿形成，病灶较前（2016 年 10 月 11 日）略缩小。后因出现肾功能损伤，2017 年 1 月 29 日两性霉素 B 减量至 25 mg qd，2 月 5 日停药，两性霉素 B（不含脂质体）累积剂量 3 510 mg。此后继续口服泊沙康唑 400 mg bid，随访至 2017 年 5

月尚未停药。2017年5月5日复查腰穿，颅压165 mmH$_2$O，脑脊液无色透明，白细胞2×10^6/L，糖4.2 mmol/L（同步血糖10.7 mmol/L），氯124 mmol/L，蛋白质735 mg/L。复查血真菌G试验：11.65 pg/ml。2017年5月4日复查头颅MRI病灶较前明显好转。目前患者左眼仍失明、左侧面瘫（图13-3）。

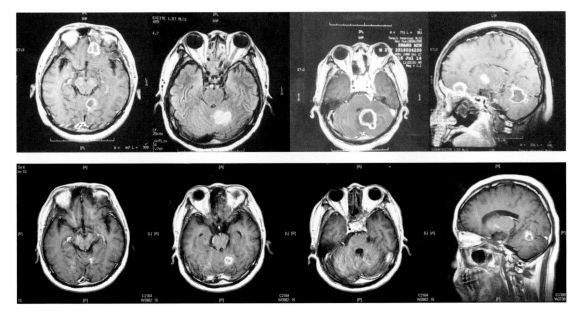

图13-3　治疗前后的头颅MRI增强

上列检查时间为2016年6月，下列检查时间为2017年5月

背景知识介绍

　　接合菌病是由接合菌纲-毛霉目和虫霉目中的多种不同属、种的真菌感染引起，尤以毛霉目真菌引起的毛霉病最为多见，病原体包括根霉属、横梗霉属、根毛霉属、毛霉属、小克银汉霉属等，其中根霉属，尤其米根霉最为常见。毛霉菌广泛存在于自然界中，在25～55℃下，毛霉菌可以在大多数的培养基中生长，在37℃下，1～7天内毛霉菌可形成白色、灰色或褐色伴有绒毛结构的菌落。显微镜下可见毛霉菌的特殊结构：宽大（10～50 μm）、壁薄的菌丝，不分隔或极少分隔，伴有直角形的分枝，菌丝分枝角度可以从45°～90°不等。毛霉菌好侵犯血管，尤其是动脉，在动脉内形成栓塞，可引起组织炎症和坏死、出血。在侵袭性真菌感染的常见病原体中，毛霉菌占8.3%～13%，仅次于念珠菌和曲霉，居第三位。近年来，侵袭性毛霉病的发病率越来越高，尤其在血液系统恶性肿瘤、造血干细胞移植和实体器官移植患者中。

　　侵袭性毛霉病根据累及部位可分为鼻-眼-脑毛霉病、肺毛霉病、胃肠道毛霉病、皮肤毛霉病和播散性毛霉病。两项大规模的侵袭性接合菌病病例回顾研究（纳入病例数分别为178例和929例）发现，有糖尿病基础疾病的接合菌病患者最易累及鼻窦（有或无眼睛、中枢神经系统累及），有血液系统恶性肿瘤和接受骨髓移植的接合菌病患者则最易累及肺部。中枢神经系统的病变好发于灰质、白质交界处及基底节处，大部分（69%）经鼻窦侵入感染，少部分表现为单纯颅内累及或经鼻窦外器官的血行播散感染。糖尿病血糖控制欠佳是最常见的危险因素，尤其是酮症酸中毒被认为是侵袭性接合菌感染的独立危险因素。发生酮症酸中毒时，血清pH值下降导致巨噬细胞的吞噬功能和中性粒细胞的氧化、趋化功能被抑制，同时转铁蛋白活性下降，外周血中的游离铁增加，容易被接合菌利用刺激其生长。

毛霉菌为条件致病菌，在正常情况下即存在于人的鼻咽部，免疫功能正常的人群中很少会感染毛霉菌，机体免疫力低下时通过吸入孢子或血源途径致病。研究表明，鼻窦是毛霉病最常累及的部位，鼻-鼻窦部位局限的感染进一步侵袭、累及眼眶、上颌、颜面部或脑则可导致鼻-眼-脑毛霉病，发生率占侵袭性毛霉菌病的20%～40%。根据病理特征的不同，侵袭性真菌鼻-鼻窦炎分为急性、慢性和肉芽肿型3种类型。急性侵袭性真菌鼻-鼻窦炎好发于糖尿病血糖控制不佳、血液系统恶性肿瘤、造血干细胞移植受体、恶性肿瘤化疗后等严重免疫低下患者，急性起病，病程多在4周以内，病情进展迅速，易累及眼、脑，危及生命，组织病理学改变是以真菌菌丝侵犯血管导致血栓性血管炎、出血、组织坏死以及急性中性粒细胞浸润为主要特征。

鼻-眼-脑毛霉病患者早期症状与慢性鼻炎、鼻窦炎症状极为相似，如鼻塞、头痛等，病情进一步发展，鼻腔可有暗红色血性分泌物流出，鼻腔、鼻窦内可形成坏死性肉芽肿。病变进一步侵犯眼部可引起眼睑水肿、眼肌麻痹、眼球突出、瞳孔固定、视力下降甚至失明等症状。病变一旦累及颅内则可迅速出现脑膜炎、脑炎等相应症状，脑神经往往受累，尤其是第Ⅴ、Ⅶ对脑神经功能障碍，可出现面部疼痛、面瘫等症状，随着病情进展，病原体侵入较大的颅内血管，引起栓塞和组织坏死，晚期病人可出现颅内高压及脑疝，病死率高达50%～70%。该病的诊断要通过病变部位组织病理学检查来明确，如缺乏组织病理学依据，取自无菌部位的样本镜检看到典型的接合菌菌丝也可明确诊断。因毛霉菌广泛存在于自然界中，所以鼻、腭分泌物及痰、粪等单纯培养阳性不能作为确诊依据。但同一患者不同来源的标本同时检出毛霉菌或同一标本多次培养出毛霉时，对于临床医生来说则应引起重视。

侵袭性毛霉病的疗效取决于四个重要因素：① 早期诊断；② 解除危险因素，如控制血糖；③ 必要时手术清创；④ 合理的抗真菌药物治疗。抗真菌药物首选两性霉素B或两性霉素B脂质体，泊沙康唑可作为治疗失败或不能耐受两性霉素B时的备选方案。两性霉素B联合泊沙康唑的抗真菌治疗方案是否优于单药治疗尚待进一步的临床研究。关于毛霉病抗真菌治疗的疗程，目前尚无统一的标准，需根据每位患者的病情做个体化讨论，总体来说治疗需持续至满足以下所有条件：① 感染的临床症状和体征消失；② 影像学上的异常消失或持续稳定；③ 基础的免疫抑制状态好转。

中枢神经系统毛霉感染临床并不多见，本例患者在糖尿病酮症酸中毒后出现急性进展的鼻-眼-脑感染，病理证实为毛霉感染，外院予两性霉素B脂质体联合泊沙康唑治疗效果不佳。入院后改为普通两性霉素B联合泊沙康唑抗真菌治疗，患者症状有所缓解，但出现两性霉素相关的肾脏不良反应，故仅保留泊沙康唑单药治疗。中枢神经系统毛霉感染的疗程并无统一标准，需根据不同的患者个体化治疗，但总体来说，症状及体征消失、影像学病灶消失等是重要的观察指标。

（朱浩翔　王　璇　林　洁　朱利平）

参·考·文·献

[1] Chakrabarti A, Das A, Mandal J, et al. The rising trend of invasive zygomycosis in patients with uncontrolled diabetes mellitus [J]. Med Mycol, 2006, 44 (4)：335-342.

[2] Roden MM, Zaoutis TE, Buchanan WL, et al. Epidemiology and outcome of zygomycosis: a review of 929 reported cases [J]. Clin Infect Dis, 2005, 41 (5)：634-653.

[3] Pagano L, Ricci P, Tonso A, et al. Mucormycosis in patients with haematological malignancies: a retrospective clinical study of 37 cases [J]. GIMEMA Infection Program (Gruppo Italiano Malattie Ematologiche Maligne dell'Adulto). Br J Haematol, 1997, 99 (2)：331-336.

[4] Ribes JA, Vanover-Sams CL, Baker DJ. Zygomycetes in human disease [J]. Clin Microbiol Rev, 2000, 13 (2)：236-301.

[5] Lanternier F, Sun HY, Ribaud P, et al. Mucormycosis in organ and stem cell transplant recipients [J]. Clin Infect Dis, 2012, 54 (11)：1629-1636.

[6] Spellberg B, Walsh TJ, Kontoyiannis DP, et al. Recent advances in the management of mucormycosis: from bench to bedside [J]. Clin Infect Dis, 2009, 48 (12)：1743-1751.

[7] Chakrabarti A, Denning DW, Ferguson BJ, et al. Fungal rhinosinusitis: a categorization and definitional schema addressing current controversies [J]. Laryngoscope, 2009, 119 (9)：1809-1818.

14

一例起搏器致三尖瓣破损，
三尖瓣置换术后曲霉感染性心内膜炎

曲霉感染多见于免疫抑制患者，最常累及肺部，感染性心内膜炎较少见，多发于心脏手术后。曲霉感染性心内膜炎预后差，病死率很高。本病例是一例起搏器致三尖瓣破损，三尖瓣置换术后发生的曲霉感染性心内膜炎患者，经历2次三尖瓣置换术，在抗真菌治疗早期仍有新发赘生物累及新瓣膜，经过积极抗真菌治疗后赘生物逐渐缩小，最终消失，避免进行第三次心脏瓣膜置换术。

病史摘要

- **入院病史**

患者，男性，63岁，安徽芜湖人，于2016年11月21日入院。

- **主诉**

反复发热、寒战2个月。

- **现病史**

2016年9月初因气急、下肢水肿外院就诊，心超发现三尖瓣破损、重度反流，考虑患者6年前置入的起搏器致三尖瓣破损。9月13日外院行三尖瓣生物瓣膜置换术。术中见三尖瓣瓣环明显扩大，可纳4指，三尖瓣后瓣挛缩，其余2瓣质地尚可，植入瓣环及缝合后仍有明显反流，予以行三尖瓣置换。

术后2周出现发热，于每日傍晚出现，体温最高可至39.5℃，不予用药，大汗淋漓后热退，伴寒战、咽喉部痒、咳嗽、咳拉丝样黏稠白痰、乏力。遂于10月18日就诊当时医院，10月20日心超示：与9月22日比较，右心房内径（52 mm×50 mm）仍增大，右心室内径正常，三尖瓣位生物瓣支架固定，瓣叶回声增厚，瓣上见中等回声，大小约11 mm×8 mm，随瓣膜活动而飘动。明确三尖瓣赘生物形成，考虑细菌感染，予万古霉素抗感染2周后发热无明显好转。11月1日心超示：与10月20日比较，三尖瓣位生物瓣支架固定，瓣叶回声增厚，瓣上见中等回声，大小约23 mm×8 mm，随瓣膜活动而飘动。提示三尖瓣赘生物增大，遂于11月7日全麻下行三尖瓣生物瓣置换＋起搏导线电极移除术，术后病理提示曲霉不除外。请我科医生会诊后于11月11日起使用伏立康唑抗真菌治疗。11月14日复查心超：三尖瓣位生物瓣支架固定，瓣叶回声尚清晰，启闭活动未见明显异常，瓣周未见明显异常回声。于11月17日拔除原有永久起搏器及起搏导线。患者情况较前好转，体温正常，血象基本正常，拟"曲霉心内膜炎"转至我科进一步治疗。

患病以来患者精神不好，胃纳较差，睡眠好，大小便正常，有体重明显下降，近2个月下降10 kg。

· 既往史

2010年因"病态窦房结综合征"行心脏起搏器植入术。2016年1月局麻下行起搏器电源置换术。

· 入院查体

T 36.8℃，P 60次/分，R 18次/分，BP 135/75 mmHg，身高167 cm，体重60 kg；神志清楚，回答切题，自动体位，查体合作；全身浅表淋巴结无肿大。未见皮下出血点，未见皮疹。前胸正中可见20 cm长竖直的手术瘢痕。巩膜无黄染。双侧瞳孔等大等圆，对光反射灵敏，口唇无发绀。颈软，无抵抗；双肺呼吸音清晰，未闻及干、湿性啰音。心率60次/分，律不齐，心尖区及三尖瓣区可闻及双期吹风样杂音；腹平坦，腹壁软，全腹无压痛，无肌紧张及反跳痛，肝脾肋下未触及，肝肾脏无叩击痛，肠鸣音4次/分。

· 辅助检查

11月7日术后病理：心脏赘生物，碎，4 cm×3 cm，灰红灰褐色，质软，另送心脏赘生物，1 cm×1 cm×0.5 cm，灰白色。炎性坏死、渗出中见真菌成分，部分区菌团形成，曲霉不除外（图14-1）。

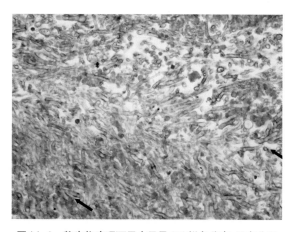

图14-1　赘生物病理可见大量呈45°锐角分支，且有分隔的曲霉丝。图中箭头提示曲霉菌丝分支

临床关键问题及处理

患者为中老年男性，6年前有心脏起搏器置入术，置入6年后予以更换电池。后因气急、下肢水肿就诊发现三尖瓣重度反流，心外科予以手术治疗，术中发现三尖瓣破损严重，行三尖瓣置换术。术后2周出现发热，随访心超发现置换后的三尖瓣瓣叶上有赘生物，且在常规抗感染治疗后，赘生物明显增大，于是进行了第二次三尖瓣置换术。术后赘生物病

理提示曲霉感染。因此，"曲霉感染性心内膜炎"诊断明确。需要考虑的临床问题包括：

·关键问题1 该患者应采用什么治疗方案？

患者诊断为曲霉感染性心内膜炎，诊断明确。予以静脉使用伏立康唑治疗，第一天剂量为 6 mg/kg q12 h，第二天起剂量为 4 mg/kg q12 h。

·关键问题2 既往文献资料提示，曲霉感染性心内膜炎病死率高，治疗成功率较低。故在该患者治疗过程中，应密切随访，关键问题是应随访观察哪些指标？

1）随访观察心内膜炎相关毒血症状及非特异性炎症指标，包括体温变化、血沉、C反应蛋白及降钙素原等。

2）随访心脏杂音：有无新发杂音，及杂音性质或强度有无改变。

3）随访有无微血管栓塞或免疫病变：血红蛋白、尿常规、Roth点、Janeway损害、Osler结节等。

4）随访心超，有无新发赘生物形成及赘生物大小有无改变。

5）伏立康唑使用过程中有无不良反应：肝功能异常、视觉障碍、幻觉等。

患者治疗过程中，随访上述指标，体温正常，贫血及尿常规逐渐好转，血沉及C反应蛋白逐渐下降（表14-1），无新发杂音，无新发皮肤黏膜病变。患者使用伏立康唑治疗过程中，无视觉障碍及幻觉等不良反应，治疗过程中出现一过性转氨酶升高，予以加用茴三硫保肝治疗后，肝功能明显好转，仍继续伏立康唑治疗。

表14-1 患者病程中随访结果

日 期	血红蛋白(g/L)	尿白细胞(/μl)	尿红细胞(/μl)	血沉(mm/h)	C反应蛋白(mg/L)	降钙素原(ng/ml)
11/22	117	13.9	24.3	84		0.21
11/25	111	6.5	14.4	85	75.9	
12/5	105	6.8	30.6	82	51.4	
12/8	112	4.4	16	73	61.6	0.12
12/12	105	4	9.4	72	41.5	0.06
12/15	112	2.1	7.4	71	35.5	0.07
12/19	111	3.3	9.8	74	29.9	0.05
12/22	116	2.1	11	77	44.3	0.05
12/26	118	3.7	5.5	70	26.5	0.1
12/28	127	3.2	11.9	73	20.1	0.09
12/30	111			54	16	0.06
1/3	112	2.2	10	66	24.4	0.09

（续表）

日　期	GPT(U/L)	GOT(U/L)	TBiL(μmol/L)	ALP(U/L)	GGT(U/L)	INR
11/22	29	37	29.8	243	250	4.72
11/25	35	35	23.2	256	267	6.35
12/1	56	44	12.1	281	301	3.21
12/5	54	29	12.4	405	399	2.18
12/8	29	20	14.2	274	262	1.63
12/12	21	19	＜12	195	172	1.58
12/15	19	18	＜12	185	153	1.54
12/19	19	18	＜12	181	133	1.78
12/22	18	17	12	199	136	1.94
12/26	94	80	23.1	491	433	2.2
12/28	59	32	16.6	415	357	2.58
12/30	34	20	14	290	248	2.75
1/3	37	21	12.5	363	317	2.77

治疗过程中随访心超。

2016年11月24日心超：外院三尖瓣置换术后，人工生物三尖瓣支架固定，支架附着处仍可见团块状赘生物飘动，大小约12 mm×6 mm，人工生物三尖瓣周围疑见米粒状物飘动。

2016年12月13日心超：人工生物三尖瓣支架固定，支架附着处仍可见团块状赘生物飘动，大小约11 mm×8 mm。

与术后1周心超相比，治疗过程中三尖瓣支架附着处出现新的赘生物，因患者已进行2次三尖瓣置换术，再进行第三次三尖瓣置换术需要在充分抗感染治疗后，且治疗过程中，赘生物没有继续增大，故仍继续予以伏立康唑抗感染治疗。静脉使用伏立康唑治疗3个月后，三尖瓣支架附着处赘生物明显缩小，心脏杂音消失。改用伏立康唑200 mg q12 h口服治疗，继续口服治疗后2个月复查心超正常。患者仍继续伏立康唑200 mg q12 h口服治疗。疗程已达6月余，目前仍在继续口服用药及密切随访中，患者病情稳定，无不适。

背景知识介绍

自然界大概有曲霉200多种，常见能致病的曲霉有烟曲霉、黑曲霉、黄曲霉、土曲霉等。在免疫抑制人群中，曲霉能造成严重感染。因曲霉入侵途径最常见是呼吸道吸入，所以曲霉感染最常累及肺部，主要有三种感染形式：侵袭性曲霉病、慢性曲霉病和变应性曲霉病。

曲霉感染性心内膜炎较少见。感染性心内膜炎并不是一种常见疾病，年发病率约为（3～7）例/100 000人。在感染性心内膜炎中，真菌性心内膜炎约占1.3%～6%，而曲霉引起的感染性心内膜炎大约占真菌性心内膜炎的30%。曲霉感染性心内膜炎所致病死率很高，早期的数据显示其中位生存期只有11天，存活率＜20%，这可能与早期心脏手术水平较低，且没有有效治疗药物有关。较新的数据提示其病死率仍高达68%～92.7%。

曲霉感染性心内膜炎较常见于静脉成瘾药物使用者或免疫抑制患者，但是心血管介入装置的广泛使用及心脏手术成为新的危险因素，包括中心静脉导管、永久性起搏器、除颤仪及人工瓣膜等。手术后发生的曲霉感染主要见于免疫功能正常患者，也包括部分短期使用糖皮质激素患者。心脏手术后曲霉感染性心内膜炎易感，可能与手术环境中空调系统曲霉污染有关。

曲霉感染性心内膜炎患者临床表现有发热、心脏杂音，栓塞症状常见，表14-2总结1950—2010年发表的曲霉感染性心内膜炎的临床特点。

曲霉感染性心内膜炎患者血培养阳性率低，诊断主要依靠瓣膜组织或赘生物病理中见到曲霉菌丝。心脏超声检查提示曲霉主要累及二尖瓣或主动脉瓣，也可累及多个瓣膜。

表14-2 曲霉感染性心内膜炎临床特点

临 床 特 点	比 例
发热	57%
栓塞症状	53%
二尖瓣	49%
主动脉瓣	45%
三尖瓣	17%
心脏装置导线	9%
肺动脉瓣	2%
多个瓣膜	21%
脏器栓塞并发症	75%

曲霉感染性心内膜炎，指南推荐早期手术治疗联合抗真菌治疗。首选抗真菌治疗药物是伏立康唑或两性霉素B脂质体。伏立康唑静脉推荐剂量为第一天6 mg/kg q12 h，后续4 mg/kg q12 h；口服剂量200～300 mg q12 h。两性霉素B脂质体推荐剂量为3～5 mg/（kg·d），静脉使用。对于手术瓣膜置换术后的患者，需要考虑予以较长时间治疗，甚或终生抗真菌治疗。

点　评

　　本例曲霉感染性心内膜炎，在外科积极手术治疗联合内科充分抗真菌治疗后，患者三尖瓣赘生物消失，病情稳定。通过该病例的学习，我们回顾了曲霉感染性心内膜炎的特点及临床表现。近年，随着心脏手术及各种导管介入手术开展增多，曲霉感染性心内膜炎发生率较前增加。曲霉感染性心内膜炎诊断需依靠赘生物病理明确，较难第一时间做出诊断和治疗，故病死率很高。明确诊断后，需外科手术联合内科长期抗真菌治疗才能取得治疗的成功。

（于　洁　赵华真　朱利平）

参·考·文·献

[1] Baddour LM, Wilson WR, Bayer AS, et al. Infective Endocarditis in Adults: Diagnosis, Antimicrobial Therapy, and Management of Complications[J]. Circulation, 2015, 132 (15) : 1435−1486.

[2] Ellis ME, Al-Abdely H, Sandridge A, et al. Fungal Endocarditis: Evidence in the World Literature, 1965−1995[J]. Clin Infect Dis, 2001, 32 (1) : 50−62.

[3] Pierrotti LC, Baddour LM. Fungal endocarditis, 1995−2000[J]. Chest, 2002, 122 (1) : 302−310.

[4] Pasqualotto AC, Denning DW. Post-operative aspergillosis[J]. Clin Microbiol Infect, 2006, 12 (11) : 1060−1076.

[5] McCormack J, Pollard J. Aspergillus endocarditis 2003−2009[J]. Med Mycol, 2011, 49 (S1) : S30−S34.

[6] Kalokhe AS, Rouphael N, El Chami MF, et al. Aspergillus endocarditis: a review of the literature[J]. Int J Infect Dis, 2010, 14 (12) : e1040−e1047.

[7] Patterson TF, Thompson GR, Denning DW, et al. Executive Summary: Practice Guidelines for the Diagnosis and Management of Aspergillosis: 2016 Update by the Infectious Diseases Society of America[J]. Clin Infect Dis, 2016, 63 (4) : 433−442.

15

治疗过程坎坷曲折的曲霉脑脓肿

　　脑脓肿是中枢神经系统感染的一种特殊形式，与常见的脑膜炎、脑炎不同，脑脓肿有着显著的占位效应，且因为脓肿壁的形成，药物治疗的效果往往不那么理想。能尽早明确诊断、明确病原并且及时进行强有力的针对性治疗是内科治疗的关键，与患者的预后密切相关。另一方面，随着神经外科的不断发展，外科手术在脑脓肿诊治中的地位越来越重要。本例患者在长期内科治疗中效果始终不确切，迫使医生在不同病原间犹豫摇摆，最后终于通过外科手术明确了病原，现介绍如下，帮助我们更好地认识曲霉脑脓肿的特点。

病史摘要

· 入院病史

患者，男性，47岁，会计，2016年11月23日收入我科。

· 主诉

反复抽搐、肌张力障碍、意识障碍半年余。

· 现病史

　　患者2016年1月10日献血及劳累后出现鼻塞流涕等感冒样症状，伴干咳、幻嗅，无发热、头痛、头晕、恶心、呕吐、意识障碍等症状，未予重视。2月12日患者突然出现口角歪斜伴四肢乏力，遂至县人民医院住院治疗，查头颅MRI、MRA未见明显异常。2月16日患者四肢乏力加重，不能独立行走伴吞咽困难、呃逆，至当地某三甲医院就诊，查血常规示白细胞8.27×10^9/L，中性粒细胞89.3%，2月18日腰穿示脑脊液糖4.4 mmol/L，氯124 mmol/L，蛋白质153 mg/L，有核细胞25/μl，墨汁染色阴性。当天晚上患者出现躁狂、记忆力减退、呼吸困难、四肢抽搐，后逐渐意识丧失，予气管插管呼吸机辅助呼吸，当时查白细胞16.63×10^9/L，中性粒细胞90.8%，肌酸激酶535 U/L，肌酐71.9 mmol/L，肝功能正常，头颅MRA未见明显异常，胸腹部CT提示右上肺陈旧性病灶、肝多发囊肿、前列腺钙化，考虑诊断为"中枢神经系统感染，病毒性脑炎"，予对症支持治疗。后患者多次复查均提示血白细胞及中性粒细胞比例稍高，谷丙转氨酶、谷草转氨酶轻度升高，肌酸磷酸激酶最高达7 167 U/L，血培养（－），痰培养提示铜绿假单胞菌，曾先后予头孢西丁、美罗培南抗感染，甲泼尼龙静滴抗炎，甘露醇降颅压，并予抗癫痫等对症治疗。经治疗后患者症状好转，神志转清，逐渐停药后于5月6日出院。5月8日患者再次出现四肢乏力、抽搐、坐立不安，再次于当地医院就诊，查白细胞6.75×10^9/L，中性粒细胞66%，肝功能等正常，5月10日查头颅MR增强提示右侧楔状叶异常信号影，考虑感染性病变，脑脓肿形成，双侧额颞部硬膜下积液。5月17日腰穿示脑脊液糖3.04 mmol/L，氯118 mmol/L，蛋白质3 180 mg/L，有核细胞80/μl。5月18日患者出现发热，体温最高38.8℃，诊断为脑脓肿，予万古霉素＋头孢曲松抗感染治疗，患者症状略好转，6月2日复查头颅MRI提示病灶实质性成分较前变化不明显，但水肿范围较前增大，双侧额颞部硬膜积液，右侧乳突炎，双侧筛窦、左侧额窦炎。6月10日患者收入我院北院治疗，头颅MRI提示右枕叶异常信号，结合病史拟诊脑脓肿，予利奈唑胺＋美罗培南抗感染。6月14日腰穿示脑脊液压力260 mmH$_2$O，蛋白质480 mg/L，脑脊液细菌、真菌、结核、隐球菌检查均阴性。腰穿后患者出现四肢抽搐，身体僵直，夜间无法入睡，查体示四肢肌张力增高呈齿轮样强直，四肢肌力Ⅴ级，颈强直（＋），双下肢巴氏征（＋），予西酞普兰抗焦虑、巴氯芬降肌张力，托吡酯、氯硝西泮控制癫痫。因患者血T-SPOT.TB回报强阳性，考虑为结核性脑脓肿可能，6月18日起予异烟肼、利福平、吡嗪酰胺、乙胺丁醇、利奈唑胺抗结核治疗。6月24日复查头颅MRI提示右枕叶异常信号较前片无明显变化，但患者自觉四肢乏力好转，肌张力及颈项强直较前缓解。至7月7日抗结核治疗满3周，复查头颅MRI提示右枕叶多发异常强化灶，较前片新增一环状强化，右侧乳突炎，双侧筛窦、额窦炎，故考虑诊断性抗结核治疗无效，7月8日停止抗结核治疗，并请神经外科会诊，建议手术取病理明确诊断。与患者家属沟通后患方暂不考虑行手术治疗，结合病史考虑真菌性脑脓肿不能除外，7月12日起予伏立康唑经验性抗真菌治疗。8月1日复查头颅MRI提示病灶有所增大，建议神经外科行穿刺活检或手术以明确病灶性质，患方仍暂不考虑手术或穿刺检查。8月22日复查头颅MRI示部分病灶较前有所吸收，故继续伏立康唑抗真菌治疗。9月13日复查头颅MRI提示病灶较前略缩小，予改口服伏立康唑出院。10月25日患者于当地复查头颅MRI提示病灶再次较前增大，症状较前无明显变化。现患者为进一步诊治入院。

· **既往史**

患者平素健康状况良好，否认高血压、糖尿病、冠心病史，否认肝炎、结核等传染病史，否认手术外伤史，否认输血史，否认药物过敏史。

· **入院查体**

体温36.5℃，两肺呼吸音粗，未及干湿啰音，心脏各瓣膜区未及病理杂音。四肢肌张力增高，呈齿轮样强直，四肢肌力Ⅴ级，颈强直（＋），双下肢巴氏征（＋）。

· 入院时实验室检查

白细胞6.45×10^9/L，红细胞4.64×10^{12}/L，血红蛋白130 g/L，血小板229×10^9/L，中性粒细胞65.9%，淋巴细胞25.0%，单核细胞7.3%，嗜酸性粒细胞1.2%，红细胞沉降率18 mm/h，超敏C反应蛋白3.2 mg/L，白蛋白43 g/L，球蛋白20 g/L，前白蛋白283 mg/L，总胆红素8.2 μmol/L，谷丙转氨酶20 IU/L，谷草转氨酶20 IU/L，γ–谷氨酰转移酶22 IU/L，碱性磷酸酶66 IU/L，葡萄糖4.68 mmol/L，肌酐56.9 μmol/L，钾4.38 mmol/L，钠140.1 mmol/L，氯105.6 mmol/L，钙2.40 mmol/L，磷1.10 mmol/L，镁0.91 mmol/L，肌酸磷酸激酶381 U/L，乳酸脱氢酶166 U/L，α–羟丁酸脱氢酶133 U/L，铁蛋白39.20 μg/L，肿瘤标志物全套未见异常。

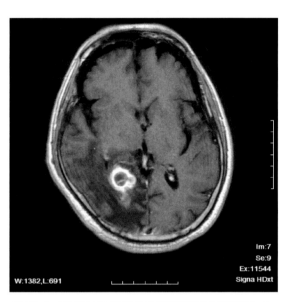

图15-1　2016年11月25日头颅MRI提示右侧楔叶占位，符合脓肿表现，较前片病灶增大

· 辅助检查

头颅MR增强（图15-1）：右侧楔叶占位，符合脓肿表现，较前片病灶增大。左侧上颌窦、额窦炎，额窦脓肿形成可能。

颈椎MR增强：颈椎序列不稳、曲度反张，C3-C4椎间盘轻度突出，C5-C6左侧椎间孔神经鞘膜囊肿。

胸椎MR增强：未见明显异常。

临床关键问题及处理

· 关键问题　引起患者脓肿的病原体究竟是什么？

患者既往免疫力正常，病初主要表现为反复肌张力异常、抽搐、意识障碍、精神症状，虽间有发热症状但不显著，多次腰穿均提示蛋白质、细胞轻度异常，符合病毒性脑膜脑炎表现，经对症治疗后好转出院。出院后患者再次出现症状，5月头颅MRI见颅内脓肿形成，其后曾行抗细菌、抗结核、抗真菌治疗，但患者肌张力障碍症状始终持续，多次复查头颅MRI亦未见病灶明显好转，故目前当务之急是明确患者脑脓肿的病原。患者有血T-SPOT.TB强阳性，诊断性抗结核共3周，对于结核性脑脓肿而言疗程并不算长，而患者自觉症状有改善，故诊断为结核有一定依据，但患者抗结核治疗后颅内似有新发病灶，又似乎不支持该诊断。追问病史，患者当时治疗病毒性脑炎时，曾给予每天1 000 mg甲泼尼龙冲击治疗，并在减量后一段时间内（约2个月）长期应用甲泼尼龙抗炎，故存在免疫抑制基础，后予抗真菌治疗较长时间后症状尚稳定，且病灶一度缩小，因此真菌亦不能除外，但抗真菌约3周时以及3个月后的头颅MRI均提示病灶增大，让真菌的诊断也存在疑问。更为棘手的是，患者因为种种原因始终不接受外科手术。因此，目前只能在内科的范围内进行诊断性治疗，针对结核延长治疗观察期或者针对真菌坚持静脉强化治疗，同时继续努力做患方的工作，争取手术机会。

·入院后治疗经过

患者入院后头颅MRI提示病灶增大，改静滴伏立康唑继续抗真菌治疗。12月8日再次复查头颅MRI提示病灶继续增大，考虑抗真菌治疗效果不佳，和家属沟通后再次予诊断性抗结核治疗，治疗方案为异烟肼＋利福平＋吡嗪酰胺＋莫西沙星，并予甲泼尼龙每天12 mg抗炎，加用乙哌立松减低肌张力，因患者出现肝功能异常改利福平为乙胺丁醇治疗，后患者肝功能恢

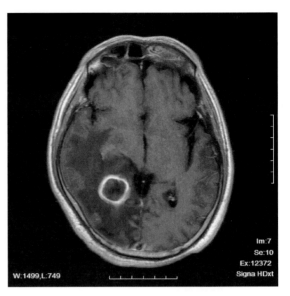

图15-2　2016年2月30头颅MRI提示
右侧颞枕叶病变较前增大

复正常。12月30日复查头颅MRI提示右侧颞枕叶病变较前片继续增大（图15-2）。

手术前治疗经过及颅内病灶大小变化示意图见图15-3。

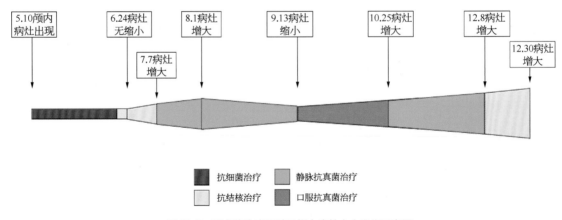

图15-3　手术前治疗经过及颅内病灶大小变化示意图

考虑内科治疗不能有效控制病情，再次建议外科手术，患方表示同意。2017年1月11日患者于全麻下行脑脓肿切除术，术后送培养示"丝状真菌生长＋"，结核菌培养及涂片未找到抗酸杆菌，病理结果"脑脓肿，内见真菌菌丝，形态可符合曲霉"。考虑诊断曲霉脑脓肿明确，1月19日起予伏立康唑0.2 g静滴q12 h抗真菌治疗，并予改善肌张力、控制癫痫等辅助治疗，患者整体症状有所改善，2月8日复查头颅MRI提示"右侧颞枕叶脑脓肿术后改变，术区环形强化"（图15-4），3月23日再次复查头颅MRI较前好转（图15-5）。

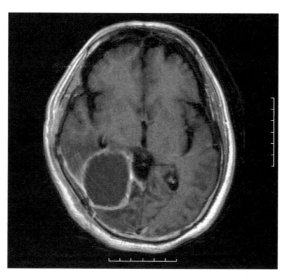

图15-4　2017年2月8日头颅MRI提示右侧颞枕叶脑脓肿
术后改变，术区环形强化

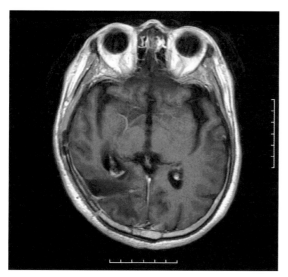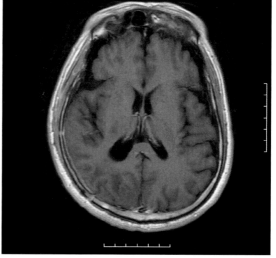

图15-5　2017年3月23日头颅MRI提示病灶较前缩小 (提示：病灶切除后上方正常脑组织下垂，原脓肿范围下移)

背景知识介绍

　　曲霉在环境中广泛存在，当人体患有影响免疫系统的疾病（如艾滋病、白血病、淋巴瘤等）或因应用免疫抑制药物时（如糖皮质激素、免疫抑制剂、化疗药等）易引起感染，但免疫正常人群感染曲霉的亦不在少数。中枢神经系统曲霉感染多由肺曲霉病等其他部位病灶经血播散至颅内引起，或由曲霉性鼻窦炎、乳突炎等直接侵犯颅内引起，即使应用抗真菌治疗，病死率仍较高。

曲霉脑脓肿的临床表现与结核性脑脓肿等疾病类似，缺乏特征性临床表现，实验室检查亦容易出现假阳性、假阴性情况，脑脊液培养阳性率很低，早期诊断较为困难。在没有其他部位曲霉感染的患者中，更不容易首先考虑曲霉性脑脓肿。难上加难的是，即使应用抗真菌治疗，短期内患者症状及影像学表现常常没有显著的改善，考验着医生的诊治思路。

外科手术对于脑脓肿的治疗具有重要价值。手术取出病灶进行病理检查和培养有助于明确感染病原，对于药物难以渗透的脓肿也有良好的治疗效果。如脓肿位于手术风险较大的区域而导致无法手术切除，亦可通过引流、减压等手段辅助治疗。因此，在诊断、治疗均较为困难的曲霉脑脓肿上，外科手术可以成为有力的手段之一。

伏立康唑是广谱抗真菌药物，对曲霉感染有良好的治疗效果，且脑脊液通透性较好，故常用于治疗曲霉脑脓肿。两性霉素B对于曲霉脑脓肿亦是可选药物之一，但不良反应较大，长期用药需加强监测，其脂质体制剂可能有更好的效果。其他如伊曲康唑、棘白菌素类等抗真菌药物亦有一定疗效。

本例曲霉脑脓肿业已手术切除，病理诊断证实为曲霉，术后脓液培养也证实为曲霉，诊断可以确定。曲霉脓肿是占位性病变，因此，脑脊液早期可能细胞数不高糖也不低，颇似病毒性脑炎，早期MRI也未见占位病灶。本例MRI增强见左侧上颌窦、额窦炎，额窦脓肿形成，极为可能为入侵途径。脑脓肿的治疗本身需要较长疗程，并且因药物较难进入脓肿，导致病灶的好转变化较慢，不能立刻反映当前治疗方案的效果，因此患者在不同的治疗方案间切换、观察，耗费了大量宝贵的时间。更加之患者方面因为种种原因对于手术犹豫不决，错失了尽早通过病理明确诊断的机会，使得该病例的治疗曲折、坎坷。幸而最终通过手术明确了诊断，坚定了强力抗真菌治疗的信心，最终的结果也是较为令人满意的。通过该病例，我们可以充分了解外科手术在疑难脑脓肿诊治中的价值。

（陈沛冬　贾　雯　金嘉琳　张文宏）

参·考·文·献

[1] Mohindra S, Mukherjee KK, Chhabra R, et al. Invasive intracranial aspergillosis: the management dilemmas [J]. Surg Neurol, 2008, 69 (5) : 496–505.

[2] Wasay M, Patel J, Azam I, et al. Preoperative antifungal therapy may improve survival in patients with Aspergillus brain abscess [J]. Clin Neurol Neurosurg, 2009, 111 (7) : 565–567.

[3] Bao ZS, You G, Li WB, et al. A single aspergillus fumigatus intracranial abscess in an immunocompetent patient with parietal lobe

tumorectomy [J]. World J Surg Oncol, 2014, 7 (12) : 181.

[4] Srikumar T, Pabbathi S, Fernandez J, et al. Aspergillus Terreus Brain Abscess Complicated by Tension Pneumocephalus in a Patient with Angiosarcoma [J]. Am J Case Rep, 2017, 10 (18) : 33−37.

[5] Patiroglu T, Unal E, Yikilmaz A, et al. Atypical presentation of chronic granulomatous disease in an adolescent boy with frontal lobe located Aspergillus abscess mimicking intracranial tumor [J]. Childs Nerv Syst, 2010, 26 (2) : 149−154.

[6] Curone M, D'Amico D, Maccagnano E, et al. Fatal Aspergillus brain abscess in immunocompetent patient [J]. Neurol Sci, 2009, 30 (3) : 233−235.

[7] Wandroo F, Stableforth P, Hasan Y. Aspergillus brain abscess in a patient with acute myeloid leukaemia successfully treated with voriconazole [J]. Clin Lab Haematol, 2006, 28 (2) : 130−133.

16

泊沙康唑治疗泌尿系统曲霉病

题记

曲霉病是一种相对少见但严重危及生命的侵袭性真菌病,好发于免疫低下患者。可累及鼻、脑、肺等部位,但单纯累及泌尿系统的曲霉病相对罕见,其诊断和治疗较为困难。本例患者以反复腰痛起病,尿中间断出现絮块状物为特点,外院多次尿培养和组织病理学检查均提示真菌感染,但常规抗真菌治疗疗效不佳。再次病理阅片见曲霉特征性改变,最终确诊为泌尿系统曲霉病。予泊沙康唑抗真菌治疗后病情明显好转。该患者虽有肝肾功能不全,但应用泊沙康唑后并未出现明显的不良反应,表明该药物的安全性高。

病史摘要

·入院病史

患者,男,46岁,公务员,2015年11月4日收入我科。

·主诉

间歇性腹痛、发热伴尿中絮状物1年余。

·现病史

患者于2014年10月午餐后感右下腹隐痛,后疼痛逐渐加重,放射至腰部,疼痛剧烈难忍,无恶心、呕吐,无腹泻,于当地医院就诊,诊断"肾结石",予以山莨菪碱(654-2)、吗啡等止痛治疗后疼痛缓解。当天排尿时发现粉色肉样组织2块,病理提示炎症(未见报告),予头孢曲松及左氧氟沙星治疗2周效果欠佳。仍间断出现发热、腹痛、尿中絮状物。于2014年11月就诊于某三甲医院,诊断为"泌尿系感染",尿中絮状物镜检结果考虑为真菌感染(具体不详),予伊曲康唑口服液20 ml q12 h治疗两月后停用,自诉尿中絮状物较前减少。停药半月后(2015年1月底)再次出现腹痛加重伴发热39℃、尿中出现块状物,再次就诊于当地医院,查尿常规:尿蛋白(3＋),潜血(2＋),白细胞(2＋);血常规:白细胞17×

10^9/L，血红蛋白111 g/L；肝功能：GPT 30 U/L，GOT 32 U/L，γ-GT 390 U/L，ALP 297 U/L，ALB 29.4 g/L，予以美洛西林、左氧氟沙星抗感染及还原型谷胱甘肽等保肝治疗。治疗期间患者突然出现排尿困难，急诊行双侧输尿管双"J"管置入术，当即解出浑浊尿液（自诉尿中有碎肉及大量絮状物）约300 ml，予亚胺培南-西司他丁抗感染治疗10天效果不佳，更换抗感染方案为头孢哌酮-舒巴坦联合卡泊芬净，尿中絮状物仍时有存在，遂于2015年3月18日转诊至上级医院住院诊治。入院3天后患者突发尿潴留，双肾梗阻，行双肾盂造瘘术并定期冲洗后患者肾盂及输尿管渐通畅，尿中絮状物持续减少，但多次尿真菌培养提示阳性，但无法鉴定菌种，外院间断予氟康唑抗真菌治疗。2015年6月23日患者再次因突发排尿困难就诊于当地医院，行膀胱镜检查提示：膀胱内菌丝团堵塞尿道内口，予以留置导尿。2015年6月29日再次至上级医院行膀胱镜下异物取出术，术后病理见真菌菌丝及孢子，因患者再次出现尿量减少，双侧肾区胀痛、恶心、呕吐，超声检查提示：双肾轻度积水伴双侧输尿管扩张（内透声差），考虑输尿管梗阻，行双侧肾盂造瘘术，持续开放引流，并于7月11日起予以伊曲康唑注射液抗真菌治疗，以及碳酸氢钠、浓盐水、呋喃西林等溶液间断冲洗肾盂2周，效果仍不佳，改用卡泊芬净50 mg/d治疗21天，患者左侧输尿管通畅，右侧仍梗阻，每日尿量1 000 ml左右，患者回当地医院于9月26日再次行输尿管镜取异物术（具体方式不详），术后输尿管通畅。患者现仍有间断尿米粒样物，无发热、腹痛、恶心等不适，24小时尿量3 000 ml左右，为进一步诊治收住入院。

· 既往史

既往慢性HBeAg阴性乙型肝炎20余年，2005年诊断为"肝炎后肝硬化失代偿、脾功能亢进"，并行"脾脏切除术及门体静脉分流术"。长期服用拉米夫定、阿德福韦酯抗病毒治疗。2015年曾有肝性脑病发作。

糖尿病史10余年，皮下注射诺和灵30R（早18 IU，晚14 IU），平日血糖控制可。

高血压病史10月余，目前服用非洛地平，血压控制尚可。

2015年4月因蛋白尿行肾穿刺活检术，病理诊断为"膜增殖性肾小球病变"。曾予激素冲击治疗3天，后激素渐减量至停药。

· 入院后体格检查

体温36.5℃，呼吸18次/分，血压111/77 mmHg，慢性肝病面容，全身皮肤黏膜未见瘀点、瘀斑及出血点，无肝掌及蜘蛛痣。全身浅表淋巴结无肿大。双肺呼吸音清，未闻及干湿啰音。心率78次/分，律齐，各瓣膜听诊区未闻及病理性杂音。腹平坦，腹壁软，脐周见腹壁静脉曲张，左上腹可见手术瘢痕。全腹无压痛，无肌紧张及反跳痛，肝脾肋下未触及，肝区、肾区无叩击痛，移动性浊音阴性，肠鸣音3次/分。脊柱四肢无畸形，活动自如，双下肢无水肿。双侧生理反射正常存在，巴氏征、克氏征阴性。

· 实验室检查

血常规：白细胞5.65×10^9/L，红细胞3.21×10^{12}/L，血红蛋白99 g/L，中性粒细胞38%，淋巴细胞46%，血小板342×10^9/L。尿常规：蛋白质（＋），白细胞脂酶（4＋），红

细胞计数 16.60/μl（↑），白细胞计数 1 472.10/μl（↑）。肝功能：谷丙转氨酶 49 U/L，谷草转氨酶 41 U/L（↑），总胆红素 11.10 μmol/L，结合胆红素 3.50 μmol/L，碱性磷酸酶 194 U/L（↑），γ-谷氨酰转移酶 194 U/L（↑），白蛋白 32 g/L（↓），球蛋白 27 g/L。电解质、肾功能、DIC 正常。肿瘤标志物：糖蛋白抗原 125 46.46 U/ml（↑），糖蛋白抗原 724 26.17 U/ml（↑），细胞角蛋白 19 片段：4.02 ng/ml（↑），余（−）。G 试验：191.20 pg/ml（↑），隐球菌荚膜多糖抗原乳胶凝集试验：阴性。ABBOTT：HBsAg（＋），HBsAb（−），HBeAg（−），HBeAb（−），HBcAb（＋），Anti-HCV（−）。尿真菌培养阴性，尿细菌培养：阴沟肠杆菌，菌落计数＞10 万 CFu/ml，药敏试验：庆大霉素、哌拉西林、头孢他啶、头孢吡肟、环丙沙星、复方磺胺甲噁唑、诺氟沙星均敏感。

泌尿系彩超：双肾盂轻度分离，内透声差。膀胱壁毛糙。双侧输尿管未见明显扩张。

PET-CT：全身（包括脑）PET 显像未见 FDG 代谢异常增高灶。左侧基底节区腔梗灶。甲状腺两叶密度不均匀，左叶钙化灶，未见 FDG 代谢增高，考虑为良性。双上肺肺大疱，肝硬化，肝右叶钙化灶，胆囊炎，轻度胃窦炎，结肠炎，椎体退行性变，未见播散表现。

临床关键问题及处理

·关键问题1 患者目前的诊断是什么？

患者病程长达 1 年，在外院多次尿培养提示真菌阳性，病理提示真菌感染，泌尿系统真菌感染诊断成立，患者同时有多种基础疾病：肾病综合征、慢性肾功能不全、高血压病、乙肝后肝硬化失代偿期、2 型糖尿病等。然而其入侵途径并不明确，患者双侧输尿管同时出现真菌阻塞，肾盂也有累及，结合患者有严重免疫低下基础疾病，提示播散性感染可能，但全身 PET-CT 并未发现其他部位感染灶；因此也不能排除先有膀胱真菌球，继之逆行感染双侧输尿管、肾盂可能。

·关键问题2 泌尿系真菌感染为何先后多种抗真菌药物治疗效果不佳？

患者反复出现腰痛、尿液中间断出现絮状块物，多次镜下检查均为真菌阳性，泌尿系统超声检查见膀胱内巨大异物，经膀胱镜手术切除，病理为真菌性改变，入院后借阅组织病理切片，结果发现为曲霉特征性改变（图 16-1），故该患者最终确诊为泌尿系统曲霉感染，患者抗真菌治疗效果不佳原因可能为既往使用的伊曲康唑、卡泊芬净等抗真菌药物在泌尿系统，特别是肾盂、输尿管和膀胱内达不到有效治疗浓度。虽然病程中曾出现服用伊曲康唑后症状改善，可能与患者同时进行手术治疗如肾盂造瘘、膀胱冲洗等有关，因此术后一段时间后会再次出现相应的症状和体征。

·关键问题3 泌尿系统曲霉病应该如何治疗？

深部曲霉感染如果不及时治疗，预后极差。美国感染病协会（IDSA）2016 年曲霉指南推荐手术和药物联合治疗，对于肾实质曲霉病，可选用伏立康唑。其他抗真菌药物，如泊沙康唑、伊曲康唑、棘白菌素类药物等因为尿液浓度低而不推荐使用。同时因为缺乏可

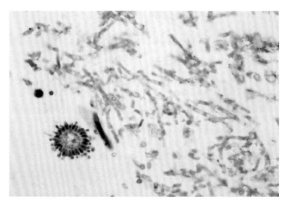
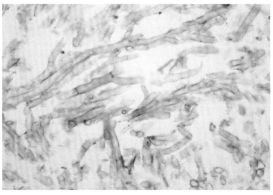

A   B

图 16-1　该患者膀胱镜手术病理提示曲霉特征性改变
A. 分生孢子头由小梗构成的囊泡和分生孢子链组成,右侧为菌丝 (HE,20×);
B. 平行、均一,以规律的间隔分离的菌丝,分支角度45° (HE,40×)

靠的临床研究,证据仅来自个别案例,因此临床治疗仍是一个严峻的挑战。因该患者处于肝硬化失代偿期,不适合选用肝损明显的伏立康唑。病理诊断明确后,选择了泊沙康唑400 mg q12 h口服的抗真菌治疗方案。治疗后尿中絮状物逐渐减少,未再出现腹痛、发热、尿急症状,复查肾脏B超、MRI均未见明显输尿管扩张,且未出现药物相关的肝肾毒性。治疗8个月后停用泊沙康唑治疗,随访至今无复发。我们认为该病人使用泊沙康唑成功治疗的原因可能有以下几点:首先,泊沙康唑有较高的肾组织浓度。过去一般认为泊沙康唑在组织中浓度较低,但新近有文献显示,该药物肾组织浓度较高(血浆浓度和各组织药物浓度见表16-1),甚至组织浓度可以达到血浆浓度的40倍之多,可能与其亲脂性有关。同时尽管其尿液浓度很低,尿中仅有0.28%的药物是有活性的,但是本例患者在治疗过程中采取了多种治疗手段,包括双肾盂造瘘术、膀胱镜下异物取出术等外科手术治疗。我们认为外科手术提供了必要途径。手术可能破坏了肾组织与尿液间的组织屏障,使得高组织浓度的泊沙康唑能够进入到尿液中,从而达到足够的尿液浓度。其次,本例患者可能是播散性感染,鉴于患者术后仍有絮状物的排出,感染源可能并不仅仅是真菌球,同时累及了肾实质。本例患者服用泊沙康唑后病情好转且未出现明显不良反应,可能与其肾脏浓度较高有关。

表16-1　泊沙康唑在血浆与各组织中药物浓度

编号*	血浆浓度（ng/ml）	组织浓度（ng/g）				
		脑	肾	肝	心	肺
1	30	160	480	620	310	140
2	10	80	320	660	180	200
3	40	40	280	260	未明确	110

（续表）

编号*	血浆浓度 (ng/ml)	组织浓度（ng/g）				
		脑	肾	肝	心	肺
4	70	未明确	510	1 000	510	550
5	50	60	330	500	260	670
6	330	260	4 600	7 460	1 790	4 530
7	390	320	1 550	2 290	1 730	890

* 1～7号分别为7位移植物抗宿主患者预防性应用泊沙康唑后的组织与血浆浓度

背景知识介绍

根据1965年Rapes研究,曲霉可分为18个群132个菌种,其中主要致病菌有10余种,以烟曲霉最为常见。曲霉主要感染免疫缺陷患者,尤其是器官移植患者。部分曲霉对植物有致病性,有些还可以感染鸟类如鸽子等,因此,皮毛工作者、常与鸟类接触者及从事农业工作者常引起感染。传播方式除直接进入皮肤黏膜外,也可由呼吸道进入鼻旁窦、支气管、肺,甚至通过血行途径侵犯到其他器官。虽然任何部位都有可能感染曲霉,但是泌尿系曲霉病相对少见。我们通常认为肾曲霉病有三个传播途径:上行性感染(病原菌通常来自导尿管);创伤或者手术;血行播散(在免疫缺陷病人中更常见)。可表现为严重的感染,无症状性菌尿和真菌球等。由于其临床表现不典型,早期诊断和治疗十分困难,显微镜直接镜检和尿中絮状物的培养可能有助于诊断。但由于曲霉是条件致病菌,其诊断主要依靠宿主的易感因素、与曲霉病相一致的临床和影像学表现以及组织活检发现特征性病理改变。反复的真菌直接涂片见分隔菌丝;病理组织检查见排列成放射状、分隔的菌丝,7～10 μm直径、呈45°分支的曲霉,都有助于诊断。本例患者最终也是通过膀胱镜下取材,组织病理再次阅片后发现曲霉特征性改变而确诊。

目前IDSA指南推荐手术和药物联合治疗,伏立康唑可用于肾实质感染。对于一侧或双侧输尿管梗阻病人,可选用减压的方法及使用两性霉素B脱氧胆酸盐膀胱灌注,但仅对肾盂感染有效,而对肾实质感染可能无效。鉴于肾脏曲霉较为罕见,其治疗的经验仅仅来自个别的病例报道,本例患者通过泊沙康唑治疗成功,说明泊沙康唑等肾实质浓度较高的药物在治疗泌尿系真菌感染方面有一定的使用价值。

泊沙康唑是第二代三唑类抗真菌药,目前仅有口服制剂。其抗菌谱广,对于念珠菌属(包括耐氟康唑的非白念珠菌株)、新生隐球菌和曲霉、荚膜组织胞浆菌、赛多孢都有较强抗菌活性;尤其是对比较罕见,但威胁生命的真菌疾病(接合菌病、镰刀菌病和球孢子菌病等)也有效。可透过血脑屏障,在脑中有较高的生物利用度,不良反应少且耐受性好。相关研究显示,泊沙康唑长期使用其不良反应并不增加。结构与伊曲康唑相似,都是通过抑制真菌细胞膜上麦角固醇生物合成的甾醇14α-去甲基化酶的活性,从而破坏膜的完整性。在代谢方面,泊沙康唑不是细胞色素P450酶系统底物,而是通过尿苷二磷酸-葡糖醛酸基转移酶途径进行代谢,然后经肠道糖蛋白P-ATP依赖的细胞膜转运蛋白从细胞内排出,几乎不从肾脏清除,故其使用时不需要根据年龄、种族、肾功能调节剂量,也不需要根据肝功能调整剂量。有文献表明,泊沙康唑在较低的血药浓度时(200 mg q12 h口服)就可以达到很高的组织浓度,易集聚在肺、肝、脾、肾组织,这可能与泊沙康唑易集聚在细胞膜结构,特别是内质网有关。综上所述,泊沙康唑作为一种新型广谱抗真菌药,安全性和耐受性较好,组织浓度高,可作为深部真菌感染的治疗选择之一。

本例患者以间歇性腹痛起病,尿中多次可见絮状物,外院病理提示真菌感染,但抗真菌治疗效果却不佳。且该患者有肝硬化、肾功能不全等多种基础疾病,抗真菌药物的选择范围明显缩小。入院后经再次病理读片,最终诊断为泌尿系统曲霉病,外院抗真菌药物治疗效果不佳可能与其在泌尿系统的浓度不够有关。虽根据指南推荐首选伏立康唑,但因伏立康唑的肝毒性其选择受到了限制。最终本例患者选用泊沙康唑,患者应用该药物后症状明显改善,且并未出现肝肾毒性,考虑与其肾组织浓度高有关。

(朱浩翔　周泠宏　钟海振　朱利平)

参·考·文·献

[1] Patterson TF, Thompson GR 3rd, Denning DW, et al. Practice Guidelines for the Diagnosis and Management of Aspergillosis: 2016 Update by the Infectious Diseases Society of America[J]. Clin Infect Dis, 2016, 63 (4) : e1–e60.

[2] Campoli P, Al Abdallah Q, Robitaille R, et al. Concentration of antifungal agents within host cell membranes: a new paradigm governing the efficacy of prophylaxis[J]. Antimicrob Agents Chemother, 2011, 55 (12) : 5732–5739.

[3] Blennow O, Eliasson E, Pettersson T, et al. Posaconazole Concentrations in Human Tissues after Allogeneic Stem Cell Transplantation[J]. Antimicrob Agents Chemother, 2014, 58 (8) : 4941–4943.

[4] Kauffman CA. Diagnosis and management of fungal urinary tract infection[J]. Infect Dis Clin North Am, 2014, 28 (1) : 61–74 .

[5] Fisher JF, Sobel JD, Kauffman CA, et al. Candida urinary tract infections – treatment[J]. Clin Infect Dis, 2011, 52 Suppl 6: S457–466.

17

先后诊断为肺隐球菌、肺结核，
最终确诊为鼻疽诺卡菌感染

有关肺诺卡菌属的病例在此套丛书中已经不止一例，但是由于临床表现的特殊性容易与其他病原体感染相混淆，造成误诊。其次，必须认识到诺卡菌属是一大类细菌，其下有不同的分类，而不同种的诺卡菌其对药物的敏感性也是不一样的，需要选用相应的抗感染药物治疗。本病例从诊断和治疗两方面对诺卡菌进行深层次的讨论。

病史摘要

· 入院病史

患者，男性，64岁，浙江绍兴人。

· 主诉

反复发热伴咳嗽9个月余。

· 现病史

患者2015年9月因畏寒发热4天，至当地医院就诊，查WBC 6.4×10^9/L，Hb 139 g/L，PLT 308×10^9/L，T-SPOT.TB阳性（A孔16，B孔＞20），增强CT示右中下肺多发团片影，右肺门及纵隔多发淋巴结肿大。纤维支气管镜、肺泡灌洗液未见明显异常。当地医院予拉氧头孢＋左氧氟沙星＋阿奇霉素抗感染，患者诉治疗后体温平，但仍有咳嗽咳痰等症状，胸部CT病灶较前无明显变化。2015年10月27日于浙江省某医院CT引导下行肺穿刺，病理会诊诊断为"真菌性肉芽肿性炎，形态符合隐球菌"。临床诊断肺隐球菌病，予大扶康（氟康唑胶囊）0.4 g qd po抗感染治疗。治疗后患者症状好转，体温平，复查胸部CT（2015年10月27日）示病变有吸收。2015年12月患者再次低热，复查胸部CT示肺内病灶较前增多增大，予大扶康＋头孢地尼抗感染后体温平。出院后继续口服大扶康抗真菌治疗，并于当地医院随访，胸部CT随访未见病灶明显扩大。2016年5月底患者再次出现胸闷，发热，胸闷逐渐加重，伴呼吸不畅感，体温波动于 38～39℃，咳多量白痰。当地医院查胸部 CT 示右胸腔大量积液，考虑真菌感染，继续予大扶康抗真菌治疗，胸腔引流约 1 000 ml 黄色澄清液体。患者为进一步诊治转入我院门诊，门诊查隐球菌凝集试验（－），T-SPOT.TB 阳性（A 孔 > 80，B 孔 > 100），CRP > 203 mg/L，血沉 91 mm/h。门诊诊断：结核性胸膜炎？ 肺真菌病？ 为进一步诊治于 6 月 14 日入我科诊治。

· 既往史

出生于原籍。否认疫区接触史，否认疫情接触史，否认化学性物质、放射性物质、毒物质接触史，否认吸毒史，否认吸烟史，否认饮酒史，否认冶游史。

· 入院查体

T 36.6℃，P 104 次/分，R 20 次/分，BP 140/89 mmHg，MEWS 2 分，身高 170 cm，体重 64 kg；神志清楚，发育正常，营养好，回答切题，自动体位，查体合作，步入病房，全身皮肤黏膜未见异常，无肝掌，全身浅表淋巴结无肿大。未见皮下出血点，未见皮疹。头颅无畸形，眼睑正常，睑结膜未见异常，巩膜无黄染。双侧瞳孔等大等圆，对光反射灵敏，耳廓无畸形，外耳道无异常分泌物，无乳突压痛。外鼻无畸形，鼻通气良好，鼻中隔无偏曲，鼻翼无扇动，两侧鼻旁窦区无压痛，口唇无发绀。双腮腺区无肿大，颈软，无抵抗，颈静脉无怒张，气管居中，甲状腺无肿大。胸廓对称无畸形，胸骨无压痛；右下肺呼吸音消失。心率 104 次/分，律齐；腹平坦，腹壁软，全腹无压痛，无肌紧张及反跳痛，肝脾肋下未触及，肝肾脏无叩击痛，肠鸣音 4 次/分。肛门及外生殖器未见异常，脊柱、四肢无畸形，关节无红肿，无杵状指（趾），双下肢无水肿。肌力正常，肌张力正常，生理反射正常，病理反射未引出。

临床关键问题及处理

· 入院后治疗经过

入院后完善相关检查，B 超定位局麻下胸腔穿刺术＋置管术。抽出黄色胸腔积液，行胸腔积液 T-SPOT.TB，浆膜腔积液常规，细菌、结核、真菌培养。胸腔积液 T-SPOT. TB（2016 年 6 月 15 日）：T-SPOT.TB 阳性（↑），阴性对照孔 35，抗原 A（ESAT-6）孔 98，抗原 B（CFP-10）孔 109，阳性对照孔正常。同时将之前外院肺穿刺病理请病理科会诊，银染阴性，抗酸染色阳性，发现少量短小的分枝杆菌。临床推翻了之前隐球菌感染的诊断，拟诊断为肺结核、结核性胸膜炎。2016 年 6 月 21 日行胸部 CT（图 17-1）并开始予异烟肼 0.6 g qd，利福平 0.45 g qd，乙胺丁醇 0.75 g qd po，吡嗪酰胺 0.5 g tid po，阿米卡星 0.6 g qd，莫西沙星 0.4 g qd 六联抗结核治疗，同时给予泼尼松 20 mg bid po 促进胸腔积液吸收防止胸膜粘连，但患者仍有胸闷气促。2016 年 6 月 23 日由胸外科协助行胸腔闭式引流术，经引流后患者胸闷气促明显缓解，2016 年 6 月 27 日予以拔除引流管，闭合胸腔。继续予以抗结核治疗。2016 年 7 月 7 日停阿米卡星，改为 HRZE＋莫西沙星口服治疗，并于 7 月 11 日出院回家休养。7 月 25 日至 8 月 4 日在当地医院继续住院治疗，予抗结核治疗，并行右侧胸腔穿刺术一次，胸腔积液检查发现：总蛋白质56.3 g/L，腺苷脱氨酶20 U/L，乳酸脱氢酶180 U/L，李凡他试验阳性，有核细胞计数$1.6×10^9$/L，淋巴细胞95%，查抗酸杆菌4次均为阴性；胸腔积液铁蛋白1 572.68 ng/ml。与此同时，2016年6月我院胸腔积液的培养报告分枝杆菌培养阳性，为排除耐药结核的可能，进行分子测序和鉴定，却鉴定提示检出鼻疽奴卡菌，立即将患者召回医院住院，方案调整为：左氧氟沙星片0.5每日1次；利福平胶囊0.45 每日1次；复方磺胺甲噁唑2片每日3次；患者于2016年9月19—21日在本院住院治疗继续上述方案治疗。此次出院后，患者病情稳定，体温正常，偶咳嗽、咳痰，无畏寒、发热，无明显咳嗽、咳痰，无发热，无胸痛。

2017年2月20日来院住院复查随访，患者无不适主诉，无发热等体征，进一步检查发现患者血象，肝肾功能正常，肺CT显示胸腔积液明显吸收（图17-2），嘱患者继续抗感染治疗，每3个月来院随访。

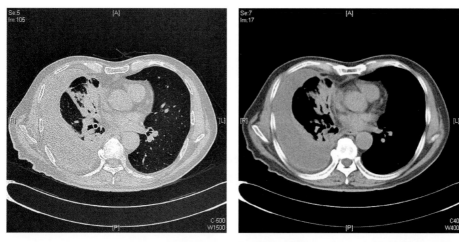

图17-1　2016年6月21日CT

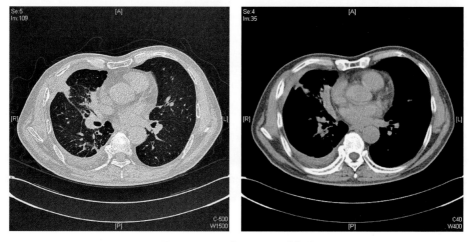

图17-2　2017年7月20日胸部CT

最终诊断：肺鼻疽诺卡菌感染。

• 关键问题1　患者为什么会先后经历3次不同诊断，临床上有什么相似之处？为什么诺卡菌的诊断如此困难呢？

总结目前的病例报道及研究结果，已显示肺部诺卡菌病具有多种影像学表现，包括单个或多个结节、肺部肿块（有或无空洞）、网状结节性浸润、间质浸润、肺叶实变、胸膜下斑块和胸腔积液。因此，诺卡菌病在初始时常被误诊为结核病（因为病变常常累及肺上叶，并且诺卡菌属有弱抗酸性）、侵袭性真菌病和恶性肿瘤。肺部诺卡菌病的鉴别诊断包括以下疾病：真菌感染，如曲霉（aspergillus）某些种、接合菌病（毛霉病）和新生隐球菌（*Cryptococcus neoformans*）；分枝杆菌感染，如结核分枝杆菌（*M. tuberculosis*）、鸟-胞内分枝杆菌复合体（*M. avium intracellulare* complex）和堪萨斯分枝杆菌（*M. kansasii*）；细菌感染，如马红球菌（*Rhodococcus equi*）以及铜绿假单胞菌（*Pseudomonas aeruginosa*）和肺炎克雷伯杆菌（*Klebsiella pneumoniae*）等革兰阴性杆菌；恶性肿瘤，如原发性肺癌和肺转移瘤。

确诊诺卡菌病的困难还可能与通过非侵入性方式获取的标本量不足有关。在一项病例系列研究中，肺部感染中有44%需要侵入性操作来确诊诺卡菌病。如果采取侵入性操作，85%～90%的标本培养结果为阳性。即使获取的标本量足够，在实验室中培养获得诺卡菌属也较困难。因此，如果怀疑存在诺卡菌感染，应告知临床实验室，以便其能够对送检标本使用特定培养基和染色操作。某些痰去污溶液已显示出对诺卡菌属某些种具有毒性，特别是氢氧化钠、N-乙酰半胱氨酸和苯扎氯铵。在试图分离诺卡菌属时，应避免使用这些溶液。检查临床标本有无诺卡菌属时应包括肉眼检查有无颗粒，如果发现颗粒，则将其压碎以行显微镜检查。

• 关键问题2　诺卡菌属到底有啥微生物学特性？培养时有什么特别之处？

在临床标本中，通过革兰染色可以发现诺卡菌菌种表现为纤细丝状，有时呈珠状的、有分枝的革兰阳性杆菌。在恰当临床情况下，如果在临床标本中观察到部分抗酸性丝状分枝状杆菌，则可推定诊断为诺卡菌病。直接检查标本极为重要，因为在部分患者组中，早期诊断和治疗诺卡菌病与临床结局改善相关。通过改良Kinyoun法对微生物染色时，可以最可靠地证实诺卡菌属的抗酸性质。这种方法采用1%的硫酸代替酸性酒精作为脱色剂，这样可使抗酸性较弱的诺卡菌属保留品红。在培养时间较久的培养物中，诺卡菌属常丧失抗酸染色特性。抗酸反应和从琼脂表面延伸的菌丝样结构气生分枝是区分诺卡菌属与其他需氧及厌氧放线菌的简单试验。

大多数常规需氧细菌、真菌和分枝杆菌培养基均可用于培养诺卡菌属。然而，选择性培养基可能有利于减少从带菌部位获得的标本中其他微生物的过度生长，如缓冲碳酵母提取物培养基［该培养基用于分离军团菌属（*Legionella*）某些种］和改良Thayer-Martin琼脂培养基。诺卡菌属也可在分枝杆菌属（*Mycobacterium*）培养基上培养，如Lowenstein-Jensen（LJ）培养基，约20%的诺卡菌可在此类培养基上被分离出来。在常规需氧培养中,诺卡菌的菌落形态多变,从垩白色到产生色素的橙色、黄色或棕色菌落,通常需要5～21天的生长时间。由于大多数常规液体或组织培养在48～72小时被丢弃;如果怀疑诺卡菌病,则必须告知实验室工作人员以确保有充足的培养时间。

虽然诺卡菌属菌种可从大多数血培养系统中培养获得,但尽管该病原体的血行播散较常见,这种情况仍罕见。大多数菌血症病例与血管内装置有关,如中心静脉导管。因此,对于有血管内装置的患者,如果尽管接受了适当治疗仍有发热或有栓塞性疾病的证据,则应考虑血培养。应进行长达2～4周的血培养,并用选择性培养基进行盲传代培养。临床医生与实验室间的沟通对于最大程度提高血培养中诺卡菌属的检出率至关重要。

· 关键问题3　诺卡菌的菌种鉴定现在有哪些方法?哪种方法更为可靠?

采用生化技术在培养标本中鉴定诺卡菌较为困难。已使用的旧方法为水解酪蛋白和分解酪氨酸、黄嘌呤及次黄嘌呤。然而,这些试验需要额外2周来完成,并且不能精确鉴别不常见的诺卡菌种。体外药敏研究显示,不同诺卡菌属菌种和菌株的药敏模式通常存在显著差异,表明对所有临床分离株进行菌种鉴定和药敏试验很重要。此外,不同诺卡菌菌种的毒力潜能也可能不同。例如,鼻疽诺卡菌(Nocardia farcinica)是星形诺卡菌(Nocardia asteroides)复合体中最常见的菌种,其毒力也可能比该复合体的其他成员更强。鉴定鼻疽诺卡菌很重要,因为该菌种已显示出对第三代头孢菌素类耐药的特征,还常常对亚胺培南耐药。

使用基质辅助激光解吸电离飞行时间(MALDI-TOF)质谱法技术鉴定诺卡菌属的相关报道越来越多。然而,成功率存在差异,可能取决于对标准提取法的改良和当前可用数据库的扩充。对于诺卡菌属菌种的鉴定,PCR比使用生化检查及药敏试验的常规方法更准确更快速得出结果。然而,目前来看大多数临床实验室尚不可通过该方法进行诺卡菌属菌种鉴定。有研究报告使用来自常规培养诊断为诺卡菌病患者的18份标本(如,皮肤活检、脓肿物质、痰液和支气管肺泡灌洗液),并将来自确诊结核病患者的20份临床标本作为阴性对照,来检查以16S rRNA为基础的PCR检测的敏感性和特异性。来自诺卡菌病患者的所有标本均为阳性,而20份对照标本均为阴性,这证实了这些引物和PCR方法敏感且特异。此外,测序能在菌种水平进行特异性鉴定。

· 关键问题4　在诺卡菌属感染的组织病理学检查中有什么特征性的表现?

组织标本的组织病理学最常表现为坏死伴脓肿(包括微脓肿)形成。可能存在多形核白细胞、淋巴细胞、浆细胞和含铁血黄素巨噬细胞的混合细胞浸润。在肺和胸膜组织中发现了类似于结核的伴中央坏死的肉芽肿,但这些表现很少见。组织学染色有时可观察到微生物,包括六胺银染色法和Grocott染色。

背景知识介绍

播散性诺卡菌病的抗菌治疗

目前尚无前瞻性随机试验确定了对诺卡菌病最有效的治疗方法。此外,因为这类试验需要大量拥有相似临床表现的患者，故开展这类试验的可能性不大。诺卡菌病的两个标志分别是它的相对罕见性和不同患者的临床表现存在多样性。因此，对抗菌药物的选择应基于累积的回顾性经验、对动物模型的研究以及体外抗菌活性谱。

诺卡菌属某些种的临床分离株对抗生素的耐药性各异。因此，对严重感染患者应该使用2种或3种抗菌药物进行经验性覆盖。对于免疫功能正常宿主的皮肤感染，可使用单药治疗。大多数权威机构推荐将TMP-SMX作为诺卡菌病一线治疗的一部分，如果患者对磺胺类药物过敏，如有可能应进行脱敏治疗。如果不适宜进行脱敏治疗，或者患者无法耐受磺胺类药物，则应根据临床分离株的药敏试验结果（若可获得）来选择替代药物。

尽管缺乏对照比较数据，50多年来磺胺类药物一直被视为标准治疗方法。这一共识的部分依据为少数回顾性研究的结果，在这些研究中诺卡菌病患者使用含磺胺类药物的治疗方案后生存率有增高的趋势。如上所述，如果患者对磺胺类药物过敏，如有可能应进行脱敏治疗。尽管所有的磺胺类药物似乎同样有效，但大多数临床医师会将TMP-SMX作为首选。诺卡菌属某些种在体外药敏试验中对该药物不太敏感或者对其耐药。尽管如此，仅有很少数报道显示患者对TMP-SMX治疗无反应。对于在使用低剂量TMP-SMX预防肺孢子菌肺炎期间出现诺卡菌感染的患者，从其中获得的大多数分离株仍然对TMP-SMX敏感。例如，在一项关于感染诺卡菌的35例实体器官移植受者的研究中，24例（69%）患者当时正在接受预防性TMP-SMX（大多数患者的剂量为1片单强度片剂，一周3次），除了1例突破性感染外，其余所有突破性感染病例都与对TMP-SMX敏感的分离株有关。此外，这些突破性感染病例中的多数在使用包含TMP-SMX的联合治疗方案后得到了成功治疗。在这种情况下，在药敏试验结果出来以前，使用TMP-SMX作为经验性联合治疗的一部分是合理的。

在数项体外研究中，TMP-SMX显示出有协同抗诺卡菌作用；体外试验中最佳的TMP/SMX比例值为 $1:10$ 到 $1:5$ 或更大。然而，关于体内的最佳协同用药比例以及在血清或组织中是否应达到该比例尚存争议。商品制剂中TMP/SMX的比例为 $1:5$；给药后，在血清及脑脊液中TMP/SMX的比例通常可达 $1:20$，而在组织、脓液和诺卡菌性脑脓肿中该比例约为 $1:7$。有证据表明TMP-SMX在一个比较宽的比值范围内具有协同抗诺卡菌的作用，包括血清中达到的 $1:20$ 的比例。尚无证据表明相对于单独使用磺胺类药物，TMP成分增加了临床获益。TMP-SMX的其他益处包括对大多数组织（包括CNS）具有极好的渗透性，以及口服给药后血药浓度较高。因此如果患者可以口服，TMP-SMX口服和胃肠外差别并不明显。对于具有危及生命的疾病及那些治疗失败的患者，应监测体内磺胺水平；应在给药后2小时测定磺胺水平。血药浓度在 $100 \sim 150$ μg/ml 之间，则认为达到了充足的治疗浓度。

尽管TMP-SMX可成功治疗诺卡菌病，但对于严重感染者，则需要与其他药物联合治疗。对于磺胺药不耐受或过敏以及证实曾有临床治疗失败的患者，也需要使用这些药物。这些药物的选择根据药敏试验结果和诺卡菌属不同种的应答模式而不同。体外药敏试验和疾病的动物模型已证实许多抗生素具有抗诺卡菌的活性，包括阿米卡星、亚胺培南、美罗培南、第三代头孢菌素类（头孢曲松和头孢噻肟）、米诺环素、超广谱氟喹诺酮类药物（如莫西沙星）、利奈唑胺、替加环素和氨苯砜。一些个案报道显示，这些药物能成功治疗诺卡菌病患者。很少有报道显示克拉霉素能成功治疗星形诺卡菌感染，无论作为单药治疗还是作为联合治疗方案的一部分。

虽然有限的临床经验表明利奈唑胺的效果（即使是单药治疗），但使用利奈唑胺超过2周会带来很大的血液毒性（特别是血小板减少）以及神经毒性（如周围神经病变、5-羟色胺综合征）风险。考虑到诺卡菌病的推荐治疗时长（通常为6～12个月），在这种情况下利奈唑胺似乎不太可能被广泛使用。

诺卡菌属中最常见的种具有以下抗菌药物敏感情况：

- 狭义的星形诺卡菌（*N. asteroidessensu stricto*）通常对TMP-SMX、第三代头孢菌素类（头孢噻肟和头孢曲松）及阿米卡星敏感，已有该微生物对第三代头孢菌素类耐药的报道。其对亚胺培南的耐药性不一（64%～98%的分离株对亚胺培南敏感）。

- 鼻疽诺卡菌（*N. farcinica*）均对阿米卡星敏感，但对其他氨基糖苷类抗生素（如妥布霉素）耐药。据报道，其许多（但并非所有）分离株对TMP-SMX和米诺环素敏感。相比之下，在一项为期10年的回顾性研究中，80%的鼻疽诺卡菌分离株对TMP-SMX耐药，79%对米诺环素耐药。鼻疽诺卡菌通常对第三代头孢菌素类耐药。

- 在20世纪90年代早期的报道中，大多数新星诺卡菌（*N. nova*）分离株对TMP-SMX和第三代头孢菌素类均敏感。然而，后来的一项回顾性研究报道53%的分离株对上述这两类抗菌药物耐药，但大多数分离株依旧对亚胺培南和阿米卡星敏感。

- 巴西诺卡菌（*N. brasiliensis*）通常对TMP-SMX和阿米卡星敏感。在过去的报道中，大多数分离株（88%～100%）均对第三代头孢菌素类敏感。然而，自此以后已报道了对头孢曲松的更高水平耐药（81%）。只有20%～30%的分离株对亚胺培南敏感。

- 很多南非诺卡菌（*N. transvalensis*）分离株对TMP-SMX（88%）、亚胺培南（90%）和第三代头孢菌素类（50%）敏感。南非诺卡菌通常对阿米卡星和其他氨基糖苷类抗生素耐药。

- 豚鼠耳炎诺卡菌（*N. otitidiscaviarum*）通常对TMP-SMX耐药，但是一般对阿米卡星和米诺环素敏感。

诺卡菌属对碳青霉烯类的敏感性有所不同。一项关于多种抗生素对来自超过10种诺卡菌的51株分离株的体外抗菌活性的研究发现，美罗培南的抗菌活性是亚胺培南的1/4，厄他培南的抗菌活性为亚胺培南的1/16。然而，其他资料表明美罗培南对诺卡菌属某些种的抗菌活性强于亚胺培南，但也证实美罗培南对鼻疽诺卡菌和新星诺卡菌的抗菌活性较低。

上述的所有诺卡菌种均对利奈唑胺敏感。阿莫西林-克拉维酸对诺卡菌的部分分离株有抗菌活性，但是该药口服剂型的使用仅限于诺卡菌所致免疫功能正常宿主的皮肤病变和严重感染经诱导治疗后的抑制治疗。

有一些关于诺卡菌属临床分离株对克拉霉素的体外敏感性的报道；在一项包含186株诺卡菌属分离株的研究中，55株新星诺卡菌分离株中96%对克拉霉素敏感，但是在诺卡菌属的许多其他种中，敏感分离株的比例低于50%。在另一项研究中，17株诺卡菌属分离株（16株新星诺卡菌分离株全部包含其中）中87%对克拉霉素敏感。

本例病例可以归纳为以下几个特点，首先是诊断一波三折，因此对于肺部影像学有异常发现的患者，在没有获得最终的病原体鉴定前，临床工作者不应该想当然确认患者的诊断，即便是病理和培养提示一个诊断时，但如果治疗效果不佳，应该多问几个为什么？为什么患者病理提示隐球菌，血乳胶凝集试验却阴性，为什么患者分枝杆菌培养阳性，按结核治疗效果却不理想。其次，我们必须认识到，诺卡菌是一大类细菌，以往认为的诺卡菌感染首选磺胺类药物治疗也有可能效果不佳，因此我们培养阳性时，需要做菌种鉴定，有条件做诺卡菌的药敏试验。这样之后的治疗可能会更加顺利，少走弯路。最后，我们还应该注意到，诺卡菌是一类很容易复发的细菌，治疗疗程应该尽量延长，严重的肺部感染需治疗6～12个月或更长时间。

（王新宇　黄玉仙）

参·考·文·献

[1] Lederman ER, Crum NF. A case series and focused review of nocardiosis: clinical and microbiologic aspects[J]. Medicine, 2004, 83 (5)：300−313.

[2] Brown-Elliott BA, Brown JM, Conville PS, et al. Clinical and laboratory features of the Nocardia spp. based on current molecular taxonomy[J]. Clin Microbiol Rev, 2006, 19 (2)：259−282.

[3] Uhde KB, Pathak S, McCullum I, Jr., et al. Antimicrobial-resistant nocardia isolates, United States, 1995−2004[J]. Clin Infect Dis, 2010, 51 (12)：1445−1448.

[4] Wallace RJ, Jr., Tsukamura M, Brown BA, et al. Cefotaxime-resistant Nocardia asteroides strains are isolates of the controversial species Nocardia farcinica[J]. J Clin Microbiol, 1990, 28 (12)：2726−2732.

18

非 HIV 感染的免疫低下者肺孢子菌肺炎

题记

肺孢子菌肺炎（pneumocystis pneumonia, PCP）是由人耶氏肺孢子菌引起的呼吸系统严重机会感染。PCP常见于HIV感染者、艾滋病患者，近年来，因器官移植、化疗、激素以及细胞毒性药物的应用导致非HIV感染者的PCP发病率明显增高。与HIV感染者相比，非HIV感染者的肺孢子菌肺炎病情更重，病死率更高。因此，提高对本病的认识，及时做出准确的诊断，有助于及早进行有效治疗和降低病死率。本文就一例非HIV感染者的PCP病例及相关文献进行总结，以帮助大家熟悉此病。

病史摘要

· 入院病史

患者，男性，75岁。

· 主诉

反复发热伴咳嗽、咳痰1月余，再次发热3天。

· 现病史

2015年11月患者因左侧头痛就诊于当地三甲医院，诊断鼻咽癌，同时伴颅底、上颈部淋巴结转移；病理结果：鼻咽非角化型鳞癌。于2015年11月21日至23日化疗1次，化疗方案为：紫杉醇脂质体210 mg×1天＋顺铂40 mg×3天＋地塞米松10 mg×1天，化疗后患者出现胸闷、胸痛，呼吸困难，血压下降，给予对症治疗后好转。当地医院考虑患者不能耐受化疗，2015年12月21日起改为放疗（方案：X-ray 70 Gy），共28次，末次放疗时间为2016年1月30日，期间配合靶向化疗（泰欣生：尼妥珠单抗注射液100 mg, qw）静脉滴注共5次。2015年11月下旬患者出现咳嗽、咳白痰，量多，不伴畏寒、发热，当地医院予静滴左氧氟沙星抗感染治疗1周，咳嗽症状较前缓解。2016年1月，患者自觉咽痛,多发口腔溃疡,反复发作,进行性加重,当地医院予头孢曲松钠抗感染治疗2周后稍缓解。2016年1月31日患者咳嗽加重伴畏寒、高热,体温最高39.5℃,再次至当地三甲医院感染科住院,2016年1月31日头颅CT:右侧基底节区腔梗灶,老年脑;胸部CT:两肺散在纤维灶,左肺上叶增殖钙化灶。血常规:白细胞9.92×10^9/L,中性粒细胞93%,血小板155×10^9/L,血红蛋白119 g/L,血沉22 mm/h,C反应蛋白39.1 mg/L,考虑败血症,给予帕尼培南倍他米隆(0.5 g,q8 h)、替考拉宁(400 mg q12 h)及氟康唑(0.2 g q12 h)静脉滴注抗感染治疗,患者体温及血常规结果一度好转,但2月12日再次出现寒战、高热,予停用替考拉宁及帕尼培南倍他米隆,改用磷霉素钠(4.0 g q8 h)、亚胺培南-西司他丁(1.0 g,q8 h)、替加环素(50 mg,q12 h)静脉滴注抗感染治疗,患者体温下降不明显,仍有发热、咳嗽、咯白色黏痰。2016年2月15日来我院急诊,查血常规:白细胞3.40×10^9/L,中性粒细胞68%,胸部CT提示两肺多发炎症。给予美罗培南(1.0 g,q12 h)联合莫西沙星(0.4 g,qd)静脉滴注抗感染治疗。血气分析:氧分压6.76 kPa,血氧饱和度87%,鼻导管吸氧浓度10 L/min,血氧饱和度仍较低(SaO_2 90%),予面罩吸氧,考虑真菌感染不除外,加用氟康唑(0.4 g,qd)、甲泼尼龙(40 mg,qd)静脉滴注,复测血气较前好转。2月17日患者体温平,咳嗽咯痰较前好转。2016年2月17日第一次入住我科,2016年3月3日双肺CT:两肺多发炎症,较2016年2月23日片对比好转;给予莫西沙星(0.4 g,qd)、甲泼尼龙(40 mg,qd)抗炎,并于伊曲康唑注射液200 mg静滴抗真菌治疗,患者症状逐渐好转,体温平,咳嗽咳痰明显减轻,于2016年3月7日出院,出院后继续予伊曲康唑口服液200 mg q12 h口服,甲泼尼龙20 mg qd口服,并每周减量4 mg,2016年3月26日甲泼尼龙减量至12 mg时患者再次出现发热,低热为主,偶有咳痰,无呼吸困难等不适。2天后患者再次至华山医院急诊科就诊,查血常规白细胞7.75×10^9/L,中性粒细胞96%,淋巴细胞2.5%,血红蛋白100 g/L,血小板131×10^9/L;痰涂片真菌直接镜检阳性,予莫西沙星0.4 g qd静滴,伊曲康唑口服液200 mg q12 h口服,并加强对症支持治疗,2016年3月29日为进一步诊治再次收入我科。患者发病以来精神可,胃纳、睡眠正常,大小便正常,体重无明显下降。

2010年7月患者曾在上海某专科医院某专科行"左肺结节切除术",术后病理提示良性病变,术中给予输血(具体不详);有高血压史10余年,血压控制良好;糖尿病史2年余,空腹血糖7.5 mmol/L,目前使用胰岛素控制血糖;冠心病史10年;否认艾滋病、梅毒、肝炎、结核等传染病史;有吸烟史20余年,平均30支/日。

· 体格检查

患者入院时神清,体温39.3℃,满月脸,口腔有假牙,全身皮肤黏膜未见皮疹,浅表淋巴结未触及肿大,头颅无畸形,双耳听力正常,外耳道无异常分泌物,无乳突压痛,鼻翼无煽动,双侧鼻旁窦区无压痛,双侧瞳孔等大等圆,对光反射存在,咽不红,扁桃体不大。双肺呼吸音粗,左下肺可闻及少量湿啰音,心律齐,各瓣膜听诊区未闻及病理性杂音,腹软,无压痛反跳痛，肝脾肋下未及，双下肢不肿。

·**辅助检查**

入院查白细胞$4.10 \times 10^9/L$，中性粒细胞90%，血红蛋白92 g/L，血小板$128 \times 10^9/L$。肝肾功能电解质基本正常。空腹血糖8.79 mmol/L，糖化血红蛋白8.5%。$CD3^+T$淋巴细胞75%，$CD4^+T$淋巴细胞9%，$CD8^+T$淋巴细胞66%，CD4/CD8 0.14。抗核抗体、ENA抗体谱、抗中性粒细胞胞浆抗体、核小体定量、双链DNA定量均阴性。隐球菌荚膜多糖抗原检测阴性。血清肿瘤标志物：糖蛋白抗原724＞251.65 U/ml，糖蛋白抗原125、糖蛋白抗原199、癌胚抗原、甲胎蛋白等均阴性。真菌G试验（血浆1-3-B-D葡聚糖）274.90 pg/ml。T-SOPT. TB抗原A（ESAT-6）孔：0，抗原B（CFP-10）孔：2。HIV抗体阴性。HIV RNA（－）。血浆EBV DNA（＋）。2016年4月7日肺部CT：两肺纹理增多，多发炎症，胸膜部分增厚（图18-1A），右肾实质低密度灶。2016年4月11日肺部CT：双肺间质性改变，多发炎症，双侧胸腔少量积液（图18-1B）；2016年4月18日床旁胸片见双肺弥漫性间

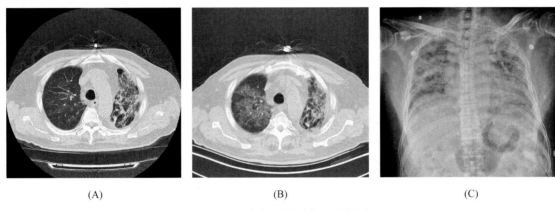

(A)　　　　　　　　　　(B)　　　　　　　　　　(C)

图18-1　治疗前后患者肺部影像学变化

A. 2016年4月7日肺部CT扫描；B. 2016年4月11日肺部CT较4月7日进展；C. 2016年4月18日床旁胸片

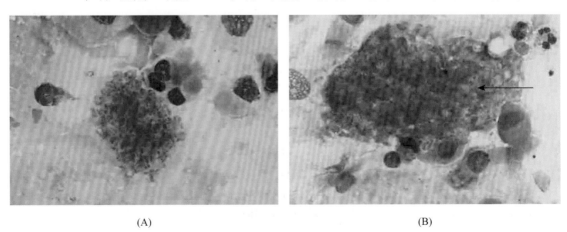

(A)　　　　　　　　　　　　　　　(B)

图18-2　肺泡灌洗液瑞氏染色查见：大量肺孢子菌的滋养体和包囊

滋养体：wright染色（×1 000）滋养体呈云雾状、云朵状，成簇出现（A）；包囊：1 000倍镜下呈圆形，直径约$4 \sim 6 \mu m$，囊壁内含子孢子（B），完全成熟的包囊内一般有8个子孢子

质改变较前加重(图18-1C)。支气管肺泡灌洗液常规检查卡氏(耶氏)肺孢子菌：查见大量滋养体及包囊(图18-2)。

临床关键问题及处理

·**关键问题1　该患者后续诊断和治疗是怎样的?**

患者入院后,完善相关检查,结合既往病史,考虑患者存在免疫低下基础,放化疗后使用激素治疗,出现咳嗽、咳痰,痰涂片发现真菌,曾经抗真菌治疗有效,继续给予伊曲康唑注射液200 mg qd 静滴,莫西沙星0.4 g qd 静滴,并将甲泼尼龙减量为10 mg qd 口服。患者体温一度好转,2016年4月1日肺功能示：总气道阻力增高,轻度限制性通气功能障碍,轻度阻塞性通气功能障碍,小气道功能正常,肺弥散功能重度降低。4月8日患者诉活动后气急、胸闷明显,肺部CT未见明显好转,考虑可能与激素减量相关,加大甲泼尼龙剂量为40 mg qd 静滴治疗,患者胸闷症状改善不明显,4月10日复查肺CT较2天前天前进展,同时支气管肺泡灌洗液常规回报见大量肺孢子菌的滋养体及包囊,考虑患者为肺孢子菌感染。再次复查HIV抗体阴性,立即给予复方磺胺甲噁唑3粒 tid 口服抗微生物治疗,停用伊曲康唑,改为卡泊芬净70 mg 静滴抗真菌治疗,同时加大激素剂量为80 mg qd 静滴抗炎治疗,发病危通知,给予丙种球蛋白、白蛋白等加强对症支持治疗。4月12日,患者氧饱和度持续下降,予转入ICU加强呼吸支持治疗,余治疗不变,4月15日患者氧饱和度突然下降至40%,给予气管插管,呼吸机辅助通气,但效果不佳,考虑到呼吸机相关的院内感染,加用亚胺培南-西司他丁钠(泰能)抗感染治疗。病程中患者始终无发热,给予上述药物治疗1周,患者症状改善不明显,床旁胸片提示肺部炎症较前无明显改善;患者精神萎靡,意识清楚,无法脱机,改为气管切开,后患者主动要求出院至当地,告知其出院风险,仍坚持出院,予出院。

·**关键问题2　该患者免疫功能极其低下的原因是什么?**

患者老年男性,既往有高血压、糖尿病史,无先天性免疫缺陷疾病。半年前发现鼻咽癌,同时伴颅底、上颈部淋巴结转移,病理结果：鼻咽非角化型鳞癌。曾给予化疗1次,放疗28次,放疗后出现咳嗽、咳痰等肺部感染症状,多次查患者淋巴细胞群提示CD4$^+$T细胞11%,CD4/CD8比例 0.27,明显低于正常值。患者支气管肺泡灌洗液发现大量肺孢子菌滋养体和包囊,提示免疫功能极其低下,考虑PCP诊断明确。PCP最常见于HIV/AIDS人群,反复复查患者HIV抗体均阴性,送CDC查HIV RNA阴性,故HIV感染不考虑。结合患者既往病史,考虑患者免疫功能低下可能与肿瘤晚期放化疗相关,但患者为头颅局部放化疗,对免疫功能的影响一般不大,为何该患者CD4$^+$T淋巴细胞比例下降如此明显,还有待进一步明确。PCP确诊后及时给予复方磺胺甲噁唑治疗效果不佳,病情仍继续进展,考虑可能与病情较重或者继发其他感染相关,是否出现复方磺胺甲噁唑耐药的情况,尚需进一步鉴定。

背景知识介绍

肺孢子菌首先由Chagas在豚鼠的肺组织内发现,之后被命名为卡氏肺孢子虫(pneumocystis carinii,PC)。因为该菌呈现原虫典型的形态特征,在培养基中难以生长,所以一直被认为是原虫,直到1988年经DNA分析才证实其应属于真菌。肺孢子菌的不同株型有宿主特异性,如主要寄生于人体内的是耶氏肺孢子菌(pneumocystis jiroveci,PJ),而以大鼠为中间宿主的则是PC。人和其他动物之间不会产生交叉感染。由于习惯问题,目前仍称为PCP(已经有文献中开始用PJP的称谓)。

肺孢子菌是一种机会性致病病原体,主要有2种形态,即包囊与滋养体,在严重感染者肺内常有大量滋养体,而包囊较少。包囊是重要的确诊依据。肺孢子菌广泛存在于人和哺乳动物肺组织内,隐性、亚临床或潜在性感染相当多见。人在婴幼儿时期即可感染耶氏肺孢子菌,2～4岁健康儿童中,耶氏肺孢子菌抗体阳性者占2/3。PC致病力低,生长繁殖缓慢,在人体肺泡I型上皮细胞表面黏附寄生,以肺泡内渗液为营养,对上皮细胞造成直接损害,阻碍气体交换。病理生理变化为低氧血症,肺泡-动脉分压差增加,呼吸性碱中毒,弥散功能减退等。

卡氏肺孢子菌肺炎(pneumocystis pneumonia,PCP)多发生于先天或后天免疫功能低下患者,最早报道发生于早产儿和营养不良的婴幼儿,国外HIV合并PCP报道较多,在预防性治疗及抗反转录病毒治疗前,约70%的AIDS患者会出现PCP,近些年随着肿瘤和放化疗药物及免疫抑制剂的使用,非HIV感染人群的PCP正逐渐增加。我国PCP主要发生于以下5种情况:① 接受化疗的肿瘤患者;② 应用激素及免疫抑制剂治疗的患者;③ AIDS;④ 免疫缺陷或免疫功能低下患者;⑤ 发育或营养不良儿。PCP在非AIDS患者中最多见于移植患者,好发于移植术后3～6个月,与免疫抑制方案有关,特别是他克莫司的广泛应用可增加PCP的发病率。T淋巴细胞减少的患者更容易感染卡氏肺孢子菌。PCP一旦发生,病情进展迅速,病死率极高,不经治疗病死率几乎100%,因此本病的预防和治疗显得十分重要。

PCP临床表现缺乏特异性,起病相对较缓,可以持续数周到数月,以呼吸道症状为主,全身症状包括发热、食欲不振、嗜睡等,肺部体征无或仅有少许啰音,表现为症状重而体征轻;胸部CT早期表现正常或弥漫性磨玻璃样改变,由肺门向外扩展,也可表现斑片状阴影,半数可见支气管充气征。与HIV相关感染的人群相比,HIV阴性的免疫缺陷患者感染PCP后常表现为发热和干咳为主的急性呼吸衰竭,病情较重且进展较迅速,一旦发生,预后差。患者的临床症状严重程度随着免疫抑制剂用量的减少而上升,这是由于随着免疫抑制剂用量的减少而导致炎症反应增强。PCP相关呼吸衰竭的病死率约40%,从肾移植的10%到肿瘤患者的50%,提示病死率高低可能与免疫抑制的程度相关。

诊断PCP最重要的首先是要考虑到该病的可能。由于缺乏特异性症状和体征,且PJ

不能体外培养，所以 PCP 的确诊依靠病原学检查。诊断 PCP 的金标准是在肺实质或下呼吸道分泌物中证实肺孢子菌的存在。病原体检测从呼吸道或肺组织标本中检出含有 8 个子孢子的包囊是确诊依据。取材方法包括支气管穿刺肺活检（TBLB）、支气管肺泡灌洗（BALF）、纤维支气管镜经支气管穿刺活检、支气管涮检等，支气管肺泡灌洗和支气管镜下肺活检对 PCP 的早期诊断非常有效，检出率分别为 85%～87% 和 86%～88%。

病原体染色方法中甲苯胺蓝染色、六胺银染色只能检出包囊，吉姆萨染色、Diff-Quick 染色、免疫荧光技术可以同时检出包囊和子孢子。① 六胺银染色（GMS）：是检查包囊的最好方法。包囊多呈塌陷形空壳或乒乓球样外观，直径为 2～5 μm，囊内容物不着色，该方法的缺点是操作复杂且费时。同时做吉姆萨染色，可以提高特异性。② 吉姆萨染色：包囊呈圆形或椭圆形，直径为 1.5～4 μm，囊壁不着色，胞质呈淡蓝色，核为蓝紫色，有 4～8 个深红色子孢子，形态多样，胞质为淡蓝色，核为深紫色。该方法操作简便，但敏感性较低。③ 其他染色：甲苯胺蓝染色和 Diff-Quick 染色只能缩短染色时间，并不能提高敏感性。免疫荧光技术快速方便，现逐渐被采用。其敏感性高，但存在假阳性。

近年来发展的以 PCR 为核心的基因诊断技术，可以有效监测标本中 PJ 的 DNA，且不受虫体形态及生活时期的限制，诊断的灵敏性和特异性相对较高。但是不能区分感染与定植。定量 PCR 可以识别出感染者，但和发生定植者的分界值目前尚无法确定。

该患者采用传统的支气管肺泡灌洗液进行瑞氏染色发现大量 PJ 滋养体和包囊进而确诊 PCP。该病例提示我们今后对 HIV 阴性的有免疫功能低下基础疾病的人群，如果发现 T 细胞亚群 CD4$^+$ T 细胞数量特别低，存在肺部感染时应考虑到 PCP 的可能，建议尽早行支气管肺泡灌洗或其他方法尽早排除 PCP，及时治疗，从而提高存活率。

尽管 PCP 的病死率较高，但经过治疗至少也可以挽救一定比例患者的生命。理想的 PCP 治疗应包括抗病原体治疗、控制肺部炎症和提高患者免疫力。

复方磺胺甲噁唑（sulfmaethoxazole-trimethoprim，SMZ-TMP，SMZco，复方新诺明）是目前临床治疗 PCP 的首选药物，对艾滋病并发 PCP 的有效率为 80%～95%，对非艾滋病 PCP 患者有效率为 60%～80%，其预防效果优于其他药物，并可预防弓形虫和沙门菌感染，推荐静脉应用 SMZco，治疗剂量为磺胺甲噁唑 100 mg/（kg·d），甲氧苄氨嘧啶（TMP）20 mg/（kg·d），分四次静滴，待病情平稳后改用 SMZco 口服，怀疑感染患者不必等确诊即应用 SMZco，可降低病死率至 12%。但该药可产生胃肠道反应、肝功能损伤、血液系统损害、发热、皮疹等不良反应，可同时使用碳酸氢钠碱化尿液减少，肾脏损害。尽管不良反应这么多，但诸多实验也证明了 SMZco 的疗效明显优于其他药物。所以在目前仍是临床治疗 PCP 应用最广泛的一线药物。近年来随着 SMZco 在 HIV/AIDS 中的广泛应用，其耐药株逐渐增多，为 PCP 今后的治疗和新药的研发提出了新的挑战。由于 PCP 一般是免疫极其低下的机会性感染，治疗上应给与免疫球蛋白等免疫增强剂，以提高患者抵抗力。SMZco 不宜过早停药，疗程约 3 周，待症状、体征和 CT 好转后逐渐减量，较长时间维持，以预防复发。其他还有喷他脒、氨苯砜、克林霉素，但效果欠佳。对于 PaO$_2$ < 70 mmHg 的患

者提倡用糖皮质激素作为辅助治疗，推荐方案为泼尼松 40 mg（或相当量的其他糖皮质激素），每日 2 次，持续 5 天，20 mg 每日 2 次，持续 5 天，随后 20 mg/d 逐渐减量，可减缓缺氧、插管和以后的肺纤维化。

预防用药指征：① 肿瘤患者：对骨髓干细胞移植患者预防用药至少 6 个月，并且接受免疫抑制治疗时也应预防用药。对急性淋巴细胞白血病应在整个白血病治疗期间都预防用药。自体周围血干细胞移植患者应预防用药至移植后 3 ～ 6 个月。② 器官移植患者：美国 AST 建议所有实体器官移植后均应预防用药 6 ～ 12 个月，肺和小肠移植应终生预防用药。欧洲及我国指南建议肾移植后预防用药 3 ～ 6 个月，但对有 PCP 病史的器官移植患者，应终生预防用药。③ 原发性血管炎性疾病患者：使用激素时间＞1 个月是发生 PCP 的高危因素，合并使用其他免疫抑制药物尤其是环磷酰胺也增加发生 PCP 的危险。因此接受环磷酰胺和激素治疗的患者均需用预防 PCP。SMZ-TMP 是预防用药的首选。其次，还包括氨苯砜、阿托伐醌等。

总之，PCP 可出现在各类免疫功能低下的患者，由于其进展迅速，病死率高，治愈主要依靠早期诊断，值得引起临床医生警惕。HIV 阴性者感染 PCP 的风险逐渐增加，传统 PCR 的方法可以提高检出的灵敏度，但也可以检出无症状的定植菌，定量 PCR 可以区分定植感染，但还需要进行临床确认，今后对非 AIDS 相关免疫功能低下患者需要更好的分子诊断技术来确认 PCP 感染，以便进行早期治疗，提高患者感染 PCP 的生存率。同时随着 SMZco 耐药性的增加，未来新的有效治疗 PCP 药物的研发显得更加重要。

（一）非 AIDS 相关的免疫功能低下患者发生肺部感染时应警惕 PCP

PCP 感染常见于 AIDS 患者，近年来随着器官移植和恶性肿瘤的放化疗治疗，在非 AIDS 患者中 PCP 的感染率有所增加，PCP 临床表现一般不典型，极易误诊为其他病原体感染，且一旦发生，病情进展迅速，预后较差。本例患者有鼻咽癌病史，主要对肿瘤局部放疗，全身化疗 1 次，间断使用小剂量激素，T 细胞亚群提示 T 淋巴细胞比例较低，最初肺部影像学提示病变轻微，且体征不明显，早期抗真菌抗细菌治疗有效，复发时病情迅速进展，支气管肺泡灌洗液发现大量的 PC 包囊和滋养体，最终确诊 PCP，给予 SMZco 治疗效果不佳，可能与病情进展到较晚期或合并其他病原体感染有关。该病例提示我们在临床工作中，对非 AIDS 相关的免疫功能低下患者，应常规性 T 细胞亚群检测，如发现 T 淋巴细胞数量较低，建议行支气管肺泡灌洗行病原检查以排除 PCP 感染，以免延误诊断，增加病死率。

（二）PCP 的治疗是一个综合治疗的过程

PCP 主要发生在免疫力极其低下的患者中，尽管 SMZco 有较多的副作用，但它仍是目前 PCP 的一线用药，除了尽早使用 SMZco 抗 PC 治疗外，糖皮质激素和增强免疫力及呼吸支持治疗也非常重要。治疗过程中应密切监测患者的症状和体征变化,及时加强对症支持治疗。

(秦艳丽 金嘉琳)

参·考·文·献

[1] Maschmeyer G, Helweg-Larsen J, Pagano L, et al. ECIL guidelines for treatment of Pneumocystis jirovecii pneumonia in non-HIV-infectedhaematology patients[J]. J Antimicrob Chemother, 2016, 71 (9) : 2405−2413.

[2] Reid AB, Chen SC, Worth LJ. Pneumocystis jirovecii pneumonia in non-HIV-infected patients: new risks and diagnostic tools [J]. Curr Opin Infect Dis, 2011, 24 (6) : 534−544.

[3] Guo F, Chen Y, Yang SL, et al. Pneumocystis Pneumonia in HIV-Infected and Immunocompromised Non-HIV Infected Patients: A Retrospective Study of Two Centers in China [J]. PLoS One, 2014, 9 (7) : e101943.

[4] Stern A, Green H, Paul M, et al. Prophylaxis for Pneumocystis pneumonia (PCP) in non-HIV immunocompromised patients [J]. Cochrane Database Syst Rev, 2014, (10) : CD005590.

19

殊为罕见的由肺吸虫引起慢性缩窄性心包炎

多浆膜腔积液（心包积液、胸腔积液、腹腔积液）在临床中并不少见，本病例介绍了一例青少年男性患者，以反复出现、逐渐加重的多浆膜腔积液来就诊，在排除了常见的疾病后确诊为肺吸虫性心包炎，为同行遇到类似病例拓展思路提供一份参考资料。

病史摘要

· 入院病史

患者，男，14岁，贵州雷山县人，学生，2016年7月11日入院。

· 主诉

反复胸闷、腹胀伴双下肢水肿15个月。

· 现病史

患者15个月前无明显诱因下出现活动后胸闷，气促，休息后可自行缓解，并有腹胀，进食后明显，伴双下肢凹陷性水肿，晨起明显。无咳嗽、咯血，无发热、消瘦，无腹痛、腹泻。至黔东南州某地区医院住院治疗，腹部B超提示腹腔积液、肝脾肾无异常。肺部CT：支气管炎伴双下肺感染、心包积液、胸腔积液。心超：心包大量积液。予以心包腔穿刺检查心包液：抗酸染色阴性、TB-DNA阴性。予以哌拉西林钠-他唑巴坦钠抗感染、利尿等处理后无明显好转。逐至贵州省某医院，查白细胞12.58×10⁹/L，中性粒细胞79.2%；肝肾功能电解质正常；肝炎抗体全套阴性；铁蛋白正常；胸部CT仍提示双下肺感染、心包积液、胸腔积液。心超：心包大量积液。再次予以心包腔穿刺检查心包液抗酸染色阴性、T-SPOT.TB阴性。后查肺吸虫抗体IgG阳性，考虑肺吸虫病。予以哌拉西林钠-他唑巴坦钠和头孢噻肟抗感染、吡喹酮驱虫、利尿、泼尼松抗炎以及心包腔引流等对症治疗后，好转出院。此后1年患者反复出现胸闷、气促、腹胀、双下肢凹陷性水肿等

· 134 ·

症状,但无明显加重趋势。患者无定期复查就诊。2个月前患者再次出现腹胀,至贵州省另一家住院治疗,查白细胞13.06×10⁹/L,中性粒细胞78.2%,白蛋白29 g/L,胸部CT提示双下肺少许纤维化、双侧胸膜增厚、右侧胸腔积液。腹部B超:肝大,肝右静脉、肝中静脉增宽,腹水,脾、肾胰未见异常。予以放胸腔积液和胸腹水、吡喹酮驱虫等对症治疗后好转出院。半月前患者自行去广州市某医院,查铜蓝蛋白31.3 mg/dl,血清铜正常,T-SPOT.TB阴性,骨穿骨髓涂片未见明显异常,MRCP无异常。肝脏B超:肝脏回声增粗,肝静脉增粗。患者为进一步诊治入院,入院后肺CT平扫见图19-1。

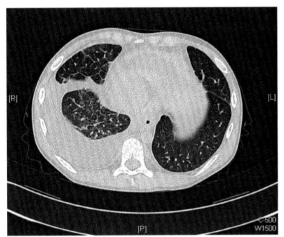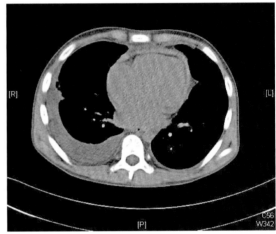

图19-1　患者入院时肺CT平扫,可见心包增厚,胸膜增厚和右侧胸腔积液

· 既往史

出生于原籍。从小生活在肺吸虫区,有多次进食生的溪蟹史。否认化学性物质、放射性物质、有毒物质接触史。否认吸毒史,否认吸烟史,否认饮酒史,否认冶游史,否认家族遗传病史,否认家族肿瘤史。

· 入院查体

T 36.8℃,P 78次/分,R 19次/分,BP 116/74 mmHg,MEWS 1分,身高140 cm,体重33 kg;神志清楚,发育正常,营养好,回答切题,自动体位,查体合作,步入病房,全身皮肤黏膜未见异常,无肝掌,全身浅表淋巴结无肿大。未见皮下出血点,未见皮疹。头颅无畸形,眼睑正常,睑结膜未见异常,巩膜无黄染。双侧瞳孔等大等圆,对光反射灵敏,耳廓无畸形,外耳道无异常分泌物,无乳突压痛。外鼻无畸形,鼻通气良好,鼻中隔无偏曲,鼻翼无扇动,两侧鼻旁窦区无压痛,口唇无发绀。双腮腺区无肿大,颈软,无抵抗,颈静脉无怒张,气管居中,甲状腺无肿大。胸廓对称无畸形,胸骨无压痛;双肺呼吸音清晰,未闻及干、湿性啰音。心率78次/分,律齐;腹膨隆,腹壁软,全腹无压痛,无肌紧张及反跳痛,肝脾肋下未触及,肝肾脏无叩击痛,肠鸣音3～5次/分。肛门及外生殖器未见异常,脊柱、四肢无畸形,关节无红肿,无杵状指(趾),双下肢无水肿。肌力正常,肌张力正常,生理反射正常,病理反射未引出。

· **辅助检查**

2015年4月血常规：白细胞10.9×10^9/L，中性粒细胞73.4%；生化：谷丙转氨酶/谷草转氨酶32/59 U/L、白蛋白31 g/L、总胆红素21 μmol/L、C反应蛋白8 mg/L。血沉、免疫球蛋白、电解质、抗核抗体全套、类风湿因子、尿常规等正常。腹部B超提示：腹腔积液、肝脾肾无异常。肺部CT：支气管炎伴双下肺感染、心包积液、胸腔积液。心超：心包大量积液。心包液：白蛋白19 g/L、乳酸脱氢酶452 U/L、腺苷脱氨酶17 U/L、红细胞（4＋）/HP、抗酸染色阴性、TB-DNA阴性。

2015年5月：白细胞12.58×10^9/L，中性粒细胞79.2%；肝肾功能电解质正常；肝炎抗体全套阴性；铁蛋白正常；胸部CT仍提示双下肺感染、心包积液、胸腔积液。心超：心包大量积液。心包液：总蛋白51 g/L、乳酸脱氢酶452 U/L、腺苷脱氨酶15 U/L、有核细胞数790×10^6/L、抗酸染色阴性、T-SPOT.TB阴性。肺吸虫抗体IgG阳性。

2016年5月：血常规白细胞13.06×10^9/L，中性粒细胞78.2%，血红蛋白97 g/L；肝肾功能正常，白蛋白29 g/L，血钾3.36 mmol/L；腹水常规：细胞数480×10^6/L，白细胞180×10^6/L，白蛋白8.7 g/L；胸部CT提示双下肺少许纤维化、双侧胸膜增厚、右侧胸腔积液。腹部B超：肝大，肝右，肝中静脉增宽，腹水，脾、肾胰未见异常。

2016年6月：铜蓝蛋白313 mg/L，血清铜正常，T-SPOT.TB阴性，骨穿骨髓涂片未见明显异常，MRCP无异常。肝脏B超：肝脏回声增粗，肝静脉增粗。

临床关键问题及处理

· **关键问题1　患者引起大量浆膜腔积液的病因是什么？应该如何治疗？**

正常心包是一个围绕心脏的纤维弹性囊，内含薄层液体。当大量液体积聚（心包积液）或当心包瘢痕形成和变得无弹性时，可能发生以下3种心包压迫综合征中的一种：心包压塞、缩窄性心包炎和渗出性缩窄性心包炎。在典型的缩窄性心包炎和渗出性缩窄性心包炎中，心脏充盈均会受到外力的阻碍。正常心包可以伸展以适应心脏容量的生理变化。然而，当超过心包储备容量后，心包会明显变硬。在严重心包压迫综合征中，心包变得几乎毫无弹性，从而导致适应容量变化的能力极小。因此，缩窄性心包炎的一个重要病理生理特征是心室间相互依赖性明显增强，其中左、右心腔的血流动力学直接受彼此影响的程度显著大于正常时。

缩窄性心包炎可发生在几乎所有心包疾病过程后，但它很少发生于复发性急性心包炎后。缩窄性心包炎常见的病因包括：特发性或病毒性、心脏外科手术后、放射治疗后（主要是在霍奇金病或乳腺癌后）、结缔组织病和感染后（结核性或化脓性心包炎），其他少见原因还包括恶性肿瘤、创伤、药物诱导性、石棉肺、结节病、尿毒症性心包炎。

在本病例中可以发现患者的病程超过1年，从一开始就诊时表现为不伴有肝脾肿大，到逐渐发现肝肿大，肝静脉增宽，而大量心包积液发展为心包增厚，双侧胸腔积液到双侧胸膜增厚，右侧胸腔积液。因此，可以发现是一个从以渗出性炎症为主到缩窄性心包炎，胸膜炎为特征的临床表现。也就是说，早期是胸膜炎，渗出性心包炎，到了后期就是缩窄性心包炎，胸膜增厚，心脏舒张功能受限为主。在胸腔积液、心包积液反复检查中，基本排除了结核感染引起的心包积液和胸腔积液，却发现患者有肺吸虫抗体阳性，结合病史患者居住在贵州山区，有生食溪蟹的病史，因此应该高度怀疑肺吸虫病可能性。但是为何患者经过多次吡喹酮驱虫治疗，却疗效不佳呢？

进一步分析，肺吸虫临床表现可以分为早期和晚期，早期以幼虫移行引起的表现为主，可以有急性炎症表现，会有嗜酸性细胞升高，此时抗寄生虫治疗效果较好。但到了晚期，则是表现为纤维化，以及继发的胸膜和心包扩张受限，此时单给予抗寄生虫治疗，不可能纠正已经发生的纤维化改变，因此疗效不佳。

· 关键问题2 慢性缩窄性心包炎应该如何治疗？

心包切除术是慢性缩窄性心包炎患者唯一的根治性治疗选择。内科治疗（即利尿剂）可作为一种权宜措施使用，可用于那些不适合进行外科手术的患者。尽管大多数患者在心包切除术后症状会有显著改善，但是围术期并发症发病率和死亡率较为显著。结局在有心包切除术更多经验的高手术量的外科中心最好。大多数患者在心包切除术后症状缓解。

对于有持续和显著症状的慢性缩窄性心包炎患者，心包切除术是公认的治疗标准。术前应当谨慎地使用利尿剂，目的在于降低升高的静脉压、腹水和水肿。这种方法有助于手术前优化患者的血流动力学状态和改善其功能状态。对于不适合进行外科手术的患者，可考虑使用利尿剂来姑息性控制症状。由于手术的复杂性和手术相关的病死率，对于轻度或晚期疾病的患者以及射线诱导性缩窄、心肌功能障碍、显著肾功能障碍或混合性缩窄-限制性疾病的患者，应谨慎考虑外科手术的使用。这样的患者可能无法获益于心包切除术。

· 入院后治疗经过

患者请心内科和心外科会诊后，转至心外科于2016年7月12日在全麻下行心包剥除术，术中正中劈胸骨切口心胸，探查见心包增厚钙化明显，分离切除粘连的心包，上至升主动脉心包反折、下至膈面，两侧至膈神经前方。严密止血后逐层关胸，置纵隔、右侧胸腔引流各一根，6根钢丝间断缝合胸骨。术后恢复可，予出院。术后病理为囊壁样组织共4块10 cm×7 cm×2 cm，内壁稍粗糙。免疫组化结果：特染 PAS（－），银染（－），抗酸（－）。病理诊断为：（心包）胶原纤维增生伴钙化及慢性炎症细胞浸润。

· 最终诊断

肺吸虫病，并发慢性缩窄性心包炎。

背景知识介绍

不同年龄阶段、不同时期、不同地区心包积液的病因构成不同。成人心包积液以肿瘤和结核性多见，国外小儿心包积液以特发性心包炎多见，国内不同地区报道结果不一致。文献报道，近年来小儿心包积液仍以感染性居多，但化脓性和结核性较以前明显减少，肺吸虫性显著增加，应高度警惕肺吸虫病可能，重点加以明确或排除。

肺吸虫病是一种人畜共患的寄生虫病，该病流行于我国多个省市自治区，在我国主要以卫氏和斯氏并殖吸虫为主。主要分布于山区和丘陵地区。经过多年防治，居民感染率及患病率已大幅下降。但肺吸虫病临床表现多样，无特异性，极易漏诊误诊。肺吸虫感染方式以生食或食用未煮熟的淡水蟹或喇蛄为主，亦可由生饮疫水引起，囊蚴进入终宿主，经消化液作用，幼虫脱囊而出，童虫穿过肠壁进入腹腔，徘徊于各器官之间或邻近组织及腹壁。约经1～3周，童虫穿过膈肌经胸腔入肺发育成熟，形成虫囊，有些童虫可终生穿行于组织间直到死亡。肺吸虫主要侵犯肺部，引起咳嗽、咳痰和咳血或痰中带血等症状，也可侵犯皮下组织、胸膜、肝、中枢神经系统等引起相应的症状，肺吸虫致病主要是童虫或成虫在人体组织与脏器内移行、寄居造成的机械性损伤及其代谢产物等抗原物质引起的免疫病理反应。由于肺吸虫的侵犯部位不同，临床表现多样且无特异性，侵犯肺部表现咳嗽、胸腔积液，侵犯腹部表现腹壁肿块、腹痛、腹水、肝脾肿大，侵犯关节导致关节肿胀等，除骨骼外几乎全身器官均可受累。肺吸虫病影像学改变，除附壁结节空洞及空洞内发现条状高密度虫体影有一定的诊断意义外，浸润性病灶和支气管周围炎样改变以及单发或伴发的胸膜炎与其他原因的炎性病变并无鉴别依据，由于累及的器官不同，影像学表现亦多种多样。文献报道，肺吸虫的肺外表现以中国斯氏并殖吸虫为多见。

点 评

本例患者为青少年，居住在西南山区，有明确的生食溪蟹历史，结合肺吸虫抗体阳性，肺吸虫感染可以明确。但由于肺吸虫病引起的心包炎在成年人中并不多见，因此容易被误诊。翻阅参考文献发现，肺吸虫引起的心包炎在我国血吸虫流行地区并不少见，有的文献报道甚至在病因分类中超过结核和化脓性，排在首位。因此，值得临床医生重视。此例患者虽然在心包手术后的病理中未能发现肺吸虫特异性的病理改变，但结合病史、临床表现和排除结核性心包炎的可能性后，诊断基本明确。由于是慢性缩窄性心包炎，不管病因如何，治疗上心包切除术是唯一明确有效的手段。

（王新宇 艾静文 黄玉仙 张文宏）

参·考·文·献

[1] Troughton RW, Asher CR, Klein AL. Pericarditis[J]. Lancet, 2004, 363 (9410) : 717-727.

[2] Kanpittaya J, Sawanyawisuth K, Vannavong A, et al. Different chest radiographic findings of pulmonary paragonimiasis in two endemic countries. Am J Trop Med Hyg, 2010, 83 (4) : 924.

[3] 黎萍, 刘晓燕. 重庆与四川地区128例小儿心包积液临床分析. 临床心血管病杂志, 2013, 29 (3) : 221.

20

通过两个病例分析不同类型疟疾的治疗策略

　　输入性疟疾已经成为我科常见的收治疾病,但对于疟疾而言,不同类型的疟疾由于其不同致病特点,治疗的方案和注意事项各有不同。本文通过两例我科收治的输入性疟疾病例,结合疟疾治疗的临床指南,分析总结了疟疾治疗的策略要点。

病例 1

—— 病史摘要 ——

· **入院病史**

患者,男,54岁,江苏江阴人,于2016年7月11日入院。

· **主诉**

反复发热伴头痛、腹泻1月余,意识障碍两天。

· **现病史**

　　患者于2016年6月6日自非洲加蓬回国,6月8日起出现发热,体温超过39℃,伴头痛、腹泻、呕吐、干咳、乏力、纳差。两日后出现血尿,呈红褐色,无尿痛腰痛。于当地卫生院就诊,退烧针治疗后热退,尿色恢复正常。后因反复发热于6月13日至当地医院就诊,予以对症治疗,行胸部CT发现肺部结节,遂于6月30日转院至上海某医院,肺CT显示肺叶结节影,B超显示脾脏肿大。住院期间反复发热,于7月6日晚出现寒战,数十分钟后缓解。7月9日中午患者再次突发寒战,口吐白沫,意识丧失,120急救送入我院急诊。急诊完善检查显示:白细胞4.07×10^{9}/L,红细胞2.59×10^{12}/L,血小板107×10^{9}/L,血红蛋白80 g/L,中性粒细胞比49.5%,纤维蛋白原降解产物10.4 μg/ml,纤维蛋白原定量1.3 g/L,D−二聚体4.47 FEUmg/L,凝血酶时间22.2秒,部分凝血活酶时间35.3秒,总胆红素23.9 μmol/L，白蛋白24 g/L，乳酸脱氢酶785 U/L，尿素氮10.9 mmol/L，尿常规白细胞计数34.1/μl，红细胞计数75.1/μl，上皮细胞计数10.8/μl，潜血（2＋），蛋白质（2＋），红细胞均一。镜下找到恶性疟配子体，红细胞感染率1％。急诊科予以青蒿琥酯60 mg/qd治疗（首剂加倍），经治疗后体温下降，意识逐步恢复。现为进一步治疗收入我科。患病以来患者精神不好，意识减退，胃纳不可，睡眠不好，大小便正常，无体重明显下降。

· 既往史

患者7年前曾受"烫伤"植皮治疗。否认输血史。预防接种史不详。20年前曾患肾结石。出生于原籍。否认疫区接触史、否认疫情接触史。否认化学性物质、放射性物质、有毒物质接触史。否认吸毒史。吸烟20年，平均10支/日，未戒烟。饮酒20年，平均250 g/d，常饮啤酒，未戒酒。否认冶游史。否认家族遗传病史。否认家族肿瘤史。已婚已育，家人健康。患者近2年来因为工作需要，反复多次至非洲数国出差旅游。

· 体格检查

T 35.5℃，P 72次/分，R 18次/分，BP 93/56 mmHg，MEWS 1分，身高168 cm，体重53 kg。神志清楚，发育正常，营养好，回答切题，自动体位，查体合作，步入病房，平车推入病房，全身黏膜中度苍白，无肝掌，全身浅表淋巴结无肿大。未见皮下出血点，未见皮疹。头颅无畸形，眼睑正常，睑结膜中度苍白，巩膜无黄染。双肺呼吸音清晰，未闻及干、湿性啰音。心率72次/分，律齐；腹平坦，腹壁软，全腹无压痛，无肌紧张及反跳痛，肝脾肋下触及，脾肿大至肋下一指，肝肾脏无叩击痛，肠鸣音3次/分。肛门及外生殖器未见异常，脊柱、四肢无畸形，关节无红肿，无杵状指（趾），双下肢无水肿。肌力正常，肌张力正常，生理反射正常，病理反射未引出。

· 初步诊断

恶性疟原虫疟疾伴大脑并发症

急性溶血性贫血

· 入院后治疗经过

患者入院后完善相关检查，继续予以菁蒿琥酯60 mg qd静脉注射治疗。按总疗程治疗1周后改双氢菁蒿素哌喹口服治疗。住院期间超声波检查结论：肝囊肿，胆囊胆泥沉积，脾肿大。胰腺，双肾未见明显异常。头颅MR增强放射检查：头颅MRI增强未见明显异常，随访。随访血常规及血找疟原虫结果见表20-1、图20-1。

表20-1 患者血常规及血涂片找疟原虫

	7月9日	7月12日	7月15日	7月18日	7月26日	7月29日
白细胞（×10⁹/L）	4.07	3.77	5.63	5.62	13.6	9.43
血红蛋白（g/L）	80	75	73	83	120	109
血细胞比容		22.1	22.4	25.9		33.1

（续表）

	7月9日	7月12日	7月15日	7月18日	7月26日	7月29日
血小板（×10⁹/L）	107	171	251	276	162	181
网织红细胞			5%			
疟原虫	1%	阳性	阳性	阳性	阴性	阴性
可见	配子体	配子体	配子体	配子体	未见	未见

至7月18日，患者体温已经正常1周，无头痛、畏寒、寒战、恶心、呕吐、腹泻等症状。查体：神清，精神可，全身黏膜苍白，无肝掌，全身浅表淋巴结无肿大。未见皮下出血点，未见皮疹。头颅无畸形，眼睑正常，巩膜无黄染。心肺（—），腹平软，全腹无压痛及反跳痛。

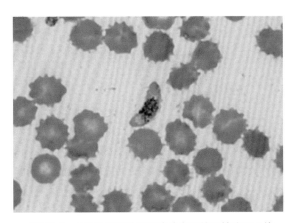

图20-1 病例1患者外周血涂片发现的恶性疟配子体

临床关键问题及处理

· 关键问题 患者为何在治疗9日后，症状体征均已经恢复，但血中依然可以找到疟原虫的配子体？是出现了耐青蒿素的恶性疟？还是其他因素？

患者有明确的流行病学史，血中明确找到恶性疟的配子体，结合症状（发热，腹泻，呕吐，血尿）、体征（贫血，脾大），恶性疟诊断没有问题，由于患者有过意识改变，血红蛋白尿，重型恶性疟诊断也可以成立。按照世界卫生组织的疟疾治疗指南，我们先后给予注射用青蒿琥酯和口服的青蒿素复合制剂治疗，疗程也已经足够，症状明显改善，因此可以停药观察。

但患者在出院8日后，突然再次出现发热。体温最高39.4℃，伴有咳嗽、咳痰，为白色黏痰。无畏寒、寒战，无腹痛、腹泻，无消瘦，无血尿等表现。至当地医院就诊，查血常规：白细胞 13.6×10^9/L，红细胞 4.0×10^{12}/L，血小板 162×10^9/L，血红蛋白 120 g/L，中性粒细胞78.7%，疟原虫镜检未见。行肺部CT示：肺气肿，右肺中叶少许渗出，左上肺结节（图20-2）。为进一步治疗再次收治入院。

患者出院后1周，再次出现高热，当地镜检未见疟原虫，是否是疟疾复发呢？

入院后反复多次找疟原虫，均为阴性，结合患者咳嗽咯痰症状，以及血象白细胞和中性比例升高，降钙素原升高（1.16 ng/ml↑），我们考虑患者此次发热原因为肺部感染，与疟疾无关，未再使用抗疟药物，在给予头孢呋辛钠2.25 g bid抗感染，沐舒坦30 mg qd止咳祛痰等治疗3天后患者体温降至正常，咳嗽咳痰明显缓解。后转至呼吸科，在CT引导下行肺结节穿刺活检术，术后病理证实为慢性炎症。

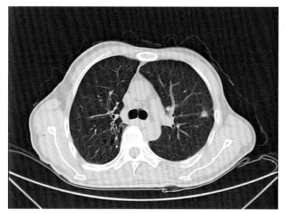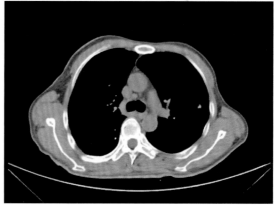

图20-2　患者肺CT显示的左肺中叶靠近胸壁的结节

背景知识介绍

重型恶性疟一般定义为具有严重表现和/或重要器官功能障碍证据的急性疟疾，包括以下标准：

- 意识受损：成人Glasgow昏迷评分小于11分或儿童中Blantyre昏迷评分小于3分。
- 虚脱：患者全身乏力以致不能在无辅助的情况下坐、站或行走。
- 多次惊厥：24小时内发作2次以上。
- 酸中毒：碱缺失大于8 mEq/L，血浆碳酸氢盐水平小于15 mmol/L，或静脉血浆乳酸浓度大于5 mmol/L。酸中毒的临床征象包括：深呼吸和呼吸窘迫（肋间隙凹陷、使用辅助肌肉和鼻翼扇动）。
- 休克：代偿性休克定义为毛细血管再充盈时间大于3秒或腿部（中部至近端）存在温度梯度差，但无低血压。失代偿性休克定义为，儿童收缩压小于70 mmHg或成人收缩压小于80 mmHg，并有灌注受损的证据（四肢厥冷或毛细血管再灌注时间延长）。
- 肺水肿：可由放射学检查确定，或呼吸室内空气时氧饱和度小于92%，并伴呼吸频率大于30次/分钟，常伴胸部凹陷和听诊捻发音。

- 肾功能受损：血浆或血清肌酐大于 3 mg/dl（265 μmol/L）或血尿素大于 20 mmol/L。
- 黄疸：血浆或血清胆红素大于 50 μmol/L（3 mg/dl），伴疟原虫计数大于 100 000/μl。
- 严重出血：包括反复的或长时间的鼻、牙龈或静脉穿刺部位的出血，呕血或黑便。
- 严重疟疾性贫血：12 岁以下儿童血红蛋白浓度小于 50 g/L 或血细胞比容小于 15%（成人中则分别为 < 70 g/L 或小于 20%）伴疟原虫计数大于 10,000/μl。
- 低血糖：血糖小于 40 mg/dl（< 2.2 mmol/L）。
- 高疟原虫血症：恶性疟原虫血症 > 10%（> 500 000/μl）。

治疗重型疟的胃肠外药物有两大类：金鸡纳生物碱（奎宁和奎尼丁）和青蒿素衍生物（青蒿琥酯、蒿甲醚和蒿乙醚）。比较奎宁和青蒿素的数据表明，对于成人和儿童重型恶性疟患者的治疗，采用静脉青蒿琥酯更好；蒿甲醚是一种合理的替代治疗。青蒿琥酯由于其水溶性好，它是起效最快的青蒿素类化合物。静脉青蒿琥酯的标准给药方案包括 5 次剂量：首剂 2.4 mg/kg，然后在 12 小时和 24 小时用 2.4 mg/kg，随后为 2.4 mg/kg，一日 1 次。对于有静脉青蒿琥酯的地区，青蒿琥酯是重型恶性疟成人和儿童患者的首选治疗。青蒿琥酯的给药不需要针对肝或肾功能衰竭进行调整，也不需要针对同时使用的或既往使用的其他药物（包括甲氟喹、奎宁或奎尼丁）治疗进行调整。青蒿素相关的最常见不良反应包括恶心、呕吐、厌食和头晕，然而这些表现可能是由疟疾（而不是药物毒性）所致。采用青蒿琥酯治疗重型疟后出现迟发贫血的情况已有报道。

应在治疗期间监测疟原虫血症，以证实机体对治疗有适当的反应。美国 CDC 推荐每日复查血涂片，以记录疟原虫密度的下降，直至变为阴性或治疗的第 7 天（如果患者在疟原虫血症完全清除之前出院）。重型疟治疗过程中，应在最初的 2 ~ 3 天每 12 小时监测 1 次血中疟原虫的密度，或监测到血中疟原虫变为阴性，以监测治疗反应。一些推荐提出，在疟原虫血症降到 1% 以下后，可根据耐受情况将胃肠外治疗转为口服治疗。一般而言，基于青蒿素的单药治疗的总疗程为 3 天。WHO 推荐采用静脉青蒿琥酯治疗至少 24 小时，然后使用一个疗程的口服青蒿素复方药物以完成治疗。

病例 2

─────────────── 病史摘要 ───────────────

· 入院病史

患者，男，59 岁，福建古田人，于 2017 年 2 月 3 日入院。

· 主诉

间歇性发热 1 周余。

· 现病史

患者于 2017 年 1 月 27 日无明显诱因下出现发热，无明显伴随症状，自行服用"泰诺"

后体温恢复正常,未予重视。于2017年2月1日患者再次出现发热,体温最高达39℃,伴有畏寒寒战,肌肉酸痛,不伴有咽痛、咳嗽、咳痰、胸痛、胸闷、腹痛、腹泻、血尿、黑便等,外院"头孢噻肟"治疗后无明显好转,于2017年2月2日来我院急诊,查血常规、尿常规、肾功能基本正常,血钠轻度降低,余电解质基本正常;外周血查见卵形疟滋养体、配子体,红细胞感染率0.004%。故考虑患者为"疟疾",现为进一步诊治,收入我科。

· **既往史**

患者于2013年11月前往加纳工作,2014年起出现间歇性发热,于当地诊治,考虑为"疟疾",予以抗疟治疗(具体不详)后体温可恢复。患者自诉类似症状此后反复发作,多于劳累后出现,服药后即可缓解,每年发作至少两次。2016年7月回国后未在前往非洲。最近一次发作为2016年11月,当时于我院门诊就诊,外周血查见卵形疟(图20-3),予青蒿素口服治疗后好转。患者有糖耐量异常史一年余,平素服用二甲双胍,血糖控制尚可,否认高血压、脑梗死等慢性疾病史。患病以来患者精神好,胃纳可,睡眠好,大小便正常,无体重明显下降。

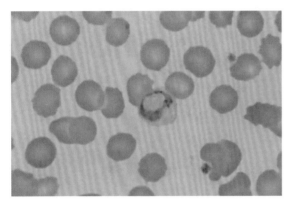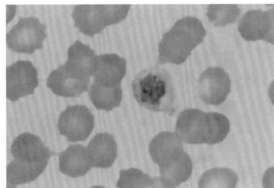

图20-3 病例2患者血涂片中找到的卵形疟滋养体

· **体格检查**

T 37.2℃,P 100次/分,R 20次/分,BP 118/80 mmHg,MEWS 1分,身高160 cm,体重68 kg,神志清楚,发育正常,营养好,回答切题,自动体位,查体合作,步入病房,全身皮肤黏膜未见异常,无肝掌,全身浅表淋巴结无肿大。未见皮下出血点,未见皮疹。头颅无畸形,眼睑正常,睑结膜未见异常,巩膜无黄染。双侧瞳孔等大等圆,对光反射灵敏,耳廓无畸形,外耳道无异常分泌物,无乳突压痛。外鼻无畸形,鼻通气良好,鼻中隔无偏曲,鼻翼无扇动,两侧副鼻窦区无压痛,口唇无发绀。双腮腺区无肿大,颈软,无抵抗,颈静脉无怒张,气管居中,甲状腺无肿大。胸廓对称无畸形,胸骨无压痛;双肺呼吸音清晰,未闻及干、湿性啰音。心率100次/分,律齐;腹平坦,腹壁软,全腹无压痛,无肌紧张及反跳痛,肝脾肋下未触及,肝肾脏无叩击痛,肠鸣音3次/分。肛门及外生殖器未见异常,脊柱、四肢无畸形,关节无红肿,无杵状指(趾),双下肢无水肿。肌力正常,肌张力正常,生理反射正常,病理反射未引出。专科检查：体温平，神志清楚，回答切题，全身浅表淋巴结无肿大。双肺呼吸音清晰，未闻及干、湿性啰音。心率100次/分，律齐；腹平坦，腹壁软，全腹无压痛，无肌紧张及反跳痛，肝脾肋下未触及，双下肢无水肿。

·辅助检查

2017年2月2日外周血查见卵形疟滋养体、配子体，红细胞感染率0.004%；血常规、尿常规、肾功能基本正常，血钠轻度降低，余电解质基本正常。

临床诊断：卵形疟原虫疟疾

临床关键问题及处理

·关键问题 患者病史中可以明确为卵形疟原虫感染，青蒿复合制剂口服治疗有效，能很好控制患者的发热等症状，但为何会反复发作？

如果患者在非洲时，反复发作还可以用反复感染来解释的话，那么患者回国后再次出现反复发作，就不能用反复感染来解释。也就是说，患者由于治疗不彻底，此后为复发或再燃。卵形疟原虫和间日疟原虫生活史的特性相似，由于有肝内期，因此需要针对肝内期进行治疗。而目前首选有效的药物为伯氨喹。在间日疟和卵形疟疟疾患者给予氯喹或青蒿复合制剂杀死红内期的疟原虫后，为防止复发，一定需要给予1个疗程的伯氨喹治疗。伯氨喹由于对于G6PD酶缺乏的患者会引起重度的溶血性贫血，因此应该在使用伯氨喹治疗前给予G6PD酶活性的检测。对于酶活性正常的患者才可以运用该药。

·入院后治疗经过

患者入院后完善相关检查，给予双氢菁蒿素哌喹3粒口服，每天1次，次日患者体温平。同时检测G6PD酶活性，通过比色法该患者为1.32（正常范围1～2.3）。即给予伯氨喹治疗15 mg/d连续服用14日。间隔4个月后随访，患者未再出现复发。

背景知识介绍

卵形疟原虫见于热带的非洲西部，东南亚及大洋洲较为罕见。根据1966年进行的一项调查，在非洲以外卵形疟疾唯一呈地方性流行的区域为菲律宾群岛和新几内亚岛。有关卵形疟严重临床表现的描述相对少见。总体上感染此种疟原虫比较罕见，不归为常规威胁。此外，卵形疟原虫的休眠体可引起疟疾复发。

对于所有非恶性疟原虫感染，治疗红细胞内期型的疟原虫首选药物是氯喹。氯喹的成人剂量为：立即口服600 mg（＝1 000 mg，以盐计），随后在第6、24和48小时口服300 mg（＝500 mg，以盐计），总剂量为1 500 mg（＝2 500 mg，以盐计）。

氯喹能够高度有效地抗三日疟原虫和卵形疟原虫，且在大多数间日疟原虫病例中有效。羟氯喹是一种替代氯喹的二线药物。氯喹通常耐受性好。可通过餐时用药来减轻轻微的副作用（包括苦味、胃肠功能紊乱、头晕、视力模糊和头痛）。妊娠时可安全使用。在对间日疟原虫或卵形疟原虫引起的感染进行治疗后，应给予伯氨喹PART来防止疟疾的复发（通过消除可能在肝脏保持休眠状态的休眠体形式）（图 20-1）。在单独接受氯喹治疗的间日疟原虫感染者中，由肝脏休眠体引起的疟疾延迟发作或复发发生于超过25%的病例中。防止复发的伯氨喹剂量取决于病原体的种类。为了防止间日疟疾复发，伯氨喹的剂量应为30 mg/d并持续14天。为了防止卵形疟复发，伯氨喹的剂量应为15 mg/d，连服14天。伯氨喹治疗应在氯喹治疗的同一日开始，并且监督治疗可能对优化治疗效果有所帮助。

伯氨喹禁忌用于葡萄糖-6-磷酸脱氢酶（glucose-6-phosphate dehydrogenase，G6PD）缺乏的个体和妊娠妇女。在伯氨喹给药前必须确定G6PD水平，并且患者只有在排除G6PD缺乏症后才能使用伯氨喹。应忠告无法使用伯氨喹的患者发生复发性感染的可能性（约20%，范围为5%～80%）；如果症状复发，则需要寻求治疗。复发性感染的患者应接受氯喹重复治疗。

点 评

从第一个病例中，我们总结为以下几点：至少目前为止，我国尚未明确报道有耐青蒿素的疟疾，在此前提下，如果在给予标准的序贯抗疟疾治疗恶性疟后，如果患者症状、体征和实验室检查都明显改善，即使血中依然能够找到配子体，并不能说明治疗是无效的。在完成正规疗程后，可以停止治疗，给予随访，恶性疟不需要使用伯氨喹抗复发治疗。第二，青蒿琥酯引起的迟发型贫血在临床中不少见，一般不需要特殊处理，患者会逐渐恢复。最后，对于重型恶性疟，尽早给予静脉用青蒿琥酯是成功治疗的关键。而第二个病例，我们诊治了一位比较少见的卵形疟疟疾患者，从中可以知道卵形疟和间日疟类似，一般首选氯喹治疗，但为防止肝脏休眠体引起的复发，必须使用伯氨喹抗复发治疗。

（王新宇　顾剑飞　黄玉仙　张文宏）

参·考·文·献

[1] World Health Organization. Guidelines for the treatment of malaria, 3rd ed, WHO, Geneva 2015. http://www.who.int/malaria/publications/atoz/9789241549127/en/ (Accessed on September 10, 2015).

[2] Centers for Disease Control and Prevention. Treatment Guidelines: Treatment of Malaria (Guidelines for Clinicians), 2013. http://www.cdc.gov/malaria/resources/pdf/clinicalguidance.pdf (Accessed on September 10, 2015).

[3] Dondorp AM, Nosten F, Yi P, et al. Artemisinin resistance in Plasmodium falciparum malaria[J]. N Engl J Med, 2009, 361 (18): 455.

[4] Amaratunga C, Lim P, Suon S, et al. Dihydroartemisinin-piperaquine resistance in Plasmodium falciparum malaria in Cambodia: a multisite prospective cohort study[J]. Lancet Infect Dis, 2016, 16 (3): 357.

[5] Rosenthal PJ. Artesunate for the treatment of severe falciparum malaria[J]. N Engl J Med, 2008, 358 (17): 1829-1836.

21

以行为异常伴急性意识障碍起病的克雅病

行为异常、发热和渐进性意识障碍在感染科和神经内科并不少见，临床多见于"病毒性脑炎"，但近年来，自身免疫性脑炎在临床中也越来越多，需要临床医生注意鉴别。然而，感染科医生在鉴别中往往容易忽视散发的克雅病病例，该病临床表现容易和自身免疫性脑炎相混淆，本病例希望通过介绍一例较为典型的克雅病，为大家临床诊断中拓宽思路提供一些帮助。

病史摘要

· **入院病史**

患者，男，59岁，上海人，工人，汉族，已婚，于2016年7月5日入院。

· **主诉**

行为言语异常1月余，意识障碍1周。

· **现病史**

患者家属发现患者2016年6月初出现记忆力减退，夜间睡眠变差，伴有低热（未具体测量）。患者的生活习惯逐渐改变，出现异常行为，如不能正确使用手机、电视，刷牙超过1个小时，大小便不分，如厕超过3个小时。患者经常告知家属邻居偷他们家的水，看到家门开着就紧张，要冲出去抓坏人。患者无头痛、头晕、恶心、呕吐、咳嗽、咳痰等不适症状。

2016年6月3日，患者家属遂带其至上海市某医院神经内科就诊，诊断为"忧郁症"，给予口服药物治疗2周（具体药名不详），治疗后效果欠佳。6月17日家属带患者至某区精神卫生中心就诊，查头颅MR示："两侧额顶叶多发腔隙灶，轻度脑萎缩"。诊断为"早老性痴呆症"，予奥氮平5 mg qd po治疗10天，治疗后患者行为言语异常等表现无明显好转，遂于6月24日至我院急诊科就诊,急诊考虑为"脑炎",予更昔洛韦抗病毒治疗,头孢曲松抗感染治疗,并给予地西泮、氨基酸等药物对症及营养支持治疗,治疗期间患者行为异常较前加重,逐渐出现意识障碍,不能与人正常交流,不能自主大小便。于7月5日转入我科继续治疗。起病以来患者精神差,有意识障碍,不能正常与人交流,胃纳差,睡眠查,夜间睡眠不规律,不能自主大小便,无体重明显下降。

· 既往病史

患者平素健康状况良好。否认高血压、糖尿病、冠心病、脑卒中、慢性支气管炎、精神病等基础疾病;否认肝炎、结核等其他传染病史。否认手术史、外伤史、输血史,否认食物、药物过敏史,预防接种按计划进行。出生、久居上海;否认疫区、疫情接触史,否认化学性、放射性、有毒物质接触史、吸毒、冶游史。已婚已育,否认家族遗传病及类似病史。吸烟史:吸烟30年,平均20支/日,未戒烟。饮酒史:饮酒20年,平均20 g/日,常饮白酒,未戒酒。

· 入院查体

T 36.7℃, P 68 次/分, R 20 次/分, BP 135/78 mmHg。神志不清,对答不能,查体不能配合。颈抵抗阳性,瞳孔对光反射尚可,结膜稍苍白,巩膜无黄染。四肢肌力查体不能配合,可见自主四肢活动,病理征(—)。全身皮肤未见皮疹、瘀斑、瘀点,浅表淋巴结未及肿大。无乳突压痛。口腔黏膜未见溃疡、充血,扁桃体不大。甲状腺无肿大。双肺呼吸音清,未闻及干湿性啰音。心率68次/分,律齐,未及病理性杂音。腹部平软,无压痛及反跳痛,墨菲征阴性,未及包块或肿大脏器,移动性浊音阴性。脊柱无畸形,关节无肿胀。双下肢轻度凹陷性水肿。

· 辅助检查

血常规:白细胞6.97×10^9/L,中性粒细胞79.5%(↑),淋巴细胞10.9%(↓),血红蛋白134 g/L,血小板238×10^9/L,血沉60 mm/h(↑)。

生化:谷丙转氨酶202 U/L7,谷草转氨酶455 U/L,总蛋白65 g/L,白蛋白37 g/L,球蛋白28 g/L,肌酸激酶7 310 U/L,尿素氮5.87 mmol/L,肌酐58.0 μmol/L,尿酸126 μmol/L,铁蛋白478.1 ng/ml%,乳酸脱氢酶445 U/L。

脑脊液各项检测:透明,清;潘氏试验(±),红细胞9×10^6/L,白细胞1×10^6/L,糖2.9 mmol/L,氯116 mmol/L,蛋白质203 mg/L,隐球菌乳胶凝集试验(—),脱落细胞(—)。

免疫:抗核抗体 细胞浆颗粒型(1:100),抗nRNP/SM、抗PCNA抗体、抗SM、抗SSA、抗SSB、抗Jo-1、抗Scl-70、抗双链DNA抗体、线粒体抗体M2、核糖体P蛋白、抗着丝点蛋白B、抗组蛋白抗体、抗核小体抗体均为阴性。类风湿因子、抗"O"阴性。

尿常规、粪常规＋OB、血培养、血脂、DIC、CRP、RF、ASO、血T-SPOT.TB、血G试验、血肥达反应、TORCH系列、肿瘤标志物等均未见明显异常。

头颅CT、胸部CT、上下腹部CT平扫未见明显异常。

临床关键问题及处理

·关键问题1 患者"行为言语异常1月余,意识障碍1周",初步诊断考虑何种疾病? 鉴别诊断有哪些? 下一步应进行哪些检查?

患者入院后的初步诊断:脑炎? 鉴别诊断需从感染性疾病和非感染性疾病进行分析。常见感染性疾病包括化脓性脑炎,病毒性脑炎,结核性脑膜炎,真菌性脑膜炎等。其中患者入院时体温平,发病前无发热、感冒史,脑脊液生化常规、隐球菌乳胶凝集试验、T-SPOT.TB无明显异常,脑膜刺激征阴性。无明显证据支持感染性疾病。非感染性疾病中,结合患者临床表现,主要考虑自身免疫性脑炎、副癌综合征及阿尔兹海默病。患者有进行性中枢神经系统症状伴进行性痴呆,但病程进展过快,不符合阿尔兹海默病临床表现。患者无原发肿瘤证据,仅表现为单一的意识障碍,不符合副癌综合征的临床表现。

·处理

患者意识障碍,四肢有无意识运动,病情危重。予Ⅰ级护理,告病危,心电监护,保护性约束。

患者入院时仅诊断脑炎,背景性疾病尚需进一步检查。但患者病情较重,为了尽快治疗患者原发病,争取治疗时机。于入院当天起给予头孢曲松2 g ivgtt qd＋更昔洛韦200 mg ivgtt qd抗感染治疗。甲泼尼龙 80 mg ivgtt qd对症治疗,德巴金(丙戊酸钠缓释片)0.4 g qd po支持治疗。同时,继续完善血和脑脊液细菌、真菌培养检查。完善脑脊液中的自免脑相关抗体检测、脑脊液脱落细胞等检测。预约脑电图,头颅MRI等检查。

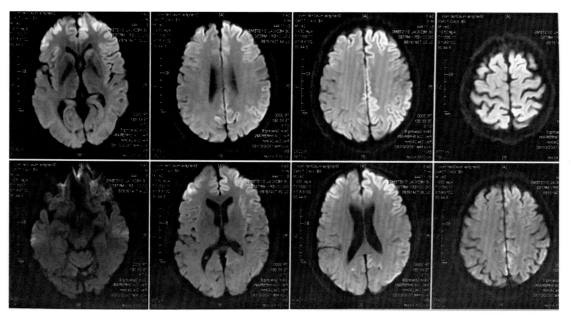

图21-1 头颅MRI见颅内皮质层异常高信号

治疗一周后(7月6日—13日),患者病情无明显好转,意识障碍进行性加重,出现缄默,四肢仍然有无意识肢体运动。与此同时,一系列检查结果陆续回报:2016年7月9日脑脊液查脱落细胞阴性。2016年7月11日脑脊液细菌、真菌培养阴性,血细菌、真菌培养阴性。2016年7月12日脑脊液自免脑相关抗体阴性。2016年7月12日头颅MRI见额叶、顶叶、颞叶皮质层异常高信号,T1及T2均为高信号,DWI呈高信号(图21-1)。2016年7月13日脑电图:见慢波、尖波和δ波(图21-2)。

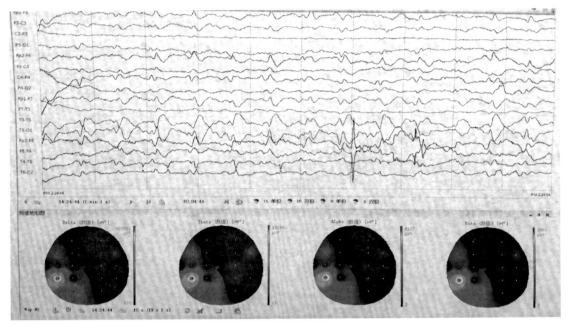

图21-2　EEG图像

· 关键问题2　患者病情进展迅速,治疗效果不佳。头颅MRI提示皮质层高信号,脑电图显示异常波形。此时需考虑哪些可能疾病?如何进一步完善检查?

患者入院后完善各项检查,无细菌、真菌、病毒中枢感染证据,无自免脑相关证据,无肿瘤性疾病相关证据。教授查房后认为,头颅MRI和EEG提示颅内皮质层存在异常病灶,结合患者进行性意识障碍的临床表现,需考虑朊毒体感染性疾病,再次询问患者家属,患者家属否认近期食用疯牛病疫区牛肉史。遂于7月13日请神经内科教授会诊。

神经内科会诊后,再次进行查体。患者意识障碍,肢体无意识运动,可见阵发性肌阵挛。神经内科会诊医生分析认为,本例患临床急性起病,伴渐进性意识障碍和认知改变,查体示肌阵挛,头颅MRI可见皮质DWI高信号,呈现典型的花边征(又称为飘带征),脑电图可见尖波及弥漫性三相波,脑脊液自身免疫性脑炎抗体回报阴性。符合典型的克雅病临床表现。建议送中国CDC检测脑脊液14-3-3蛋白进一步明确诊断。

至此,我们认为该患者高度疑似克雅病。由于克雅病临床尚无有效治疗方案,我们给予患者醒脑静注射液30 mg ivgtt qd对症支持治疗,同时将脑脊液送至中国CDC检测

14-3-3蛋白。治疗后患者病情意识障碍仍无明显好转，嗜睡。转至外院进行进一步对症治疗。

2017年3月8日：中国CDC回报，该患者脑脊液采用蛋白免疫印迹法，证实脑脊液14-3-3蛋白阳性，建议诊断为散发型克雅病临床诊断病例。

本例患者最终诊断为：散发型克雅病。

背景知识介绍

克雅病（Creutzfeldt-Jakob disease，CJD）是一种由朊毒体所致的一类具有传染性，进行性恶化的神经新系统变性疾病，主要表现为进行性痴呆、精神障碍、肌阵挛等。CJD的年发病率为1/1 000 000。此病目前为止没有任何有效的治疗方式，患者常在出现临床症状后的半年至两年内死亡。

朊毒体是一种感染性蛋白，无核酸。其英文单词Prion由Pro（protein）＋In（infectious）＝Proin。正常构型的朊毒体缩写为PrPc，而当朊毒体的构型受到基因突变，外界刺激等因素的作用，朊毒体的构型可能发生改变，并感染其他正常朊毒体发生构型的改变。PrPsc即是指发生异构的朊毒体。PrPsc耐高温，在121℃下需加热15分钟方可灭会，可引起脑组织海绵样变性，如克雅病（CJD）、变异性克雅病（variant CJD）、疯牛病（Mad Cow disease）等。

克雅病是最常见的朊毒体病，最典型的临床表现为进行性的痴呆，其他常见临床表现包括：性格改变，焦虑，抑郁，记忆力减退，思考能力降低，视力下降，言语困难，吞咽困难。随着病情进展，神经系统症状加重，大部分患者最终进入昏迷。常见的死亡原因包括心脏衰竭、呼吸衰竭、肺炎、其他感染等。

克雅病的典型实验室和影像学改变包括：① 脑电图改变：60%～80%的病例出现特征性的0.5～2 Hz的双相/三相周期性复合波；② 脑脊液14-3-3蛋白；③ MRI DWI像或FLAIR像上存在尾状核和/或壳核或额叶异常高信号。

病理学诊断为诊断克雅病的金标准，脑组织病理可见：海绵样变性，淀粉样斑块，神经元丢失，和星状胶质细胞增生。

除此之外，近年来已经出现了一些新的诊断克雅病的方法，如蛋白异构扩增法（protein misfolding cyclic amplification，PMCA），RT-QuIC检测法等。其中RT-QuIC检测法的敏感性为77%～97%，特异性可达到99%～100%。

大多数克雅病患者为散发性CJD（sporadic CJD，sCJD），由朊毒体构型突变所致，但是约有10%～15%的病例为家族遗传性CJD（genetic CJD，gCJD）。人体因暴露于牛海绵脑病的病原体而感染所致的病例则被称为变异性CJD（variant CJD，vCJD），同时，小部分患者（＜1%）可由于侵入性的操作而发生获得性感染（iatrogenic transmission CJD，iCJD）。结合患者个人史、家族史等，我们考虑该患者为散发性CJD可能大。

（一）散发型CJD（sCJD）的诊断标准

（1）肯定CJD诊断：经标准的神经病理技术诊断，和/或免疫细胞化学，和/或蛋白质斑迹法确认为蛋白酶耐受性朊毒体，和/或存在瘙痒病相关纤维。

（2）很可能CJD诊断

　　1）具有进行性痴呆，以及以下4种临床表现中的至少2种：

　　　　a. 肌阵挛

　　　　b. 视觉或小脑障碍

　　　　c. 锥体/锥体外系功能障碍

　　　　d. 无运动型缄默症

　　2）并且以下检查至少一项阳性：

　　　　a. 在病程中的任何时期出现的典型的脑电图改变（双相/三相周期性复合尖波），和/或

　　　　b. 脑脊液检查14-3-3蛋白阳性，以及临床病程短于2年，和/或

　　　　c. MRI DWI像或FLAIR像上存在尾状核和/或壳核/或额叶异常高信号，并且常规检查未提示其他诊断。

（3）可能CJD诊断

　　1）具有进行性痴呆，以及以下4种临床表现中的至少2种：

　　　　a. 肌阵挛

　　　　b. 视觉或小脑障碍

　　　　c. 锥体/锥体外系功能障碍

　　　　d. 无运动型缄默症

　　2）无典型EEG表现支持。

　　3）病程小于2年。

散发型克雅病和变异性克雅病临床表现类似，诊断非常困难，两种疾病的临床特点比较见表21-1。

表21-1　散发型克雅病和变异性克雅病临床特点

临 床 特 点	散发型克雅病	变异性克雅病
平均死亡时间	68岁	28岁
平均病程时间	4～5个月	13～14个月
临床表现和症状	痴呆，早期神经症状	明显的精神行为症状，触觉异常，神经症状晚期出现
MRI提示"枕征"	无报道	在75%的病例中可见
脑电图上出现间断性尖波	经常出现	较少出现

（续表）

临 床 特 点	散发型克雅病	变异性克雅病
脑组织病理学见"淀粉样斑块"	罕见	常见
脑组织免疫学检查	可见不同的免疫沉积	可见显著的蛋白酶抵挡的朊毒体沉积
淋巴组织内发现"朊毒体"	不能检测	可检测

（二）克雅病的各项特异性检查

（1）14-3-3蛋白：脑组织中所含有的14-3-3蛋白是人体中所有组织中最高的。目前研究认为，在克雅病患者中，神经细胞进行性丢失可以导致14-3-3蛋白的渗漏。14-3-3蛋白诊断CJD的敏感性高达90%～97%，特异性为87%～100%。但是大家一定要注意的是，14-3-3蛋白阳性并不是诊断克雅病的金标准。除了克雅病，单疱脑炎、卒中、蛛网膜下腔出血、缺血缺氧性脑病等都可以使得脑组织中检测到14-3-3蛋白。因此，需结合临床表现和其他实验室检查综合判断。

（2）脑电图提示三相波：临床如遇到典型的三相波，需考虑以下三种疾病：

1）克雅病：相关资料同前。

2）亚急性硬化性全脑炎（subacute sclerosing panencephalitis，SSPE）。

3）单疱脑炎：患者常有前驱感染、发热，可结合病史，临床表现，脑脊液疱疹病毒检查协助诊断。

（3）头颅MRI若发现皮质/皮质下DWI高信号的鉴别诊断。

1）脑炎；患者常有前驱感染、发热，可结合病史，临床表现，脑脊液病原学检查协助诊断。

2）癫痫：癫痫患者发病后1周内可出现病灶部位明显DWI高信号病灶，结合患者癫痫病史可较容易做出诊断。癫痫发病3～4周后，病灶可消失。

3）弥漫性脑部缺血缺氧改变：若患者有急性的脑补缺血缺氧病史，如心跳骤停、急性脑梗死、脑出血等。发病后可出现皮质/皮质下DWI高信号。但病灶部分常发生在分水岭去与的皮质/皮质下，基底节区也较常累及，结合患者病史不难诊断。

4）克雅病：相关资料同前。

（三）医源性克雅病传播的风险

朊毒体可通过医源性操作进行传播，常见传播途径包括：移植具有感染性朊毒体的组织，注射人体激素，脑部电极植入等。除去侵入性的操作接触到感染的组织外，克雅病不能在人-人间通过直接或间接接触或飞沫等途径传播。

表21-2　各类组织的克雅病感染风险

感 染 风 险	组 织 类 型
高	脑组织（包括脑膜组织）,脊髓,眼睛,垂体
低	脑脊液,肝脏,淋巴结,肾脏,肺,脾脏,胎盘,全血（vCJD患者）
无	外周神经,骨髓,全血,血清,甲状腺,肌肉,其他体液

因此,克雅病患者无须特殊病区,无须特殊病房,常规操作和其他患者相同。但是,克雅病患者应建议单间隔离,尽量使用一次性器具,标记患者的分泌物及组织。病人死亡后尸体及污染物品应焚烧处理。医务工作者在治疗克雅病患者时,应避免直接接触患者血液或具有感染性的组织,避免在护理、检查和治疗时发生直接贯通伤,一旦出现刺伤应立即用大量清水清洗。

克雅病是一种由朊毒体感染引起的进展性疾病,表现为快速进展的痴呆、共济失调、肌阵挛和精神症状等,好发于50～70岁人群。本病例患者59岁,从发病到痴呆,病程仅为1个月,同时先后伴有精神症状、肌阵挛等表现,更难能可贵的是本病例观察到了更为典型的脑电图三相尖波,头颅MR的飘带征,最终脑脊液特征性蛋白质14-3-3蛋白检测也为阳性,除了脑组织的活检病理之外其他临床和实验室证据基本齐备,诊断可以明确。如果读者在临床遇到类似临床表现的患者,请记得完善相关检查,不要遗漏克雅病。同时怀疑该病时应该做好相关防护,防止发生医源性播散。

（艾静文　王新宇　黄玉仙）

参·考·文·献

[1] 王宇明. 感染病学[M]. 北京：人民卫生出版社, 2010.

[2] 马尚民. 实用内科学[M]. 上海：第二军医大学出版社, 2011.

[3] Zanusso G, Monaco S, Pocchiari M, et al. Advanced tests for early and accurate diagnosis of Creutzfeldt-Jakob disease[J]. Nat Rev Neurol, 2016, 12 (7)：427.

[4] Aguzzi, A. O'Connor, T. Protein aggregation diseases：pathogenicity and therapeutic perspectives [J]. Nat Rev Drug Discov, 2010, 9 (3)：237-248.

[5] Kraus A, Groveman BR, Caughey B. Prions and the potential transmissibility of protein misfolding diseases. Annu Rev Microbiol, 2013, 67: 543-564.

22

变化多端的大血管性血管炎
——两例大血管炎比较

题 记

大血管性血管炎主要包括大动脉炎（TA）和巨细胞动脉炎（GCA），两者累及的血管部分相同、出现的症状相似，但临床表现和处理又有所差异。巧合的是，我科病房短时间连续收治TA和GCA患者各一例，入院诊断均为"发热待查"，而PET-CT在诊断过程中提供了重要线索。明确诊断后，在风湿科医生的建议下给予有效的治疗。因而我们将该两例患者放在一起进行比较和总结，以期加深对该病的印象。

病例1

—————————— 病史摘要 ——————————

·入院病史

患者，女性，28岁。江苏淮安人，待业，于2016年8月11日入院。

·主诉

发热1月余。

·现病史

患者2016年6月无明显诱因下出现发热，体温最高39.6℃，伴有颈部触痛，觉头痛，但头痛与体温无相关性，无皮疹及关节痛。6月23日至当地医院就诊，查血常规：白细胞7.15×10^9/L，中性粒细胞72.3%，血红蛋白93 g/L，血小板310×10^9/L，血沉120 mm/h，C反应蛋白131.79 mg/L，肝肾功能正常，尿常规正常，铁蛋白307.4 ng/ml，肺CT平扫提示双侧胸腔少量积液。予以头孢类抗感染治疗3天，仍有发热。6月28日转至某三甲医院，查血常规较前相仿，C反应蛋白158 mg/L，CT提示盆腔少量积液、两侧胸腔积液。遂予以莫西沙星抗感染治疗4天，仍有发热，后改用激素治疗3天（具体剂量不详），体温降至正常。但停用激素后再次发热，遂于8月11日收入我科病房。

患者自本次发病以来，精神可，胃纳可，睡眠可，大便如常，小便如常，体力无明显下降，体重未见明显减轻。

· 体格检查

T 38.3℃，P 98次/分，R 18次/分，BP 110/70 mmHg（左右手），神清，全身未见皮疹，双侧颞动脉搏动可，颈软无抵抗，颈前区压痛明显，双侧未触及肿大甲状腺，双侧颈动脉杂音不明显，未触及肿大淋巴结。肺部呼吸音粗，未闻及干、湿啰音，心率98次/分，律齐，未闻及杂音。腹软，无压痛，肝脾肋下未触及，移动性浊音阴性。双下肢无浮肿。脑膜刺激征阴性，双侧病理征未引出。四肢肌力肌张力对称，正常。

· 实验室与辅助检查

外院：

自身抗体均阴性。EBV-DNA阴性。B超：肝胆胰脾肾未见异常，右侧甲状腺低回声结节TI-RADS 2类。

腰穿提示脑脊液常规、生化正常。头颅MRI平扫：未见异常。心超：未见明显异常。骨髓细胞学：粒系、红系、巨核系增生明显活跃，血小板成簇可见。

本院：

凝血功能：凝血酶原时间15.2秒，纤维蛋白9.0 g/L，D-二聚体＜0.10 mg/L。血常规：白细胞$8.88×10^9$/L，血红蛋白85 g/L，血小板$399×10^9$/L，中性粒细胞74.0%，网织红细胞1.70%。肝肾功能：白蛋白26 g/L，余正常；血脂正常。血沉125 mm/h，C反应蛋白176 mg/L，铁蛋白456.70 μg/L，乳酸脱氢酶125 U/L。甲状腺功能正常；甲状腺抗体、ANA、ANCA均阴性。尿常规：白细胞1～3个/HP，红细胞0个/HP，蛋白阴性。血培养：阴性。骨髓细胞学检查（华山会诊）：少量不典型淋巴细胞。

临床关键问题及处理

该患者为年轻女性，发热的主要伴随症状是颈部、头部疼痛，为排除中枢神经系统感染，外院给予腰穿查脑脊液常规生化检查等，结果提示无明显异常，因此脑膜炎可除外。同时经过较为系统的检查，并未发现可以解释这次发热的病因。

· 关键问题1　为明确诊断应进一步做哪些检查？

患者由外院转入我科，经过系统的排查未明确发热病因，入院后查CRP、血沉等非特异性炎症指标明显增高，且白蛋白明显降低，提示全身炎症反应明显。同时，因患者颈部压痛明显，甲状腺B超未见明显特异性改变，故给予双侧颈动脉超声检查，结果发现双侧颈动脉内径弥漫性增厚（左6.3 mm，右6.4 mm）。这一结果为我们的诊断提供了重要的线索。

为全面快速评估患者的病变情况，我们给患者做了全身PET-CT检查，结果提示双侧颈动脉下段、双侧锁骨下动脉、胸主动脉、肠系膜上动脉、右侧股动脉上段条形FDG代谢增

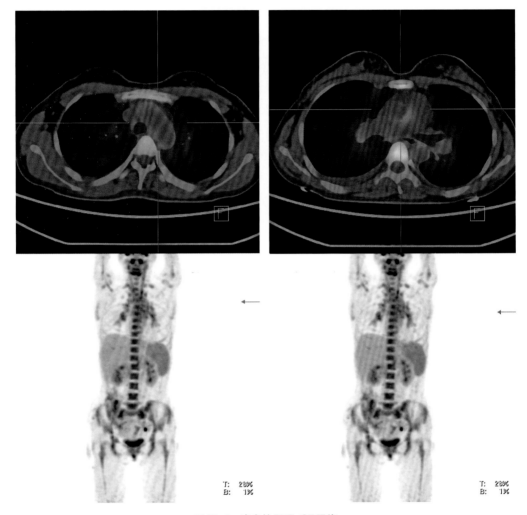

图 22-1　患者的 PET-CT 图像
可见双侧颈动脉下段、双侧锁骨下动脉、胸主动脉、肠系膜上动脉、右侧股动脉上段条形 FDG 代谢增高

高，最高 SUV 值 3.2（图 22-1），结合病史，考虑为炎性病变。

· **关键问题 2　此时该患者的诊断和治疗方案是什么？**

该患者的 PET-CT 结果为我们的诊断提高了重要依据。本患者为年轻女性，以发热伴颈部、头部疼痛为主要表现，颈动脉超声提示内径明显增厚，PET-CT 提示全身多处大动脉 FDG 增高，提示炎性病变。故综合分析后，该患者诊断为多发性大动脉炎。进一步查胸主动脉 MRA、颈动脉 MRA 均未见明显异常，提示患者无明显靶器官的累及，疾病处于早期阶段。请风湿科会诊后，予以环磷酰胺 0.6 g 静脉滴注，每月 1 次，联合甲泼尼龙 40 mg/d 口服治疗，同时给予拜阿司匹林、阿托伐他汀抗血小板及抗凝治疗，防止靶器官的损害。治疗后患者发热等症状明显改善，血沉、CRP 迅速降至正常，予以出院，出院后至风湿科长期随访。

病例 2

· 入院病史

患者,55岁,男性,江苏淮安,于2016年8月18日入院。

· 主诉

反复发热两年余。

· 现病史

患者2014年3月无明显诱因下出现畏寒、发热,体温最高39℃,伴有全身多发关节疼痛(肩关节、膝关节、踝关节等)及枕颈部疼痛,关节疼痛呈游走性,至当地医院就诊,给予对症抗炎治疗10余天后(具体方案不详),发热、关节疼痛好转。体温平稳约四五个月。2014年9月再次出现相同症状,治疗10余天(具体方案不详),体温可平稳四五个月。2015年3月患者再次出现发热、关节、肌肉疼痛,当地医院就诊,查血常规提示WBC 8.0×10⁹/L,N 64.2%,予头孢及左氧氟沙星抗感染治疗1月余,体温降至正常。但停药1个月后,再次出现发热症状。2015年9月至当地医院血液科就诊,复查血常规:WBC 11.66×10⁹/L,N 72.11%,PLT 301×10⁹/L,自身抗体均阴性,考虑血小板增多症,予普通干扰素α-2b抗病毒治疗7月余。期间患者反复发热,伴有视物模糊、视力轻度下降,间断出现张口困难。于8月19日收住入我科病房。

患者自本次发病以来,精神可,胃纳稍差,体重下降10 kg。

· 体格检查

T 38℃,P 90次/分,R 18次/分,BP 125/70 mmHg(左侧上肢)、140/70 mmHg(右侧上肢),神清,气平,巩膜无黄染,结膜无苍白,无扁桃体肿大,气管居中,双侧颞动脉搏动可。无甲状腺肿大,无颈静脉怒张,双侧颈动脉可闻及杂音。两肺呼吸音粗,未闻及明显干湿啰音,心率90次/分,律齐。腹软,无压痛,肝脾肋下未触及。右侧腹股沟区可触及一鸽蛋大小淋巴结,活动度可,无触痛。神经系统生理反射正常,病理反射未引出。

· 实验室与辅助检查

血常规:白细胞10.53×10⁹/L,中性粒细胞71.1%,血红蛋白116 g/L,血小板442×10⁹/L;血沉65 mm/h,C反应蛋白76.5 mg/L,铁蛋白420 μg/L;凝血功能:凝血酶原时间13.4秒,纤维蛋白原6.12 g/L,D-二聚体<0.1 mg/L;血培养:阴性;肝肾功能正常;尿常规:未见异常;ANA、ANCA均阴性;T-SPOT.TB:阴性;骨髓细胞学检查:未见明显恶性肿瘤依据;B超:右侧腹股沟淋巴结肿大伴钙化(35 mm×13 mm),锁骨上、左侧腹股沟、腋下、颈部、颌下未见异常肿大淋巴结;肝胆胰脾肾未见异常;肺CT平扫:右肺上叶后段小斑片状磨玻璃影,右肺中叶胸膜下斑点状致密影;心电图:窦性心律;左心室高电压;心超:左心

室扩大。主动脉内径增宽。

临床关键问题及处理

该患者反复发热2年余，病程较长，以关节疼痛为主要表现，病程后期出现视力损害，伴张口受限。多次外院就诊，诊断仍不明确。入院后详细体格检查，发现两处阳性体征：两侧上肢血压差异明显；腹股沟处有明显肿大的淋巴结。

- 关键问题1　为明确诊断应进一步做哪些检查？

患者中年男性，以发热、关节疼痛，视力损害、下颌活动受限等为主要表现，体检发现两侧上肢血压差异大，故首先考虑大动脉炎可能。进一步给予颈动脉超声、冠脉CTA、胸部动脉MRA等检查，均提示存在病变血管。颈动脉超声：双侧颈动脉内膜粗糙，内壁增厚（右侧8.3 mm，左侧7.5 mm）；双侧颈动脉内多发斑块最大15 mm×2 mm。冠脉CTA：右冠脉近段、中段混合斑块形成，管腔轻、中度狭窄；左前降支近段混合斑块形成，管腔中度狭窄；左回旋支近段软斑块形成，管腔中、重度狭窄；右冠脉远段浅表型心肌桥形成（图22-2）。胸部动脉MRA：双侧锁骨下动脉局部略狭窄。

- 关键问题2　此时患者是否可以确诊？是否还需要进一步的检查？

虽然此时患者的诊断方向已明晰，但体检和B超均提示患者右侧腹股沟有肿大淋巴结，虽骨穿未见明显恶性肿瘤依据，但仍需除外有无肿瘤背景，故进一步行淋巴结活检和PET-CT检查。幸运的是，淋巴结活检提示淋巴上皮样囊肿。耐人寻味的是，PET-CT发现双侧锁骨上动脉、主动脉弓等管壁FDG代谢轻度弥漫性增高，SUV值2.8（图22-3）。

至此，结合患者病史特点及影像学和病理学检查，提示患者巨细胞动脉炎可能性大。因患者拒绝进一步行颞动脉活检，故请风湿科会诊后，同意目前诊断。建议予以甲泼尼龙40 mg/d口服联合甲氨蝶呤10 mg/w口服抗炎。心内科医生会诊后，建议患者予以阿司匹林＋泰嘉（氢氯吡格雷）＋阿托伐他汀抗血小板和稳定斑块治疗。患者经治疗后症状明显改善。后转至风湿科进一步随访和调整治疗方案。

背景知识介绍

大血管性血管炎（large vessel vasculitides，LVV）主要包括大动脉炎（Takayasu's arteritis，TA）和巨细胞动脉炎（giant cell arteritis，GCA），两者均为主要累及大动脉及其分支的慢性炎性肉芽肿性血管炎，也可累及中小血管。多发性大动脉炎（TA）和巨细胞动脉炎（GCA）是系统性血管炎中最常见的两种主要累及大中血管的慢性炎症性血管疾病。两者在发病年龄及好发部位差别较大。本次两则病例，PET-CT均提示多处血管管壁FDG代谢增高，诊断为大血管炎疾病，但在临床症状上差异明显。第一例年轻女性，虽病变范围较广，但因病程较短，临床症状较轻，无明显靶器官累及；而第二例患者，中年男性，

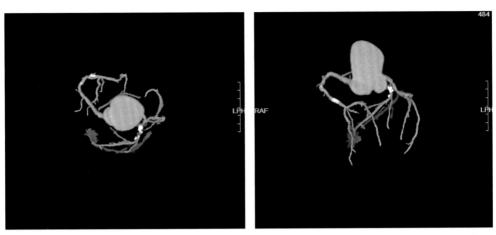

图22-2 患者的冠脉CTA
多支血管可见混合斑块形成,管腔狭窄

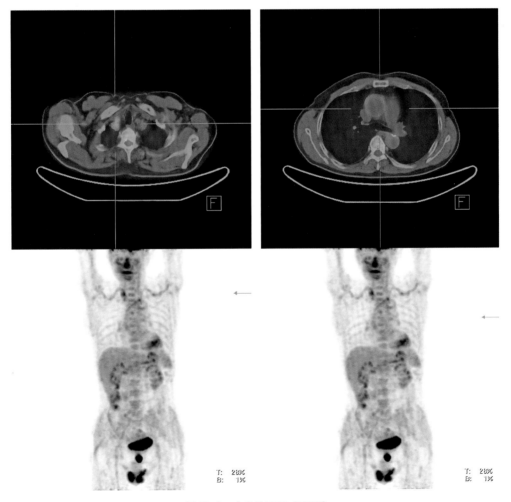

图22-3 患者的PET-CT图像
可见锁骨上动脉、主动脉弓管壁FDG代谢增高

病程长，病变进展明显，有头痛、视力损害、张口受限等严重缺血性表现。TA与GCA在临床特征上的比较见表22-1。

表22-1　多发性大动脉炎（TA）和巨细胞动脉炎（GCA）的临床特征比较

疾病名称	Takayasu动脉炎	巨细胞动脉炎
好发人群	10～30岁，女性多见	50岁以上老人，女性多见
累及血管	主动脉及其主要分支	最常见于颞动脉
临床表现	全身症状：发热、乏力、关节疼痛等 局部症状：头疼、四肢间歇性运动障碍	颞部头痛 间歇性下颌运动障碍 失明
体征	肱动脉波动减弱或消失 双臂收缩压差＞10 mmHg 锁骨下或腹主动脉闻及血管杂音	头皮触痛 颞动脉扩张、搏动减弱、压痛 累及的血管相关体征

一、大动脉炎（TA）

大动脉炎常累及主动脉及其主要分支，也可累及肺动脉、冠状动脉及分支，引起相应部位血管的狭窄或闭塞病变。本病好发于年轻女性，全球散发，好发于东南亚国家。

（一）临床表现

（1）全身症状：少数患者可有全身不适、易疲劳、发热、食欲不振、恶心、出汗、体重下降、肌痛、关节炎和结节红斑等症状，可急性发作，也可隐匿起病。当局部症状或体征出现后，全身症状可逐渐减轻或消失，部分患者则无上述症状。

（2）局部症状与体征：按受累血管不同，出现相应器官缺血的症状与体征，如头痛、头晕、晕厥、卒中、视力减退、四肢间歇性活动疲劳，肱动脉或股动脉搏动减弱或消失，颈部、锁骨上下区、卜腹部、肾区出现血管杂音，两上肢收缩压差＞10 mm Hg。

（3）临床分型：根据病变部位可分为4种类型：① 头臂动脉型（主动脉弓综合征）；② 胸腹主动脉型；③ 广泛型；④ 肺动脉型。血管受累以头臂动脉型和广泛型最多见，约80% 的患者有两个部位以上的动脉受累。大动脉炎累及冠状动脉的发生率约为 10%，大多数患者表现为劳力型胸痛、胸闷或急性心肌梗死。

（二）辅助检查

（1）实验室检查：本病无特异性实验室指标。红细胞沉降率（ESR）、C反应蛋白（CRP），是反映本病疾病活动的重要指标。疾病活动时两者可增快，病情稳定后恢复正常。少数患者在疾病活动期白细胞增高或血小板增高，也为炎症活动的一种反应。

（2）影像学检查：影像学检查是大动脉炎诊断的必要条件，目的是明确病变动脉的部位和解剖特点，目前常用的检查方法有：① 彩色多普勒超声；② 多排 CT 血管造影或磁共振成像；③ 经动脉数字减影血管造影（DSA）或选择性造影。随着PET-CT的临床广泛应用,其在大动脉炎的早期诊断及疾病活动性的判断有着显著的临床价值。病例1中的患者,PET-CT提示多处血管管壁FDG代谢异常,提示管壁炎症反应,早期诊断为大动脉炎。

（三）诊断标准

目前临床上,多采用1990年美国风湿病学会的分类标准:① 发病年龄≤40岁:40岁前出现症状或体征。② 肢体间歇性运动障碍:活动时1个或多个肢体出现逐渐加重的乏力和肌肉不适,尤以上肢明显。③ 肱动脉搏动减弱:一侧或双侧肱动脉搏动减弱。④ 血压差>10 mmHg;双侧上肢收缩压差>10 mmHg。⑤ 锁骨下动脉或主动脉杂音:一侧或双侧锁骨下动脉或腹主动脉闻及杂音。⑥ 血管造影异常:主动脉一级分支或下肢近端的大动脉狭窄或闭塞,病变常为局灶或节段性。且不是由动脉硬化、纤维肌发育不良或类似原因引起。符合上述6项中的3项者可诊断本病。此诊断标准的敏感性和特异性分别是90.5%和97.8%。

除1990年的美国风湿病学标准外,用于TA诊断的尚有修订的Ishikawa标准,该标准包括3个主要标准和10个次要标准,满足2个主要标准,或1个主要标准和2个次要标准,或3个次要标准者,需考虑TA的高度可能性。该标准敏感性和特异性分别为92.5%和95.0%。

（四）治疗原则

大动脉炎的治疗分为手术治疗和非手术治疗。约20%为自限性,在发现时疾病已稳定,对这类患者如无并发症可随访观察。对发病早期有上呼吸道、肺部或其他脏器感染因素存在。应有效地控制感染,对防止病情的发展可能有一定意义。高度怀疑有结核菌感染者,应同时抗结核治疗。常用的药物有糖皮质激素和免疫抑制剂。大动脉炎如在活动期,即使血管病变解剖上非常适合经皮介入或外科手术治疗,也应列为手术禁忌,否则介入部位的再狭窄率或亚急性血栓发生率极高,尤其是支架置入的患者;行血管搭桥患者,血管吻合口出血或假性动脉瘤发生率也很高。故必须在炎症控制2个月以上方可考虑手术治疗。

二、巨细胞动脉炎（GCA）

GCA是一种原因不明,以侵犯大动脉为主并以血管内层弹性蛋白为中心的坏死性动脉炎,伴肉芽肿形成,主要累及主动脉弓起始部的动脉分支,亦可累及主动脉的远端动脉以及中小动脉。

（一）临床症状

GCA绝大多数发生于50岁以上,女性发病高于男性2～3倍。前驱症状包括乏力、纳差、体质量减轻及低热等。发热无一定规律,多数为中等度（38℃左右）发热,15%的患者也可高达39～40℃。依据受累血管部位及病程的长短不同而表现不一,病情轻重不同。颞动脉、颅动脉受累最为多见,头痛是其最常见症状,表现为偏侧或双侧或枕后部剧烈疼痛,呈刀割样或烧灼样或持续性胀痛。头皮结节如沿颞动脉走向分布,具有诊断价值。眼部症状亦多见,表现为黑蒙、视物不清、眼睑下垂、复视,部分严重病例可表现为部分失明或全盲等。部分患者因面动脉炎,局部血供不良,引致下颌肌痉挛,出现间歇性咀嚼不适、咀嚼疼痛、咀嚼停顿和下颌偏斜等。GCA可累及躯体的大血管,如锁骨下动脉、腋动脉、肱动脉、冠状动脉、胸主动脉、腹主动脉、股动脉等。因而，可导致锁骨下动脉等出现血管杂音、动脉搏动减弱或无脉症、假性动脉瘤等。

（二）辅助检查

（1）实验室检查：GCA与TA相同，缺乏特异性的实验室指标。活动期可见ESR、CRP的显著增高。

（2）颞动脉活检：颞动脉活检是诊断GCA的金标准，特异性较高。选择有触痛或有结节的部位可提高检出率，在局部麻醉下切取长度为1.5～3 cm的颞动脉，做连续病理切片。活检的阳性率仅在40%～80%，阴性不能排除GCA诊断。

（3）影像学检查：为探查不同部位血管病变，可采用彩色多普勒超声、核素扫描、CT血管成像或动脉造影等检查。近年来^{18}F-FDG PET-CT用于多种炎症及感染性疾病诊治的研究层出不穷，尤其对大血管炎的辅助诊断及随诊价值得到进一步重视，同时对评估疾病活动度具有较高的敏感性及特异性。

（三）诊断标准

目前采用1990年美国风湿病学会巨细胞动脉炎分类标准：① 发病年龄 ≥ 50 岁。② 新近出现的头痛。③ 颞动脉病变：颞动脉压痛或触痛、搏动减弱，除外颈动脉硬化所致。④ ESR增快：魏氏法测定ESR ≥ 50 mm/h。⑤ 动脉活检异常：活检标本示血管炎，其特点为单核细胞为主的炎性浸润或肉芽肿性炎症，常有多核巨细胞。

符合上述5条标准中的至少3条可诊断为巨细胞动脉炎。此标准的诊断敏感性和特异性分别是93.5%和91.2%。需要强调的是，应首先根据患者的临床症状、体征、辅助检查等，诊断为系统性血管炎，再应用此标准进行分类诊断，而不是对个案患者简单套用此标准。

（四）治疗原则

糖皮质激素是治疗GCA的主要药物，联合免疫抑制剂（如环磷酰胺）治疗有利于尽快控制血管炎症，减少并发症。大剂量糖皮质激素冲击治疗存在争议，有研究认为，糖皮质激素冲击治疗对患者的远期疗效并无影响，但当GCA患者出现视力丧失、复视、暂时缺血或卒中时，可予大剂量糖皮质激素冲击治疗。荟萃分析显示，抑制血小板聚集、抗凝治疗能预防接受糖皮质激素治疗的GCA患者发生严重缺血并发症，如无禁忌证，GCA患者治疗过程中宜长期服用小剂量阿司匹林。

点评

大动脉炎和巨细胞动脉炎往往起病隐匿，临床表现缺乏特异性，若首诊科室非风湿免疫科或首诊医生缺乏相关经验，会造成延误诊断。通过上述两个病例可以看出PET-CT

在诊断大血管性血管炎方面的优势,在疾病早期就起到协助诊断的作用。但并不建议所有发热待查的患者都行PET-CT检查,还需根据患者的临床表现和常规检查提供的线索来决定。由于大血管性血管炎需要糖皮质激素加免疫抑制剂及抗凝治疗,因此在明确诊断后需请风湿免疫专科会诊,决定下一步的治疗和随访方案。

(范清琪 贾 雯 邵凌云 张文宏)

参·考·文·献

[1] 中华医学会风湿病学分会.风湿性多肌痛和巨细胞动脉炎诊断和治疗指南[J].中华风湿病学杂志,2011,15 (5):348–350.

[2] 中华医学会风湿病学分会.大动脉炎诊断及治疗指南[J].中华风湿病学杂志,2011,15 (2):119–120.

[3] 姜林娣,邹和建.原发性血管炎.见:陈灏珠,林果为,王吉耀.实用内科学[M].14 版.北京:人民卫生出版社,2013:2640–2646.

23

以发热伴多发淋巴结肿大起病
最终诊断为 IgG4 相关性疾病

在发热伴淋巴结肿大患者的发热待查中,病灶部位进行活检获取病理结果是明确诊断的重要途径。然而,部分疾病的病理表现也非常类似,尤其在缺少特征性病理表现时更难鉴别,其中IgG4相关淋巴结病与Castleman病属于类似案例。本文分享一例发热伴多发淋巴结肿大患者,最终在与病理科医生充分沟通的情况下诊断为IgG4相关疾病,希望在临床工作中对IgG4淋巴结病与Castleman病的鉴别有所助益。

病史摘要

·入院病史

患者,男性,59岁,退休,于2016年11月22日收入我科。

·主诉

发热2月余。

·现病史

患者2016年9月20日起出现无明显诱因出现发热,体温最高为38.2℃,午后明显,自服药物(具体不祥),用药当天下午开始出现全身风团样皮疹,未予特殊处理。9月26日至当地医院就诊,查血常规白细胞13.11×10^9/L,N 77%,血红蛋白118 g/L,血小板 373×10^9/L。C反应蛋白>5 mg/L,血沉56 mm/h,胸部CT提示两肺弥漫性粟粒状影,未予特殊处理,病情未好转。2016年10月4日至上级医院就诊,肝功能转氨酶正常,白蛋白28.7 g/L,球蛋白42.4 g/L,血培养4次均阴性,类风湿因子 242 IU/ml,C反应蛋白36.5 mg/L,10月8日复查胸部CT提示左肺多枚小结节,多系炎性增殖灶,两侧胸腔少量积液。考虑为药物热,予"地塞米松、氯雷他定"抗过敏治疗,患者病情好转,体温下降至正常,皮疹消退后出院。2016年11月患者再次发热伴皮疹入院,11月7日 CT提示:肠系膜根部及腹膜后多发淋巴结肿大伴周围渗出改变,前列腺增大伴钙化灶,两肺下叶感染,两侧胸腔少许积液。11月8日骨髓穿刺细胞学检查:有核细胞增生活跃,粒系增生明显,红系、淋巴系比例偏低,可见异形淋巴细胞(2%)和浆细胞(4%),噬血细胞偶见。予小剂量甲泼尼龙(剂量不详),但患者仍有发热伴皮疹,因查粪隐血阳性,两天后停用糖皮质激素,同时查结核感染T细胞检测 > 400 pg/ml,当地医院考虑结核感染可能,淋巴瘤待排,于11月8日起予诊断行三联抗结核治疗(INH + RFP + EMB),因皮疹加重,治疗3天后停用抗痨药物。为进一步明确诊断收入我科。患者发病以来胃纳较差,体重下降 5 kg。

- **体格检查**

体温38.8℃,脉搏88次/分,呼吸21次/分,血压126/78 mmHg。神志清,精神稍萎靡,营养状况一般,结膜稍苍白,皮肤及巩膜无黄染,偶可见皮肤色素沉着,未见瘀点、瘀斑及出血点。全身多处扪及浅表淋巴结肿大(颈部、腹股沟),质中,活动尚可,无明显压痛。颈软,无抵抗。双肺呼吸音清,未闻及明显干湿啰音。心率88次/分,各瓣膜听诊区未及明显杂音。腹部平软,无明显压痛及反跳痛,肝脾肋下未及。双下肢轻度凹陷性水肿。克氏征(-),病理征(-)。

- **辅助检查**

2016年11月23日血常规白细胞 8.21×10^9/L,中性粒细胞61%,淋巴细胞22%,嗜酸性粒细胞15%,血红蛋白96 g/L,血小板 133×10^9/L。尿常规:蛋白质(1+),余(-)。

肝功能:谷丙转氨酶13 U/L,谷草转氨酶12 U/L,总胆红素 < 12.0 μmol/L,碱性磷酸酶231 U/L(↑),γ-谷氨酰转移酶101 U/L(↑),总蛋白69 g/L,白蛋白23 g/L(↓),球蛋白46 g/L(↑),前白蛋白:91 mg/L(↓)。肾功能、血淀粉酶正常、自身免疫抗体均阴性,肿瘤标志物:糖蛋白抗原125 79.38 U/ml(↑),余正常。血沉109 mm/h(↑),降钙素原0.09 ng/ml(↑),C反应蛋白10.6 mg/L(↑),铁蛋白603 ng/mL(↑),RFIgG 77.5 U/ml(↑)。呼吸道病原体九联检查阴性;3套血培养、尿培养、尿沉渣找抗酸杆菌(-);G试验、乳胶凝胶试验阴性。HIV、RPR、肝炎标志物均阴性。T-SPOT.TB:阳性(↑)(抗原A孔 > 200,抗原B孔 > 20)。EBV-DNA: 2.70×10^4 copies/ml(↑)。

尿系列蛋白:尿转铁蛋白2.91 mg/L(↑),尿 α1 微球蛋白109 mg/L(↑),尿免疫球蛋白G 39.4 mg/L(↑),尿白蛋白21.6 mg/L。免疫球蛋白:IgG 37 g/L(↑),IgA 1.47 g/L,IgM 1.88 g/L,IgG4 72.1 g/L(↑)。

血轻链:κ-轻链 7.24 g/L(↑),λ-轻链 4.12 g/L(↑),KAP/LAM 1.76。尿轻链:尿-κ-轻链 909 mg/L(↑),尿-λ-轻链 317 mg/L(↑),尿 KAP/尿 LAM 2.87。血清免疫固定电泳:发现单克隆免疫球蛋白IgG-lambda。尿免疫固定电泳:未发现Bence-Jones蛋白。

胸部CT平扫:左肺上叶及双肺下叶多发炎症伴双侧胸腔积液,随访。冠脉钙化。血气分析(-)。

浅表淋巴结B超:甲状腺右叶滤泡结节,TI-RADS 2类。右侧颈部(最大20 mm × 6 mm)、双侧锁骨上(右侧最大15 mm × 6 mm、左侧最大29 mm × 14 mm)、左侧腋下(最大 16 mm×10 mm）、双侧腹股沟淋巴结肿大（右侧最大 49 mm×9 mm、左侧最大47 mm×9 mm），形态欠规则，锁骨上明显。

骨髓细胞形态学检查：增生性骨髓象，粒系增生活跃，嗜酸粒细胞比例增多，大部分为成熟型，少数幼稚型，部分成熟中性粒细胞伴退行性变。NAP 积分偏高。红系部分有血红蛋白充盈不足，铁染色示有铁利用障碍。片上可见少量异形淋巴细胞及巨噬细胞。浆细胞占比3%（↑）。

骨髓活检：骨髓活检示7～8个髓腔，造血细胞约占60%，巨核细胞可见，各系造血细胞未见明显异常，请结合临床。网状染色（－）。

骨髓流式细胞检查：未见明显异常细胞。

PET-CT检查：① 双肺多发斑片结节，全身多发淋巴结，前列腺及精囊腺FDG代谢增高，考虑炎性增殖性病变可能性大，建议淋巴结活检病理除外肿瘤性病变，余全身（包括脑、双下肢等）PET显像未见FDG代谢明显异常增高病灶；② 左上肺支扩，左下肺肺大疱，双侧胸腔积液，盆腔积液；③ 脂肪肝，肝囊肿，胆囊炎；④ 骨髓及脾脏FDG代谢增高，考虑反应性改变可能大，建议随访；⑤ 颈胸腰椎椎体骨质增生。

临床关键问题及处理

· 关键问题1　该患者的诊断是什么？

患者主要症状为中等程度发热两月余，伴颈部、锁骨上、腋下、腹股沟、肠系膜根部、后腹膜等多发淋巴结肿大（直径1.5～5 cm），无肝脾肿大。入院后实验室检查发现ALP、γ-GT升高，嗜酸性粒细胞比例明显增高（最高可达20%以上），有贫血、低蛋白血症等消耗症状，球蛋白升高明显，IgG4显著增高（达正常值30余倍），免疫固定电泳发现单克隆免疫球蛋白IgG-lambda，T-SPOT.TB强阳性，EB-DNA阳性。虽有很多阳性发现，却似乎很难用一种疾病解释患者所有的异常结果。进一步行PET-CT检查示双肺多发斑片结节，全身多发淋巴结，前列腺及精囊腺FDG代谢增高，考虑炎性增殖性病变可能性大。为进一步明确淋巴结肿大原因，11月30日行左腹股沟淋巴结活检术。淋巴结印片术示增生性淋巴结象，片上所见大部分为分化较好的中小淋巴细胞，并可见一些大簇及散在不典型淋巴细胞，部分为幼稚型，并可见其核分裂型，除此浆细胞、嗜酸粒细胞较易见。淋巴结病理：淋巴结结构尚存，副皮质区T细胞高度增生，伴浆细胞浸润，组织学首先考虑为Castleman病，建议TCR基因重排除外T细胞淋巴瘤。12月16日TCR基因重排阴性，12月27日病理片肿瘤医院会诊：淋巴组织高度增生，免疫组化CD20部分阳性，CD3部分阳性，CD4部分阳性，CD8少数阳性，CD10局灶阳性，PD-1少数阳性，CXCL13阴性，CD15阴性，CD30散在阳性，cyclin D1阴性，浆细胞IgG少数阳性，IgG4部分阳性，kappa部分阳性，lambda部分阳性；滤泡树突细胞CD21阳性；Ki-67阳性（约30%）。复做基因重排TCRG、TCRB、TCRD基因均未见克隆性重排。结合形态和免疫表型，倾向淋巴组织增生及局灶不典型增生。至此淋巴瘤诊断可能性较小,暂不考虑。因患者住院期间 IgG4 水平异常升高,且住院期间发现胆酶进行性升高,最高可达碱性磷酸酶 815 U/L,γ-谷氨酰转移酶 3 801 U/L,为排除 IgG4 相关胆管炎,行 MRCP 检查,结果仅见胆囊体部皱襞。同时行肝穿刺检查,病理示肝细胞轻度水肿,散在点状性坏死,符合急性肝炎。备注:门管区小胆管炎性损伤,但无炎性纤维化改变。肝细胞少许小泡脂变及嗜酸性粒细胞浸润,可疑纤维素样坏死,请临床注意是否药物损伤,另外淋巴细胞增生性疾病(IgG4 相关疾病)受累亦有可能。综合患者临床表现及实验室检查,经过与血液科和病理科医生的多次沟通,并再次读片(详见图 23-1),最终该患者诊断为 IgG4 相关疾病。

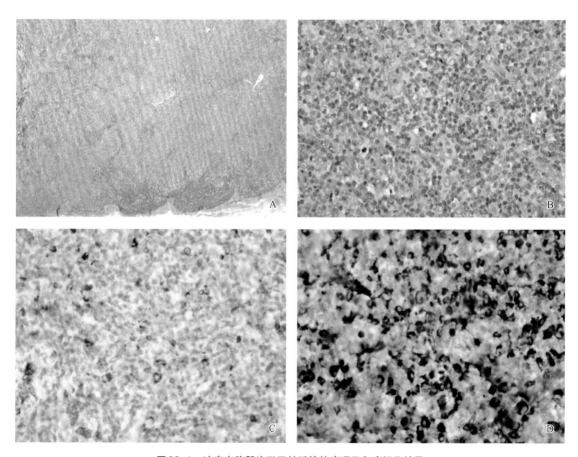

图 23-1 该患者腹股沟淋巴结活检的病理及免疫组化结果

A. 低倍镜下显示淋巴结结构部分破坏,副皮质区弥漫性病变,滤泡减少,纤维化硬化不明显。B. 高倍镜下病变以不成熟浆细胞为主,伴多量的免疫母细胞、组织细胞及淋巴细胞,小血管增生但无玻璃样变性,细胞异形不明显,核分裂象很少。C. 免疫组化 IgG4 染色,高倍镜视野下 IgG4 阳性细胞散在分布,> 10 个/HPF。D. 免疫组化 IgG 染色,高倍镜下弥漫 IgG 阳性细胞分布,但 IgG4/IgG 比例 < 30%

• 关键问题 2 本例患者最初病理诊断为 Castleman 病,最终诊断为 IgG4 相关疾病,两者的临床非常相似,如何鉴别?

该患者入院后发现血清 IgG4 明显升高,且表现发热伴多发淋巴结肿大,有明显嗜酸性粒细胞增高及组织学嗜酸性粒细胞浸润，类固醇激素治疗似乎有效，这些均符合 IgG4 相关疾病的特征。但需要注意的是，研究显示血清 IgG4 浓度诊断 IgG4 相关疾病的准确性并不理想，非 IgG4 相关疾病也可出现 IgG4 的升高。但 IgG4 升高的水平越高，诊断 IgG4 相关疾病的把握越大，IgG4 > 270 mg/dl 的阳性预测值可达 48%。由于血清 IgG4 的确诊价值有限，2015 年发布的 IgG4 相关性疾病国际共识强调对于 IgG4-RD 患者最准确的评估要基于一个完整的临床病史、体格检查以及有针对性的实验室检查和恰当的影像学检查，并强烈建议根据活检病理结果确诊，从而排除恶性肿瘤以及与 IgG4-RD 具有相似临床表现和病理特征的疾病（表 23-1）。但组织活检价值高于淋巴结活检的价值，进行淋巴结活检对于确定 IgG4-RD 的诊断仍然存在诸多问题，如很少能发现典型的席纹状纤维化表现，许多非 IgG4-RD 同样会有 IgG4$^+$浆细胞的浸润均会干扰病理诊断结果。此外，IgG4 相关疾病最常见累及胰腺（AIP），80% 的淋巴结肿大的 IgG4 相关疾病患者有胰腺累及，但该患者并无胰腺及胆道累及证据，且肝穿刺活检组织学 IgG4$^+$细胞占 IgG$^+$细胞比例也不足。因此该患者的诊断之路异常艰难。单纯的 IgG4 相关淋巴结病与多中心 Castleman 病（MCD）在临床和病理上有诸多相同点，鉴别更加困难，多中心 Castleman 病常表现为发热（100%）、淋巴结肿大（96%）、脾大（86%）、肝大（63%）、肺部症状和体征（35%）、水肿（29%）。IgG4 相关淋巴结病病理分五型，其中 I 型目前一些研究显示 CRP、IL-6 升高更倾向 MCD，组织学嗜酸性粒细胞浸润更倾向 IgG4-RD。对激素的应答情况也可作为鉴别依据，因 IgG4-RD 对激素很敏感，而 MCD 通常需要化疗才能使症状得到缓解。

· 后续治疗及随访

诊断 IgG4 相关疾病后，12 月 13 日起开始予甲泼尼龙 40 mg/d 治疗，第二天开始患者

表 23-1　与 IgG4-RD 具有相似临床和病理特征的疾病

ANCA 相关性血管炎	淋巴细胞增生性疾病
肉芽肿性血管炎	淋巴结外边缘区淋巴瘤
显微镜下多血管炎	浆细胞淋巴瘤
过敏性肉芽肿性血管炎	滤泡性淋巴瘤
癌和鳞状细胞癌，癌旁浸润	穿通性胶原病
Castleman 病	原发性硬化性胆管炎
皮肤浆细胞增多症	鼻窦炎
Erdheim-Chester 病	类肉瘤病
炎性肌纤维母细胞肿瘤	干燥综合征
炎症性肠病	脾硬化性血管瘤样变
巨淋巴结病性窦组织细胞增生症	黄色肉芽肿

体温即恢复正常，且治疗3天后复查血常规嗜酸性粒细胞比例及计数均恢复正常。甲泼尼龙40 mg/d剂量维持2周，体温持续正常，2016年12月28日（治疗2周时）当地医院复查血常规白细胞21.27×10^9/L，N 79%，嗜酸性粒细胞0.5%（绝对值正常），Hb 128 g/L，血小板457×10^9/L。血沉44 mm/h，肝功能GPT、GOT正常，ALP 259 U/L，γ-GT 127 U/L，白蛋白36.3 g/L，球蛋白38.4 g/L，IgG 17.48 g/L。较前明显好转，故激素逐渐减量。2017年1月16日甲泼尼龙治疗1月后复查，淋巴结B超示颈部、锁骨上、腋下、腹股沟多发淋巴结肿大均已消失，胸部CT平扫示两肺炎性病变及胸腔积液较1个月前有吸收。血常规白细胞14.75×10^9/L，嗜酸性粒细胞0.2%，血沉34 mm/h，肝功能正常。IgG4 13.6 g/L，较前明显好转。血免疫固定电泳单克隆免疫球蛋白阴性。激素按照每周减1片的速度，后期每两周减1片，因血糖控制不佳，且临床指标尚可，患者于2017年4月初停用激素。2017年4月2日血常规白细胞9.65×10^9/L，N 49%，嗜酸性粒细胞1.7%，血红蛋白131 g/L，血小板318×10^9/L。肝功能基本正常，白蛋白34.4 g/L，球蛋白38 g/L。CRP 9 mg/L，IgG4 2.78 g/L，目前仍在停药后随访中。

背景知识介绍

IgG有4种亚型，各亚型所占比例分别为IgG1约60%、IgG2约25%、IgG3约10%、IgG4约5%。IgG4分子来源于浆细胞分泌的对称性同源二价抗体，该抗体重链之间的二硫键不稳定，可发生重链交换，形成非对称的双特异性抗体，由于重链交换使得IgG4与IgG4之间以及其他亚型之间不易形成免疫复合物，过去认为是具有抗炎效应的免疫球蛋白。IgG4水平升高主要由感染或自身免疫活动诱发，通过Th2主导的部分细胞因子过表达，导致嗜酸性粒细胞增多、IgE升高、IgG4升高，进展至IgG4相关疾病的特征性纤维化，在临床上主要表现为累及部位的肿大、累及器官的功能障碍。

IgG4相关疾病（IgG4-RD）通常表现为多个器官增大或者结节增生，原因是IgG4阳性淋巴浆细胞、浆细胞浸润，伴随有纤维化，可累及多个脏器，好发于胰腺（引起自身免疫性胰腺炎AIP）、胆道、唾液腺、泪腺、腹膜后组织以及淋巴结，也可累及肾脏、甲状腺、垂体等器官、组织。通常为慢性炎性病变，大多患者表现为多器官同步或相继受累，部分患者仅仅表现为单个器官受累。临床表现也因受累器官不同而相差甚远，有些会合并严重的并发症，如压迫导致器官肿大，细胞浸润或纤维化导致的功能障碍，类固醇激素治疗有效。

IgG4相关性疾病综合诊断标准（2011年日本）

（1）体检：单个/多脏器呈弥漫/局限性肿胀或肿大为特征。

（2）血清IgG4升高（≥135 mg/dl）。

（3）组织病理检查：淋巴细胞和浆细胞浸润及纤维化，浸润的IgG4阳性浆细胞：IgG4+/IgG+比率＞40%，并且＞10个IgG4+浆细胞/HPF。

具备1、2、3条者，确诊；具备1、3条者，很大可能；具备1、2条者，有可能。

IgG4相关疾病的治疗

2015年发布的IgG4相关性疾病国际共识提出所有出现临床症状的活动性 IgG4-RD 患者均需要治疗，有些甚至需要紧急治疗。部分亚临床症状的 IgG4-RD 患者也需要治疗。糖皮质激素是活动性患者诱导缓解的一线治疗，除非有糖皮质激素治疗的禁忌证。初始：通常治疗初始剂量为泼尼松30～40 mg/d，初始激素剂量维持2～4周。稳定后每2周减10 mg/d，直至剂量达到20 mg/d后维持2周，再继续以每2周减5 mg/d的速度减量，在治疗后的3～6个月停药。部分单一激素治疗不能控制的患者，或无法耐受激素治疗的不良反应者，在起始治疗时可联合应用激素和免疫抑制剂。传统免疫抑制剂（硫唑嘌呤、吗替麦考酚酯、6-巯基嘌呤、环磷酰胺、他克莫司和甲氨蝶呤）以及利妥昔单抗均可作为备选药物。

点评

本例患者以发热伴多发淋巴结肿大起病，伴明显的消耗症状（贫血、低蛋白血症等），入院后发现嗜酸细胞比例升高，球蛋白IgG明显升高，IgG4达正常值30倍以上。阳性线索虽多，诊断却很困难。住院期间行骨髓活检、淋巴结活检及肝穿刺活检等多种病理学检查均难以确诊，尤其是在IgG4相关疾病和Castleman病间难以取舍，最终在与血液科、病理科医生的多方沟通及患者单用激素治疗效果好的情况下才最终诊断为IgG4相关疾病。通过本例病例的报道，我们对于IgG4相关性疾病这个近几年新兴的疾病有了一定的了解和认识。IgG4升高相关肝胆疾病在本系列书中已见报道，本例以发热与多发淋巴结肿大起病更为特殊，治疗经过较为顺利，单一激素治疗缓解病情值得关注。

（朱浩翔　孙　峰　张继明）

参·考·文·献

[1] Stone JH, Zen Y, Deshpande V. Igg4-related disease [J]. N Engl J Med, 2012, 366 (6) : 539-551.

[2] Carruthers MN, Khosroshahi A, Augustin T, et al. The diagnostic utility of serum igg4 concentrations in igg4-related disease [J]. Ann Rheum Dis, 2015, 74 (1) : 14-18.

[3] Izumi Y, Takeshita H, Moriwaki Y, et al. Multicentric castleman disease mimicking igg4-related disease: A case report [J]. Mod Rheumatol, 2017, 27 (1) : 174-177.

[4] Uehara T, Hamano H, Kawakami M, et al. Autoimmune pancreatitis-associated prostatitis: Distinct clinicopathological entity [J]. Pathol Int, 2008, 58 (2) : 118-125.

[5] Khosroshahi A, Wallace ZS, Crowe JL, et al. International consensus guidance statement on the management and treatment of igg4-related disease [J]. Arthritis Rheumatol, 2015, 67 (7) : 1688-1699.

[6] Zen Y, Nakanuma Y. Igg4-related disease: A cross-sectional study of 114 cases [J]. Am J Surg Pathol, 2010, 34 (12) : 1812-1819.

24

误诊为病毒性脑炎的自身免疫性脑炎

自身免疫性脑炎（autoimmune encephalitis，AE）泛指一大类由于自身免疫系统针对中枢神经系统抗原产生反应而导致的疾病，以急性或亚急性发作的癫痫、认知障碍及精神症状为主要临床特点，占脑炎病例的比例可达40%。发病早期常可出现发热、头痛等症状，易误诊为病毒性脑炎等中枢神经系统感染性疾病。抗 N-甲基- M-天冬氨酸受体（NMDAR）脑炎是自身免疫性脑炎的一个重要类型，80%为年轻女性，在 AE 中所占比例逐步上升。本例患者为一中年男性，急性起病，伴发热、头痛、意识障碍及癫痫发作，曾考虑为病毒性脑炎，后经血清及脑脊液相关抗体检测确诊为抗NMDAR脑炎。通过对本病例诊治过程的回顾及分析，进一步探讨自身免疫性脑炎的临床特点、诊治方法等相关内容。

病史摘要

·入院病史

患者，男性，49岁，于2016年12月12日收入我科。

·主诉

行为异常18天，伴发热、头痛12天。

·现病史

2016年11月23日晚，患者在无明确诱因下出现行为异常，较为兴奋，言语增多，无意识障碍、发热等症状，持续1～2小时后安睡。11月24日上午呕吐一次，为胃内容物，中午再次出现行为异常，呈兴奋状，话语较多，持续1小时后症状自行缓解，问之无相关记忆，但随之出现反应迟钝，不喜对答。当晚自诉头痛（具体性质不详），约持续1小时，无发热、呕吐，后安睡。11月25日凌晨1时再次出现行为异常，胡言乱语，约持续10分钟后安睡，晨起问之无相关记忆，自行开车上班，途中自觉头部不适（具体不详），电告其同事后将之送至某医院住院诊治。入院后查体示胡言乱语、行为异常、答非所问，血常规示白细胞 $8.24 \times 10^9/L$，中性粒细胞80.1%，血红蛋白147.6 g/L，血小板 $156 \times 10^9/L$，头颅CT及头颅MR平扫示头颅未见明显异常，双侧筛窦少许炎症。家属拒绝腰穿检查，临床考虑"中枢神经系统感染：病毒性脑炎可能"，给予阿昔洛韦、地塞米松（具体用法用量不详）抗炎及予活血化瘀、营养神经、抗血小板聚集等治疗，症状改善不明显。11月30日出现高热，达39℃（腋温），意识欠清，无明显畏寒、寒战、咳嗽、咳痰、腹泻、腹痛、呕吐、尿频、皮疹等症状，加用头孢曲松钠抗感染治疗，效果欠佳。12月2日行腰穿检查示脑脊液压力290 mmH_2O，潘氏试验阴性，墨汁染色阴性，白细胞数80/µl，中性粒细胞80%，蛋白质0.24 g/L，继续予甘露醇、呋塞米脱水降颅压，阿昔洛韦抗病毒，头孢曲松抗感染，甲泼尼龙抗炎（具体用法用量不详）等处理，但患者病情无明显好转，意识仍不清，发热无好转，最高达39℃，无明显规律性。期间时有肢体抖动，肢体肌张力增高症状，并于12月8日和12月9日分别出现癫痫样发作各1次，表现为双眼上翻，眼球凝视，四肢抽搐，无大小便失禁和口吐白沫，约持续10分钟。为求进一步诊治，拟"中枢神经系统感染？"收住我科。

- 入院查体

T 38.4℃，P 110次/分，R 20次/分，BP 113/72 mmHg。神志模糊（对疼痛有反应），发育正常，营养好，无对答，自动体位，查体不合作，平车推入病房，全身皮肤黏膜未见异常，无肝掌，全身浅表淋巴结无肿大。未见皮下出血点及皮疹。头颅无畸形，眼睑正常，睑结膜未见异常，巩膜无黄染。双侧瞳孔等大等圆，对光反射灵敏，耳廓无畸形，外耳道无异常分泌物，无乳突压痛。鼻中隔无偏曲，两侧副鼻窦区无压痛。双腮腺区无肿大。颈软，无抵抗，气管居中，甲状腺无肿大。双肺呼吸音清晰，未闻及干、湿性啰音。心率110次/分，律齐；腹平坦，腹壁软，全腹无压痛，无肌紧张及反跳痛，肝脾肋下未触及。肌力正常，肌张力稍增强，生理反射正常，病理反射未引出。疼痛刺激后四肢均可活动，双侧腱反射对称存在，双侧深浅感觉及共济运动检查不合作。

- 实验室检查

血常规（2016年12月12日）：白细胞计数 $10.87 \times 10^9/L$（↑），血红蛋白133 g/L，中性粒细胞82.4%（↑），淋巴细胞12.7%（↓），单核细胞4%，血小板计数 $117 \times 10^9/L$（↓）。

脑脊液常规：压力 135 mmH_2O，颜色：无色，透明度：清，潘氏试验±，红细胞 $31 \times 10^6/L$，白细胞 $34 \times 10^6/L$（↑），多核细胞1/34，单核细胞33/34，脑脊液糖3.5 mmol/L（同步血糖5.9 mmol/L），脑脊液氯139 mmol/L（↑），脑脊液蛋白质313 mg/L，脑脊液隐球菌乳胶凝集试验阴性。

G试验（真菌D-葡聚糖检测）：119.6 pg/ml（↑）。

血沉13 mm/h；C反应蛋白＜3.38 mg/L；铁蛋白1 776 ng/ml（↑）。

心肌标志物、心肌酶谱（2016年12月12日）：肌钙蛋白T 0.022 ng/ml，肌红蛋白1 096 ng/ml（↑），肌酸激酶797 U/L（↑），乳酸脱氢酶465 U/L（↑），α羟丁酸脱氢酶327 U/L（↑）。

电解质,肝功能,肾功能,心肌酶谱:谷丙转氨酶324 U/L(↑),谷草转氨酶53 U/L(↑),总胆红素＜12.0 µmol/L,碱性磷酸酶59 U/L,γ-谷氨酰转移酶29 U/L,总蛋白61 g/L(↓),白蛋白39 g/L(↓),球蛋白22 g/L,钾4.2 mmol/L,钠159 mmol/L(↑),氯化物117 mmol/L(↑),尿素16.5 mmol/L(↑),肌酐134 µmol/L(↑)。

尿常规、粪常规、降钙素原、血T-SPOT.TB、CMV-DNA、EBV抗体、肝炎标志物、血培养、脑脊液培养、脑脊液HSV抗体、DIC、T细胞亚群、ANA、ENA、ANCA、抗心磷脂抗体、补体、免疫球蛋白、甲状腺功能、肿瘤标志物:正常。

· **特殊检查**

2016年12月12日胸部CT平扫:两肺纹理增多,两侧胸膜反应,附见肝右叶钙化灶,胆囊结石。

2016年12月12日上腹部CT平扫:肝右叶钙化灶,胆囊颈部小结石,附见双侧胸膜反应。

2016年12月12日下腹部CT平扫:未见异常。

2016年12月13日头颅MR增强:软脑膜强化,结合病史,感染性病变可能大;双侧额叶少许点状异常信号,T1WI呈低信号,T2WI及flair呈高信号,DWI上未见明显异常信号,考虑缺血灶。

2016年12月14日脑电图:双侧未见α节律,为低平4～6 Hz θ波和2～3 Hz δ波,未见典型癫痫样放电,为不正常脑电图。

临床关键问题及处理

· **关键问题1 患者的诊断及鉴别诊断?**

患者为中年男性,既往体健,无肝炎、结核、肾病、肝病、糖尿病等慢性疾病史。此次短期内急性发病,主要临床表现为逐渐加重的行为异常和意识障碍,同时伴有发热、头痛、记忆障碍,偶有癫痫样发作。外院及入院后的脑脊液检查结果较为一致:脑脊液细胞数轻微升高,糖、蛋白质正常,脑脊液病原学检测阴性。外院头颅MR未见明显异常,入院后的头颅MR增强提示软脑膜强化,考虑感染性病变可能大。病程中同时出现肝肾功能轻度损害。外院曾予以阿昔洛韦、头孢曲松等抗病毒、抗细菌治疗,予以甲泼尼龙、地塞米松等抗炎治疗,甘露醇等脱水对症治疗,但患者神经系统及精神症状无明显缓解,且有逐渐加重趋势。结合上述病史特点,应对脑炎的相关原因进行鉴别诊断。

(1)感染性:病毒、细菌、结核、真菌、寄生虫等各类病原体均可引起中枢神经系统感染,结合患者既往体健,否认慢性疾病史,此次急性起病,病程中出现的发热、头痛、癫痫、行为异常、意识障碍等症状,脑脊液仅压力升高及细胞数轻度升高等异常而无糖、蛋白质等指标异常,首先考虑病毒性脑炎是合理的,常见的病原体为单纯疱疹病毒、带状疱疹病毒、肠道病毒、巨细胞病毒等。而细菌性、结核性、真菌性中枢神经系统感染的诊断,尚无病原学证据支持，脑脊液检查结果也非上述感染的典型表现，头孢曲松等治疗未能明显缓解病情，所以有待进一步的明确。

（2）非感染性（自身免疫性）：以急性或亚急性发作的癫痫、认知障碍及精神症状为主要临床特点，占脑炎病例的比例可达40%，可分为特异性抗原抗体相关性自身免疫性脑炎（AE）以及非特异性抗原抗体相关性AE，其中最主要的是抗N-甲基-D-天冬氨酸受体（NMDAR）脑炎，发病早期常可出现发热、头痛等症状。神经病理学上类似病毒性脑炎改变，却不能在组织中检出病毒抗原核酸及包涵体。

（3）中毒或代谢性：严重的肝病、肺病、肾脏疾病，以及感染中毒、缺血缺氧、药物等均可引起认知障碍或精神症状，也可伴随头痛、发热等表现，一般无脑脊液、头颅影像学的明显异常。但患者既往体健，此次入院后虽发现存在肝肾功能异常，但均轻微，且无上述相关脏器的慢性病史，其他脏器功能检查无显著异常，同时无可疑药物、食物、毒物的接触史，故诊断中毒性脑病或代谢性脑病的依据尚不充分。

（4）精神疾病：主要应注意与精神分裂症、反应性精神病、器质性精神障碍等相鉴别。但患者既往无明确的精神疾病史及相关家族史，发病早期即已出现精神症状，且同时伴有发热、癫痫等精神疾病少见的症状，故诊断精神疾病应谨慎，首先应除外器质性因素。

· 关键问题2　感染性还是非感染性？

患者本次以行为异常、记忆障碍等精神神经症状为首发症状，症状反复，呈加重趋势，发病1周后再出现发热、头痛等症状，与中枢神经系统感染常见的发病初即出现发热头痛的临床表现不同。多次脑脊液检查及头颅MR结果可符合病毒性脑炎或脑膜脑炎的特征，但这些结果是非特异性的，其他非感染因素也可引起上述改变。考虑到患者症状进展明显、病情较重，明确患者的病因为感染性或非感染性，对于确定患者早期经验性治疗和后续进一步病因相关检测的方向非常重要。

· 入院后诊治经过

基于患者上述病程特征，除继续对于可疑病原体的检测（血清及脑脊液单纯疱疹病毒抗体、血CMV-DNA及EBV抗体，血T-SPOT.TB，血及脑脊液细菌、真菌、抗酸杆菌涂片及培养，血及脑脊液隐球菌乳胶凝集试验）外，入院当日即行血及脑脊液自身免疫性脑炎抗体谱（NMDAR、AMPA1、AMPA2、LGI1、CASPR2、GABARB1/B2），血清水通道蛋白、脑脊液髓鞘相关蛋白抗体等检测，以除外非感染性脑炎可能。入院后考虑患者虽然细菌性脑膜炎可能较小，但患者入院前有激素使用史、入院后血常规示白细胞及中性粒细胞比例升高，其他部位继发感染尚不能除外，予以头孢曲松2 g qd治疗，同时予以还原性谷胱甘肽等保肝对症治疗，因入院后脑脊液压力正常，未继续予以甘露醇等脱水降颅压治疗。

入院后第3天（2016年12月15日），脑脊液自身免疫性脑炎抗体中NMDAR抗体（3＋），血清NMDAR抗体（2＋），经神经内科会诊后，明确诊断为自身免疫性脑炎（NMDAR抗体介导）。治疗方案调整为：① 人免疫球蛋白0.4 g/（kg·d）×5天；② 甲泼尼龙500 mg ivgtt qd×7天，后240 mg ivgtt qd×3天，后120 mg ivgtt qd×3天，后80 mg ivgtt qd×3天，根据病情激素缓慢减量。患者予以人免疫球蛋白及激素治疗3天（2016年12月17日）后，意识即转清，可完成指令性动作，尚不能对答，至2016年12月19日，患者已可简单对答。上述方案治疗至第7天（2016年12月21日）时复查脑脊液基本正常（压力200 mmH$_2$O，红细胞6×10^6/L，白细胞6×10^6/L，脑脊液糖2.7 mmol/L，脑脊液氯117 mmol/L，脑脊液蛋白质390 mg/L）。2016年12月27日患者因精神神经症状明显缓解，回当地医院继续治疗。经电话随访，患者目前无明显精神症状，记忆力恢复可，无癫痫样发作，无发热、头痛等症状，口服甲泼尼龙治疗中。

背景知识介绍

抗 *N*-甲基-*M*-天冬氨酸受体（NMDAR）脑炎

自身免疫性脑炎（AE）是指机体对神经元抗原成分发生的异常免疫反应，通常会累及局部或广泛的中枢神经系统。AE按照抗原抗体特异性情况可分为：特异性抗原抗体相关脑炎、非特异性抗原抗体相关脑炎，前者再可分为中枢神经系统副肿瘤综合征和非中枢神经系统副肿瘤综合征。其中抗 *N*-甲基-*M*-天冬氨酸受体（NMDAR）脑炎属于中枢神经系统副肿瘤综合征，是自身免疫性脑炎的一个重要类型，近年来越来越受到关注。

2005年4例卵巢畸胎瘤的年轻女性均出现了记忆力减退、精神症状、意识障碍和低通气的临床表现，Dalmau等在她们的海马神经元培养物中首次发现NMDAR这种新型神经元细胞膜抗原受体，并在其他8位具有类似症状的患者中也检测到了NMDAR，其中7位也同时合并卵巢畸胎瘤，由此，具有类似临床表现且NMDAR抗体阳性的这类疾病被命名为抗NMDAR脑炎。抗NMDAR脑炎的确切发病率尚不清楚，随着对于该疾病的认识增加，相关病例报道显著增多，英国的一项多中心研究显示，抗NMDAR脑炎占到所有脑炎的4%。

国外的文献显示，约有80%的抗NMDAR脑炎患者为女性，伴卵巢畸胎瘤的发生率随年龄的增加而逐渐升高。而国内根据复旦大学附属华山医院神经内科的调查结果显示，抗NMDAR脑炎患者以成年男性或年轻女性为主，且均不伴发肿瘤，国内仅有伴卵巢畸胎瘤女性患者的个案报道。

70%的抗NMDAR脑炎患者可出现前驱症状，如发热、头痛、恶心、呕吐、腹泻或上呼吸道症状。部分病人在发病2周之内可因出现精神症状而首诊于精神科，常见的精神症状包括：焦虑、失眠、恐惧、自大妄想、宗教沉迷、躁狂、偏执，而社交退缩、刻板行为也可出现。近记忆丢失较常见，但因精神症状等因素影响记忆力评估而被低估。语言能力常可出现快速崩溃，且与皮质性失语无关，表现为模仿语言和词汇量的减少，严重者可出现完全缄默。一些患者可以出现厌食或摄食过度，其中强迫性摄食被认为是抗NMDAR脑炎的特征性表现。癫痫样发作可在疾病早期出现，以全身强直性阵挛发作最常见，其次为复杂部分性发作。随着疾病的进展，癫痫发作的频率和强度可随之下降，但癫痫发作和癫痫持续状态在疾病的不同时段仍可出现。疾病可进展至对刺激反应减弱或反常，激惹与无动交替，这个阶段主要表现为运动障碍和自主神经功能障碍，前者以口-舌-面肌的不自主运动表现最为突出，后者可出现唾液分泌亢进、高热、心动过速、心动过缓、高血压、低血压、尿失禁、勃起功能障碍等，部分患者还可出现不能用中枢神经系统疾病或心脏疾病解释的心跳骤停，而另一些患者可表现为需要呼吸机辅助通气的低通气，其常在昏迷后出现，但部分可在意识丧失前出现。在这个阶段可出现分离现象，即对疼痛刺激无反应但抵抗被动睁眼。值得注意的是，患者伴或不伴肿瘤与意识障碍的程度并无相关性。

80%患者发病初期的脑脊液检查可表现为白细胞计数增加、蛋白质定量正常或仅轻度升高，但无特异性。约50%的患者头部MRI可以完全正常，另约50%的患者可于海马、大脑或小脑皮质、基底节、丘脑、脑干、脊髓等部位的T2序列或FLAIR序列显示高信号，改变轻微、短暂，部分患者伴累及部位或脑膜的强化，与临床表现（严重程度、病程）无相关性。大部分患者的脑电图呈异常表现，常表现为非特异性慢波，有时伴有紊乱的脑电活动，最近的文献报道，视异常"δ刷（delta brush）"为抗NMDAR脑炎的特征性表现，主要见于病程较长且病情严重者。绝大部分患者颅内合成NMDAR抗体，尚未发现抗NMDAR抗体仅见于血清而未见于脑脊液，部分诊断延迟或行血浆置换的患者血清中NMDAR抗体可为阴性，但脑脊液中NMDAR抗体仍为阳性。血清或脑脊液抗NMDAR抗体检测具有极高的敏感性和特异性，是诊断抗NMDAR脑炎的重要依据。

抗NMDAR脑炎治疗的重点在于及时启动免疫治疗及早期诊断与治疗原发性肿瘤。大多数患者可予以糖皮质激素类药物、人免疫球蛋白静脉注射（0.4 g/kg × 5 d）或血浆置换疗法作为一线免疫治疗。此外，还可施以二线的免疫抑制剂治疗，如利妥昔单抗（375 mg/m² 每周一次，治疗4周）联合环磷酰胺（750 mg/m² 与第一剂利妥昔单抗联合使用），继以每月环磷酰胺治疗。目前认为，早期治疗有效，而在治疗中断或减量时，病情有可能加重。75%的患者经治疗后可痊愈或仅遗留轻微后遗症。有15%～25%的患者病情可反复发作，其缓解期从数月至数年不等，间歇期常无临床症状。首次发作时未接受免疫治疗的患者更易复发同时伴肿瘤的患者，在神经系统症状出现最初4个月内切除肿瘤预后较好。

点评

病毒性脑炎与自身免疫性脑炎单从起病形式、临床症状、常规的脑脊液检查是难以区分的，本例患者起病的症状颇似病毒性脑炎，后经血清及脑脊液相关抗体检查确诊为抗N-甲基-D-天冬氨酸受体（NMDAR）脑炎，故关键在于自身免疫脑炎相关抗体的检测。然而，目前多数医院难以开展此项检查，对于未能在组织液中检出此类抗体的病例，应当及时与神经内科医生联系作相关检查，才能明确诊断。

（徐　斌　卢　清　张文宏）

参·考·文·献

[1] Dalmau J, Lancaster E, Martinez-Hernandez E, et al. Clinical experience and laboratory investigations in patients with anti-NMDAR encephalitis[J]. Lancet Neurol, 2011, 10 (1) : 63–74.

[2] 陈向军, 李翔. 抗N–甲基–D–天冬氨酸受体脑炎：一种新型自身免疫性脑炎[J]. 中国现代神经疾病杂志, 2013, 13 (1)：12–15.

25

发热、淋巴结肿大伴球蛋白异常升高10月余

题 记

发热、淋巴结肿大伴球蛋白异常升高，疑似多发性骨髓瘤，骨穿和淋巴结病理均无提示，T-SPOT.TB阳性，抗结核效果不佳，下一步该何去何从。本例从球蛋白明显升高，从球蛋白多克隆异常升高入手，反复行淋巴结活检，最终明确为罕见的多中心型Castleman病，浆细胞型，并借此病例讨论不明原因发热伴淋巴结肿大的诊疗思路，希望大家有所收获。

病史摘要

· 入院病史

患者，男，29岁，于2016年4月7日入院。

· 主诉

发热伴淋巴结肿大10月余。

· 现病史

患者2015年春节前出现夜间出汗明显，右颈部、腹股沟处数枚绿豆大小肿大淋巴结，边缘光滑，质地软，无触痛，可活动。1个月体重下降10 kg。无发热，无乏力，无恶心、呕吐，无头痛、头晕等其他不适症状，未诊治。2015年6月下旬曾出现一次发热，38.5℃，无其他不适症状，在当地医院予以退热针（具体不详），当天体温复常。此后半月间，患者出现轻度乏力，每日自测体温，下午出现低热，腋温37.3～37.5℃，晚上可自行退热，无其他不适症状。于2015年7月初在河南省某医院查血常规白细胞计数19.46×10⁹/L，中性粒细胞70%，中性粒细胞绝对值13.63×10⁹/L，淋巴细胞22.3%，单核细胞7.1%，血红蛋白110 g/L，血小板计数523×10⁹/L。血沉100 mm/h，ASO 575 IU/ml，C反应蛋白30.3 mg/ml，降钙素原0.24 ng/ml。肝功能轻度异常，谷丙转氨酶69 U/L，碱性磷酸酶221 U/L，γ-谷氨酰转移酶76 U/L，球蛋白48.3 g/L。乙肝、丙肝

标记物阴性,抗-HIV 阴性。B 超提示双侧颈前、颈后及腹股沟区多个低回声团(考虑:增大淋巴结?)。骨穿提示髓像增生,粒系增多。2015 年 7 月底复查血常规恢复至正常范围。2015 年 8 月至河南省某医院就诊,查 B 超提示脾大(长径 123 mm,厚 33 mm),后腹膜未见明显肿大淋巴结。2015 年 8 月 28 日查 T-SPOT.TB 阳性(ESAT-6 > 60,CFP 10 > 26)。2015 年 9 月 25 日复查 B 超提示双侧颈部淋巴结可见(部分结构异常),双侧腹股沟淋巴结异常(右侧部分结构异常)。当地医院诊断考虑为淋巴结核,遂予以利福平 0.45 g qd,异烟肼 0.3 g qd,吡嗪酰胺片 0.5 g bid,乙胺丁醇 0.75 g qd 口服四联抗结核治疗。治疗两个月效不佳,仍有午后低热。2015 年 11 月在河南省另一家医院行颈部淋巴结穿刺,镜下可见增生的淋巴细胞,未发现癌细胞。后复查血常规白细胞计数 6.21×10^9/L,血红蛋白 120 g/L,中性粒细胞 59%,淋巴细胞 31.5%,血小板计数 318×10^9/L,血沉 105 mm/h。复查肝功能谷丙转氨酶 40 U/L,碱性磷酸酶 166 U/L,球蛋白 56.2 g/L。复查 B 超提示双侧颈前及腹股沟低回声团(考虑增大淋巴结?)。查胸部 CT 和心超未见异常。行纤维支气管镜检查,支气管刷片未见抗酸杆菌,仍考虑淋巴结核,上述四联抗结核中停异烟肼,加用对氨基水杨酸异烟肼 1 g qd 口服,余 3 种药物继续服用。但是患者仍有午后低热,无不适症状。2016 年 2 月 2 日停上述四联抗结核治疗,去河南省某医院查肝功能示球蛋白 57.1 g/L,IgG 39.14 g/L,IgA 496 g/L,尿重链及轻链均阴性,考虑多发性骨髓瘤,行骨扫描无殊,行骨穿提示,骨髓有核细胞增生明显活跃,粒系占 52%,红系占 26%。巨核细胞易见,血小板散在成簇易见。此时午后发热峰值上升至 38.8 ~ 39.0℃,晚上自行退热至 37.3℃,次日早上 37.5℃,无不适症状。后河南省某医院考虑混合型结缔组织病,予以泼尼松 10 mg qd 口服,雷公藤多苷片 30 mg tid 口服。但患者仍发热,3 月份复查血常规示白细胞正常范围,血红蛋白 108 g/L,肝功能示谷丙转氨酶 131 U/L,球蛋白 59 g/L,自身免疫性抗体均阴性,血培养阴性。B 超提示肝下垂,脾大(厚 43 mm),胸部 CT 示两侧腋窝多发稍大淋巴结,脾大。予以停泼尼松及雷公藤 4 月份查球蛋白 72.2 g/L,IgG 93.9 g/L,降钙素原正常,EBV DNA 阴性。仍考虑分枝杆菌感染,予阿米卡星、阿奇霉素和左氧氟沙星静脉点滴抗感染治疗。但患者仍发热。3 月 24 日至复旦大学附属某医院行右腹股沟淋巴结穿刺,结果提示见多量淋巴细胞,倾向淋巴结反应性增生。现患者仍午后开始发热,峰值在 38.8 ~ 39.2℃,夜间可退热至 37.3 ~ 38.3℃,无其他不适。今为求进一步诊疗,收住入院。

患病以来患者精神正常,胃纳正常,睡眠正常,大小便正常,有体重明显下降,起病来体重下降 10 kg。

• 既往史

无特殊病史。

• 入院查体

T 39.2℃,P 90 次/分,R 20 次/分,BP 109/64 mmHg,身高 170 cm,体重 60 kg。神志清楚,发育正常,营养较差,回答切题,自动体位,查体合作,步入病房,全身皮肤黏膜未见异常,无肝掌,全身浅表淋巴结有肿大:双侧颈部、腋窝、腹股沟均可触及数枚大小不等肿大淋巴结、质软、活动度尚可，无粘连，局部无红肿，无压痛，无瘘管瘢痕等。未见皮下出血点，未见皮疹。头颅无畸形，颈软，无抵抗，颈静脉无怒张，气管居中，甲状腺无肿大。胸廓对称无畸形，胸骨无压痛，双肺呼吸音清晰，未闻及干、湿性啰音。心率90次/分，律齐，腹软，全腹无压痛，无肌紧张及反跳痛，肝脾肋下未触及，肝肾脏无叩击痛，肠鸣音5次/分。肛门及外生殖器未见异常，脊柱、四肢无畸形，双下肢无水肿。肌力正常，肌张力正常，生理反射正常，病理反射未引出。

- 入院后辅助检查

血常规：白细胞计数7.75×10^9/L，红细胞计数3.53×10^{12}/L，血红蛋白87 g/L，平均红细胞血红蛋白量24.4 pg（↓），平均红细胞体积81.5 fl（↓），平均红细胞血红蛋白浓度300 g/L（↓），血小板计数511×10^9/L，网织红细胞1.6%（↑），嗜酸性粒细胞44×10^6/L（↓）。

尿常规：阴性。粪便常规、隐血：阴性。

生化：谷丙转氨酶80 U/L（↑），谷草转氨酶54 U/L（↑），总胆红素5 μmol/L，结合胆红素2.90 μmol/L，总胆汁酸6 μmol/L，碱性磷酸酶431 U/L（↑），γ-谷氨酰转移酶96 U/L（↑），白蛋白24 g/L（↓），球蛋白74 g/L（↑），肌酸激酶24 U/L（↓），肌酸激酶同工酶15 U/L，乳酸脱氢酶173 U/L，胆固醇2.32 mmol/L（↓），甘油三酯0.62 mmol/L，高密度脂蛋白胆固醇0.38 mmol/L（↓）。

DIC：凝血酶原时间14.5秒（↑），部分凝血活酶时间37秒（↑），纤维蛋白原定量8.267 g/L（↑），D-二聚体：0.19 mg/L，纤维蛋白原降解产物2.1 μg/ml。

C反应蛋白170 mg/L（↑），抗链球菌溶菌素"O"400 IU/ml（↑），降钙素原0.14 ng/ml（↑），铁蛋白601.2 ng/ml（↑）。

肿瘤标记物：鳞癌相关抗原0.3 ng/ml，癌胚抗原0.35 μg/L，糖类抗原125 5.41 U/ml，糖类抗原153 13.69 U/ml，糖类抗原199 4.23 U/ml，神经元特异性烯醇酶31.01 ng/ml（↑）。

24 h尿蛋白定量：1.18 g/24 h（↑），尿β_2微球蛋白：0.72 mg/L（↑）。

淋巴细胞亚群CD六项：$CD3^+$ 68.51%，$CD4^+$ 35.76%，$CD8^+$ 30.58%，NK^+ 10.96%，$CD19^+$ 19.59%（↑）。

血免疫球蛋白G 53.3 g/L（↑），血免疫球蛋白A 5.77 g/L（↑），血免疫球蛋白M 2.23 g/L，血免疫球蛋白E＞2 856 ng/ml（↑），免疫球蛋白G4：4.91 g/L（↑），κ-轻链10.5 g/L（↑），λ-轻链8.23 g/L（↑），β_2微球蛋白2.81 mg/L（↑），血清免疫固定电泳：阴性，尿免疫固定电泳：阴性。

自身抗体：抗核抗体1∶100阳性（+），核型：颗粒型，dsDNA：阴性，核小体抗体：阴性，ENA谱：阴性，抗心磷脂抗体：阴性，补体C3片段1.86 g/L（↑），补体C4 0.258 g/L，类风湿因子＜11.40 IU/ml，HLA-B27：阴性。

EB病毒衣壳抗体IgA：阴性，EB病毒衣壳抗体IgG：阳性，EB病毒衣壳抗体IgM：阴性。巨细胞病毒DNA定性检测：阴性。

T-SPOT.TB：阳性，阴性对照孔：0，抗原A（ESAT-6）孔：＞30，抗原B（CFP-10）

孔：9，阳性对照孔：正常。

血隐球菌乳胶定性试验：阴性。

乙型肝炎病毒表面抗原：阴性，乙型肝炎病毒表面抗体：阳性，乙型肝炎病毒 e 抗原：阴性，乙型肝炎病毒 e 抗体：阴性，乙型肝炎病毒核心抗体：阳性，丙型肝炎病毒抗体：阴性。

血 HIV 抗体阴性，RPR 阴性，TP 抗体阴性。

血培养：无细菌生长。

心电图检查：正常范围内。

B 超：甲状腺右叶结节，TI-RADS 3 类。双侧腋下，腹股沟见淋巴结。双侧颈部，锁骨上淋巴结未见明显异常肿大。双侧颌下腺未见明显异常。脾脏肿大。肝脏、胆囊、胰腺、双肾未见明显异常。双侧肾上腺区域未见明显占位灶。未见明显腹水。后腹膜未见明显异常肿大淋巴结。

胸片：心肺未见明显异常。

心超：未见明显异常。

PET-CT：双侧颈部及锁骨区淋巴结、纵隔及双侧腋窝淋巴结、腹膜后淋巴结、双侧髂血管旁及盆腔淋巴结、双侧腹股沟淋巴结，伴 FDG 代谢增高，考虑炎性增殖性病变可能大。

外周血涂片：中性粒细胞 71%，淋巴细胞 22%，异形淋巴细胞 1%，单核细胞 5%，嗜酸粒细胞 1%。

骨髓涂片 + 流式细胞检测：骨髓未见明显异常细胞。

骨髓活检：未见明显异常。

临床关键问题及处理

· 关键问题

患者发热数月，伴淋巴结肿大，血免疫球蛋白明显升高，入院后查球蛋白高达 74 g/L，外院疑似多发性骨髓瘤，但是骨穿和淋巴结穿刺均未找到肿瘤细胞。患者究竟是耐药结核感染还是淋巴瘤等血液系统恶性疾病？如何明确诊断是主要问题。

感染、自身免疫性疾病和肿瘤性疾病等均可引起发热伴淋巴结肿大。该患者虽然 T-SPOT.TB 阳性，但是经过正规抗结核无效，淋巴结病理也不支持结核的诊断，以及其他病原学检测阴性，因此感染性疾病依据不足。自身抗体中抗核抗体 1：100 阳性意义不大，无多系统累及的表现，24 小时尿蛋白定量升高，可行肾穿刺进一步寻找依据，但是自身免疫性疾病引起球蛋白如此之高，也是罕见表现。肿瘤性疾病暂无病理依据，该患者淋巴结肿大伴球蛋白异常要注意多发性骨髓瘤和淋巴瘤可能。除了淋巴瘤，常见的不典型淋巴结增生要考虑感染性疾病（如 EBV 感染、CMV 感染和猫抓病等）和自身免疫性疾病（SLE 和类风湿关节炎等）。排除上述疾病，能引起淋巴结良性肿大的疾病，还有 Castleman 病、Rosai-Dorfman 病和组织细胞增生性坏死性淋巴结炎（Kikuchi 病）（表 25-1）。

表 25-1　淋巴结肿大的鉴别诊断[1]

分　类	可 能 的 疾 病
感染性疾病	
细菌感染	所有的化脓性细菌感染,猫抓病,梅毒,兔热病
分枝杆菌感染	结核,麻风
真菌感染	组织胞浆菌,球孢子菌病
衣原体感染	性病性淋巴肉芽肿
寄生虫感染	弓形虫病,锥虫病,丝虫病
病毒感染	EBV,CMV,风疹,肝炎病毒,HIV
原发免疫系统紊乱	类风湿性关节炎,系统性红斑狼疮,血清病,药物反应如苯妥英,Castleman病,窦性组织细胞增生症,朗格汉斯细胞组织细胞增生症,川崎病,嗜酸性粒细胞增生性淋巴肉芽肿
肿瘤引起免疫系统紊乱	急性和慢性髓性或淋巴细胞白血病,非霍奇金淋巴瘤,霍奇金病,血管免疫母T细胞性淋巴瘤,巨球蛋白血症,多发性骨髓瘤伴淀粉样变,恶性组织细胞增生症
其他肿瘤性疾病	乳腺癌,肺癌,头颈部肿瘤,胃肠道肿瘤,生殖细胞肿瘤,Kaposi肉瘤
贮积病	Gaucher病,Niemann-Pick病
内分泌疾病	甲状腺功能亢进,肾上腺皮质功能不全,甲状腺炎
其他	结节病,淀粉样变,皮肤病性淋巴结炎

患者曾行2次骨穿、2次淋巴结穿刺均未能明确诊断,免疫固定电泳未见单克隆球蛋白,亦无骨质破坏,不符合多发性骨髓瘤的表现,根据骨髓涂片和活检可以排除骨髓瘤。既有淋巴结肿大,又有多克隆球蛋白如此明显升高,常见的疾病应考虑Castleman病、T细胞大颗粒淋巴细胞白血病和血管免疫母T细胞性淋巴瘤。其他淋巴瘤,如淋巴浆细胞淋巴瘤、脾边缘区淋巴瘤和黏膜相关淋巴组织型结外边缘区B细胞淋巴瘤,由于它们起源于生发中心后B细胞,可以伴有免疫球蛋白的升高。

· 问题的处理

淋巴结肿大的诊疗流程:如果患者有已知疾病可导致淋巴结肿大,可以治疗已知疾病并监测淋巴结肿大是否缓解。如果有明显感染(如传染性单核细胞增多症)能解释淋巴结肿大,治疗感染并监测淋巴结肿大是否缓解。如果淋巴结很大或者质地硬提示肿瘤,行淋巴结活检。如高度怀疑患者为恶性肿瘤,且不能排除恶性肿瘤,行淋巴结活检。如果没有符合上述任何一个情况,行全血细胞计数,如果无异常发现,监测一段时间(通常2～8周),如淋巴结不消退或者增大,行淋巴结活检。

再次行淋巴结活检以明确诊断,为了提高诊断的阳性率,特地选取了PET-CT所见SUV值最高的一枚腋下淋巴结。结果病理提示:(腋下淋巴结)呈增生像,滤泡间区见血管增生伴大量浆细胞浸润,酶标证实为多克隆性,结合临床及检验结果,符合多中心型

Castleman 病,浆细胞型。

· 下一步治疗措施

患者转血液科继续治疗,4 月 28 日予化疗,环磷酰胺 0.4 g d1 ＋长春地辛 1 mg d1 ＋地塞米松 20 mg d1 ＋沙利度胺 300 mg d1 ～ d7。

· 治疗后随访

患者治疗后病情平稳,定期至血液科复查。

背景知识介绍

Castleman 病是一种原因不明的不典型淋巴组织增生性疾病,由 Castleman 于 1956 年首次报道,又称之为巨大淋巴结增生症或血管淋巴性滤泡组织增生。病理上,按组织学特征分为透明血管型、浆细胞型和兼有两者特征的混合型。临床上,按肿大淋巴结的分布分为局灶型和多中心型。多中心型 Castleman 病比较少见,多为浆细胞型,临床多表现为多部位的淋巴结肿大,明显的全身症状,如发热和肝脾肿大,以及免疫球蛋白增高、白蛋白降低和贫血等。Castleman 病病因和发病机制不明,人类疱疹病毒 8 型感染及白细胞介素 6 异常分泌参与了疾病的发生。多中心型浆细胞型 Castleman 病目前尚无有效治疗方法,治疗方法包括单药化疗、联合化疗、抗病毒治疗和针对 IL-6 和 CD20 的靶向治疗,治疗疗效报道不一。部分患者可能会进展为恶性淋巴瘤,应加强随访。

不明原因发热伴淋巴结可以是一系列疾病引起的临床表现,本例患者如能抓住淋巴结肿大伴多克隆球蛋白明显升高的关键点,可以将鉴别诊断的范围大大缩小至 Castleman 病、T 细胞大颗粒淋巴细胞白血病和淋巴瘤等疾病。对于骨穿和淋巴结病理阴性的患者,如高度怀疑血液系统疾病,重复行淋巴结活检是必要的。

(郑建铭　张继明)

参·考·文·献

[1] Armitage JO. Approach to the patient with lymphadenopathy and splenomegaly. In: Lee Goldman.Goldman's Cecil Medicine. 24th Editio [M].USA: Elsevier Saunders, 2012: 1107-1108.

[2] 安刚, 史丽慧, 易树华, 等. 第 190 例皮疹-发热-贫血-多发淋巴结肿大-浆细胞增多-多克隆免疫球蛋白升高[J]. 中华医学杂志, 2009, 89 (40): 2871-2873.

26

以发热、腰背痛为主要表现的
间变大细胞淋巴瘤

题记

　　间变大细胞淋巴瘤可分为系统型及原发皮肤型,其中系统型主要侵犯淋巴结,结外可累及皮肤、骨、软组织、胃肠等部位,以发热、腰背痛为首发症状的病例较为罕见,诊治过程中易与感染性疾病相混淆,病理学证据是诊断的关键。本例以PET-CT发现全身多部位骨病变为起点,历时3个月的诊治、多次骨髓穿刺和骨活检检查,最终通过骨活检、病理证实为ALK阳性间变大细胞淋巴瘤。

病史摘要

・入院病史

　　患者,女性,47岁,江苏人,会计,于2016年12月22日收入我科。

・主诉

　　发热伴腰背痛1月余。

・现病史

　　患者于2016年11月20日左右受凉后出现畏寒发热,最高体温39.0℃,伴轻度腰背部间歇性疼痛,以背痛为主,无皮疹,无咳嗽咳痰。就诊于当地医院,查血常规示:白细胞10.50×10^9/L,中性粒细胞0.77,CRP 67.8 mg/L,考虑细菌感染可能,予“头孢克洛”口服抗感染治疗,体温控制不佳,热型不规则。2016年11月22日至江苏某三甲医院行全胸片检查示两肺纹理增强,心电图正常,查尿常规:隐血(3＋)、白细胞弱阳性,考虑病毒或细菌感染可能,予“头孢硫脒、热毒宁”抗感染治疗3天后,热峰较前下降至38.0℃,热型仍不规则,2016年11月26日复查血常规正常,甲状腺功能4项正常,肝功能示谷丙转氨酶71 U/L,谷草转氨酶54 U/L,总蛋白38.5 g/L,γ-谷氨酰转移酶56 U/L,乙肝病毒定量5.33E＋04 IU/L,B超示右乳结节;子宫实质性占位,大小67 mm × 56 mm × 48 mm,肌瘤可能；肝胆胰脾及双肾未见异常；腰椎MRI示L1-L2、L3-L4及L4-L5椎间盘轻度突出、腰椎退变，未见明显占位性病变。后患者自行口服"头孢克肟、金莲清热泡腾片"治疗，体温仍波动在37.1～38.0℃，热型不规则，热时伴腰背部疼痛，热退后好转。2016年12月6日入住江苏某三甲医院感染科，查PET-CT提示全身多发骨FDG摄取增高（以溶骨性病变为主伴部分成骨），SUV最高值27，子宫内团块FDG摄取增高，SUV最高值9，考虑感染性发热可能，先后予哌拉西林-舒巴坦+阿米卡星、利奈唑胺+莫西沙星+克拉霉素抗感染治疗，后患者体温峰值渐下降为37.5℃左右波动，但腰背痛有所加重，以腰骶部疼痛为主，延及双下肢。遂至我院门诊就诊，以"发热待查"收治入院。病程中患者无咳嗽、咳痰，无腹痛、腹胀、腹泻，无尿频、尿急、尿痛，无皮疹、关节痛。

患者患病以来精神稍差，食纳睡眠欠佳，大小便正常，体重无明显下降。

· 既往史、个人史及家族史

患者既往有"乙型病毒性肝炎"病史，平素监测肝功能正常，未正规抗病毒治疗，否认其他传染病及慢性疾病史；有"剖宫产"史，否认其他手术外伤史；否认药物食物过敏史，否认输血史。否认吸烟、饮酒等不良嗜好，否认家族性遗传疾病。

· 入院查体

体温36.7℃，脉搏88次/分，呼吸20次/分，血压106/64 mmHg，身高172 cm，体重60 kg。神志清楚，精神可。全身皮肤黏膜未见皮疹、出血点，全身浅表淋巴结无肿大，心肺听诊未及明显异常，腹软，无压痛，肝脾肋下未触及，肝肾区无叩痛，脊柱及四肢无畸形，T9-T12、L2-L5棘突压痛，叩击痛明显，双下肢无水肿，四肢肌力、肌张力正常，生理反射存在，病理反射未引出。

· 实验室检查

血常规：白细胞$8.63×10^9$/L，中性粒细胞80%（↑），淋巴细胞16%（↓），血红蛋白93 g/L（↓），血小板$350×10^9$/L（↑）。尿常规：潜血（2＋）、白细胞（＋）、红细胞计数31.68个/μl（↑）、白细胞计数49.50个/μl（↑）。粪便常规正常，粪便隐血试验阴性。感染标志物：血沉125 mm/h（↑），C反应蛋白76.4 mg/L（↑）。降钙素原正常。铁蛋白：288.60 ng/ml（↑）。肝肾功能、电解质、心肌酶谱：谷丙转氨酶25 U/L，谷草转氨酶50 U/L（↑），总蛋白58.30 g/L（↓），白蛋白29.50 g/L（↓），γ-谷氨酰转移酶66 U/L（↑），余指标基本正常。肿瘤指标：糖蛋白抗原125 47.70 U/ml（↑），甲胎蛋白、癌胚抗原、糖蛋白抗原199、糖蛋白抗原724、糖蛋白抗原153、糖蛋白抗原242、NSE、Cyfra211、pro-GRP、SCC均正常。

病原学检查：呼吸道病原体IgM抗体、甲型流感通用型、CMV-DNA、CMV-IgM抗体、肺炎支原体抗体、肥达反应、抗链球菌"O"、布鲁菌抗体、T-SPOT.TB、γ-干扰素、血培养、痰培养均未见异常。

免疫指标：ANA＋ANA谱＋ANCA＋抗心磷脂抗体、免疫球蛋白定量均未见异常。

脑电图未见异常。

脑脊液检查：脑脊液压力140 mmH$_2$O，脑脊液常规及生化未见异常。

骨髓穿刺：骨髓增生尚活跃，以粒系增生为主，红系及巨核细胞少见。

骨髓活检：送检物主要为脂肪组织及血凝块，造血细胞极少见。

·辅助检查

B超：右乳结节；子宫实质性占位，大小67 mm×56 mm×48 mm，肌瘤可能；肝胆胰脾及双肾未见异常。

超声心动图：主动脉瓣反流（轻度）、二尖瓣反流（轻度）、三尖瓣反流（轻度）、左室舒张功能正常、左室收缩功能正常。

全胸片：两肺纹理增强。

胸部CT平扫＋全腹部CT增强：两肺纹理增粗，右下局限性胸膜增厚，两肺小结节，请随访复查。甲状腺右叶小低密度影。盆腔少量积液。子宫肌瘤？

腰椎MRI平扫：L1－L2、L3－L4及L4－L5椎间盘轻度突出、腰椎退变，未见明显占位性病变。

PET－CT（图26-1）：全身多发骨FDG摄取增高（以溶骨性病变为主伴部分成骨），子宫内团块FDG摄取增高，建议穿刺活检，两肺纹理增粗，右下局限性胸膜增厚，两肺小结节，甲状腺右叶小低密度影，盆腔少量积液。

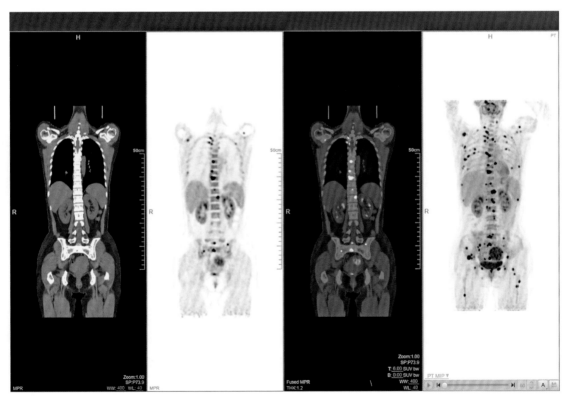

（A）

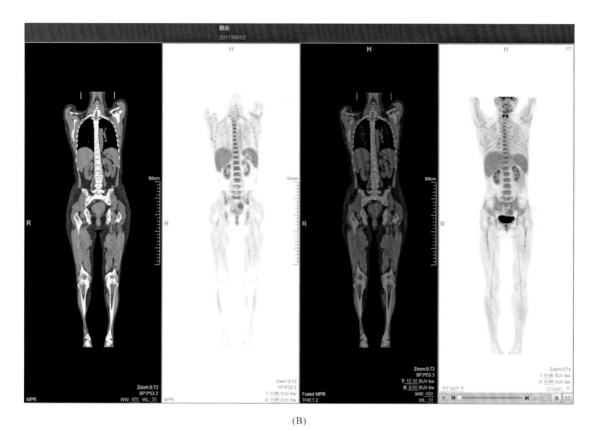

(B)

图26-1　PET图片

2016年PET (A),2017年化疗后PET (B)

临床关键问题及处理

・关键问题1　患者发热伴腰背痛1月余,抗感染治疗后体温峰值似有下降,但腰骶部疼痛较前加重,患者发热的原因到底是感染性还是非感染性? 下一步如何处理?

患者为中年女性,急性起病,疾病早期主要表现为高热伴腰背部轻度疼痛,后期转为低热,但出现了腰骶部疼痛进行性加重,PET-CT提示全身多发骨FDG摄取增高(以溶骨性病变为主伴部分成骨),子宫内团块FDG摄取增高。该多发骨病变及子宫占位是何性质、是否相关? 与此次发热是否相关? 患者使用利奈唑胺＋莫西沙星＋克拉霉素三联抗感染治疗期间体温峰值较前下降明显,是药物作用还是发热周期? 有关骨病变的诊断与鉴别诊断如下。

(1)感染:① 骨结核:中国为结核病的高发地区,骨结核是最常见的肺外结核形式之一,其中又有5%～10%为多发骨结核,其发病年龄以青壮年为主,多累及肋骨、胸骨、颅骨等部位,该患者否认结核病人接触史,胸部CT也无肺结核相关影像表现,T-SPOT.TB、γ-干扰素检查均正常,但仍不能排除隐匿性结核感染可能,必要时复查结核相关指标,行骨活检及培养。② 葡萄球菌感染：葡萄球菌是引起骨关节感染最常见病原菌之一，急性化脓性骨髓炎起病时常表现为高热、局部疼痛，转为慢性骨髓炎时则会有溃破、流脓、有死骨或空洞形成，该患者起病初期症状类似急性骨髓炎，但影像学表现不完全符合。③ 骨包虫病：包虫病是一种常见的人畜共患寄生虫病，骨包虫病是其中一种少见类型，约占包虫病的0.5%～4%，其中累及脊柱、盆骨最多见。发病年龄以青壮年为主，均长期居住于包虫病流行区，大都有明显的犬、牛、羊等动物密切接触史。追问病史，患者表示长期居住在江苏南京，近期未至牧区旅游或工作，没有接触过牛羊等大型牲畜，家中未养猫狗，暂不考虑。④ 其他少见感染：非结核分枝杆菌（NTM）、奴卡菌、布鲁菌、粗球孢子菌、马尔尼菲青霉菌等也可引起多发溶骨性病变，需进一步行骨髓涂片、骨髓或骨组织培养以鉴别。

（2）非感染：① 多发性骨淋巴瘤：发生于骨组织的恶性淋巴瘤称为骨淋巴瘤，可分为原发性骨淋巴瘤和继发性骨淋巴瘤。骨淋巴瘤可发生于任何年龄阶段，主要以40～70岁中老年人群为主。继发性骨淋巴瘤好发于红骨髓丰富的中轴骨和骨盆，常多发，病程发展较快，作为一种血液系统疾病，其全身症状如发热、盗汗、消瘦明显，该患者需考虑，需行骨活检及免疫组化明确。② 骨转移瘤：多发性骨病变中以骨转移瘤最常见，骨转移瘤中多发转移占84%～90%，最常累及脊柱、骨盆、肋骨等部位。多见于成人，尤其是老年人。但骨转移瘤一般可通过影像学找到原发病灶，在此例病例中子宫占位性质尚未明确，是子宫肌瘤还是子宫恶性肿瘤伴骨转移？此外，骨转移瘤中发热并不多见，是肿瘤本身引起的发热或合并感染？必要时需行子宫占位穿刺活检、骨活检进一步明确。③ 多发性骨髓瘤：多发性骨髓瘤是最常见的原发于骨髓的恶性肿瘤，好发于中老年人，发病高峰在40～60岁，男多于女。发病部位以颅骨、椎体、肋骨及骨盆多见，约40%～60%病人有本-周（Bence-Jones）蛋白尿。骨髓穿刺可查到骨髓瘤细胞，数量超过20%时诊断可确定。④ 其他少见骨病变：朗格汉斯组织细胞增多症（嗜酸性肉芽肿）、多发骨纤维异常增生症、甲状旁腺功能亢进棕色瘤亦可表现为多发骨病变，均需进一步完善相关检查，并通过骨活检明确诊断。

上述这些疾病的诊断及鉴别诊断，通过骨穿刺或切开取得骨组织活检获得病理学证据是关键所在。

（3）诊断思路：见图26-2。

· 入院治疗经过

患者入院后体温仍波动在36.5～38.5℃（图26-3），血常规、粪便常规未见明显异常，尿

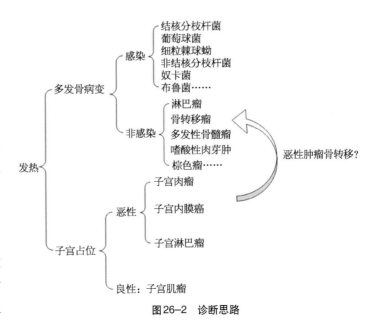

图26-2　诊断思路

常规提示潜血（2＋），血沉、C-反应蛋白、铁蛋白轻度升高，凝血酶原时间延长，CA125轻度升高，EB-IgG阳性，LDH正常，甲状腺功能、甲状旁腺激素测定正常，血尿游离轻链正常、尿本-周蛋白未发现，免疫球蛋白、补体均未见明显异常，自身抗体谱、HLA-B27等均阴性，CMV-DNA、CMV-IgM、CMV-IgG、EB-DNA、T-SPOT.TB均阴性（表26-1）。

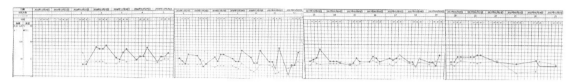

图26-3 体温图

表26-1 住院期间的用药方案及血液检查指标变化

时 间	血沉（mm/h）	C反应蛋白（ng/L）	碱性磷酸酶（U/L）	铁蛋白（µg/L）	糖蛋白抗原125（U/L）	凝血酶原时间（s）	治 疗
2016年12月23日	66		129	224.3	58.47	13.3	无
2017年1月4日			163			13.1	无
2017年1月10日	73	13.9	128	207.8			利奈唑胺＋头孢哌酮-舒巴坦
2017年1月16日	74	26	135	136.3	50.39	12.1	利奈唑胺＋复方磺胺甲噁唑
2017年1月22日	83	16	141	122.5			利奈唑胺＋复方磺胺甲噁唑

2016年12月25日复查胸椎MR增强提示胸椎体及附件多发异常强化灶，转移？ 2016年12月26日盆腔MR增强提示子宫体部占位，考虑肌瘤可能。盆腔骨质多发异常信号，转移？同时复查妇科B超仍提示子宫肌瘤可能。12月27日请妇产科、影像科、超声科医生会诊均考虑子宫体占位与外院CT、B超相比体积未见明显增大，境界清楚，MR未见明显增强，B超未见明显血流信号，为子宫肌瘤可能性大，穿刺活检难度高，建议随诊。

2016年12月28日行骨髓穿刺术，病理示：骨髓象增生较活跃，粒系部分伴退行性变。红系部分有血红蛋白充盈不足，铁染色示内外铁均减低。片上偶见异型淋巴细胞及噬血细胞。2016年12月30日复查胸椎CT，提示右锁骨头、胸椎多发椎体骨质破坏。住院期间行T9椎体穿刺活检（2017年1月5日），病理示：送检骨髓组织，皮质骨溶解伴钙盐沉积，仅见个别髓腔，少量造血细胞，结合形态部分纤维化。骨髓特殊染色（抗酸染色、六胺银染色），分子检测（细菌、真菌）均无阳性发现。

2017年1月17日行全身骨扫描，检查见：两侧肋骨多处、脊柱多处、盆骨多处、两侧股骨可见放射性异常增高，双肾显影清晰，位置正常。检查意见：全身多发骨病灶，考虑为肿

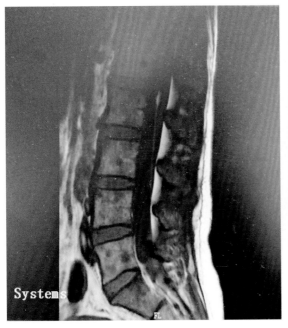 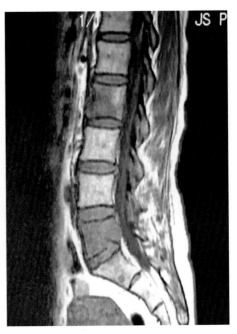

图26-4　2016年12月10日腰椎MR　　　　　　图26-5　2017年2月8日腰椎MR

瘤转移。

患者骨病变广泛分布，发展迅速，性质不明确，特殊病原体感染、多发性骨髓瘤、血液系统肿瘤、实体肿瘤骨转移不能排除，予非结核分枝杆菌经验性抗感染治疗，治疗后患者体温峰值较前下降，波动在37～38℃之间，腰骶部疼痛进行性加重，影响活动。

·关键问题2　患者已行2次骨髓穿刺，1次骨髓活检，1次骨活检，多发骨病变性质仍然不明，短期内是否应再行骨活检？

患者现诊断仍然不明确，是影像科多次提示的骨肿瘤还是非典型病原体的感染，唯有病理才能给我们一个最终的答案，遂动员患者再次行其他部位如肋骨骨活检，但患者及家属考虑体温已基本正常，表示暂缓骨活检，要求出院随访，1月23日患者出院，出院带药为利奈唑胺0.6 g q12 h、复方磺胺甲噁唑2片 tid，嘱出院后按时服药，门诊定期复查。

2017年2月8日患者因体温再次升高，背部、腰骶部疼痛进行性加重至当地医院复查MRI提示胸椎、腰椎及骶椎多发骨质异常，性质待定（图26-5）。考虑腰骶部病灶进展明显即嘱患者至当地医院脊柱外科行"脊柱骨切开活检术"，术后病理（图26-6，图26-7）经过多家医院会诊，两次免疫组化检查最终提示圆细胞和梭形细胞恶性肿瘤，结合免疫组化标记结果考虑为ALK阳性间变大细胞淋巴瘤。免疫组化标记示肿瘤细胞CD3（－），CD20（－），CD30（3＋），GranB（2＋），ALK1（2＋），MPO（－、骨髓组织＋），CKpan（－），Pax-8（－），S-100（－），desmin（－）SMA（－），Ki-67约2%（＋）。2017年2月28日患者转血液科继续治疗，化疗方案为环磷酰胺＋多柔比星＋长春地辛＋地塞米松，化疗后患者发热及腰背痛症状明显好转。

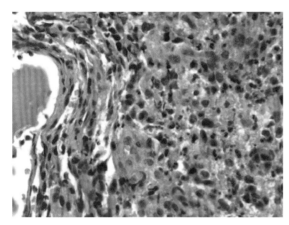

图26-6　HE染色

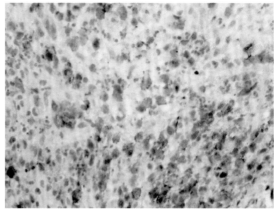

图26-7　ALK染色

背景知识介绍

间变大细胞淋巴瘤

间变大细胞淋巴瘤（anaplastic large cell lymphom，ALCL），也称Ki-1淋巴瘤，属于非霍奇金淋巴瘤（NHL）的少见类型，却也是相对罕见的一组肿瘤——外周T细胞淋巴瘤（peripheral T cell lymphomas，PTCL）中最常见的类型之一。ALCL在临床上可分为：系统型（较常见，主要侵犯淋巴结，可累及结外组织，为侵袭性淋巴瘤）和原发皮肤型（较少见，原发于皮肤，为惰性淋巴瘤），其中系统型ALCL根据肿瘤细胞是否表达间变淋巴瘤激酶（anaplastic lymphoma kinase，ALK）分为ALK＋ALCL和ALK-ALCL。2016年WHO淋巴肿瘤分类中首次提出了乳房植入物相关的间变大细胞淋巴瘤（breast implant-associated ALCL，BIA ALCL）这一暂定分类。

（一）临床表现

系统型ALCL中，ALK＋ALCL好发于儿童及青年（中位发病年龄约30岁），多见于男性（男女比：1.5～6.5），大多数ALK＋ALCL成人表现为无痛性淋巴结肿大，外周和腹膜后淋巴结肿大均常见，结外可累及皮肤、骨、软组织、胃肠等部位，原发于骨的病例极为少见。ALK-ALCL的临床表现与ALK＋ALCL相似，主要区别在于：① 多见于中老年男性（中位发病年龄约60岁）；② 男性比例相对偏低；③ 结外侵犯相对少见（约20%），主要侵犯部位为皮肤、肺、肝。原发皮肤型ALCL常见于50～60岁的老年男性。病灶多为单发、无症状的皮肤或皮下紫红色结节，表面可出现溃疡，多发结节少见，常发生于四肢和躯干。约25%的病人可出现部分或完全性自发性肿瘤消退。

（二）诊断

病理诊断是ALCL诊断的主要手段。ALCL的细胞形态学表现多样，其镜下特征为肿瘤细胞聚集性生长，常侵犯副皮质区和淋巴结窦，且普遍存在一种"标志"细胞，其特点为细胞体积大，胞质丰富，细胞核呈肾型或马蹄形，偏心性分布。细胞免疫学方面，ALCL细胞主要呈现T细胞或裸细胞（Null型，非T非B细胞）表型，前者为主，但几乎所有细胞都存在TCRβ的克隆性重排，且在胞膜和高尔基体区高表达的CD30。大多数ALCL表达1个及以上T细胞相关抗原，ALK＋ALCL及ALK−ALCL在免疫表型上有所不同，CD2、CD3在ALK−ALCL中高表达，ALK＋ALCL则高表达上皮膜抗原（EMA）、细胞毒性蛋白（TIA1、颗粒酶B和穿孔素）。遗传学方面，ALK＋ALCL的标志性遗传改变为t（2；5）（p23；q35），产生融合基因NPM-ALK，其编码的NPM-ALK蛋白具有持续性酪氨酸激酶活性，通过活化多条下游信号通路如JAK/STAT、PLC-γ、PI3K/AKT、MAPK、NOTCH等促进肿瘤的发生。t（2；5）易位占ALK＋ALCL的75%～85%，其他染色体异常包括t（1；2）（q25；p23）、inv（2）（p23；q35）等，其预后与经典型的t（2；5）易位相似。Salaverria等通过比较基因组学的方法发现了ALCL中除外2p23的第2种染色体异常，＋17p、＋17q24、−4q13-q21、−11q14为ALK＋ALCL中常见的染色体异常，而＋1q41-qter、＋6p21则多见于ALK−ALCL，进一步从遗传学的角度说明了ALK＋ALCL与ALK−ALCL是两种不同的疾病亚型。

（三）治疗及预后

（1）治疗：目前对ALCL的治疗多采用含蒽环类药物的联合化疗，对早期（Ⅰ～Ⅱ期）患者辅以局部区域放疗。具体方案目前尚未统一，大多数中心采用了CHOP（环磷酰胺、多柔比星、长春新碱、泼尼松）和CHOP样方案。由于ALK−ALCL的化疗疗效不佳，目前有研究尝试加大剂量或在CHOP方案的基础上增加新药进行联合化疗，或将大剂量化疗（HDC）/自体造血干细胞移植（ASCT）作为一线巩固治疗。目前认为巩固性ASCT在ALCL的治疗中有重要的作用，但仍需进一步筛选高危患者，才能实现最大获益。

（2）预后：既往研究认为ALK＋ALCL的预后远优于ALK−ALCL，文献报道的5年总生存（OS）分别为70%～89%和15%～58%，但目前越来越多的研究发现除ALK状态外，其他临床或生物学因素对ALCL的预后有重要的影响。国际预后指数（表27-2）（IPI）是ALCL的另一独立预后因素，在国际PTCL项目中，分别对ALK＋和ALK−的ALCL以IPI进行分层，低危组（0～1分）、中危组（2分）、高中危组（3分）、高危组（4～5分）的5年OS分别为90% vs. 74%，68% vs. 62%，23% vs. 31%，33% vs. 13%。运用T细胞淋巴瘤预后指数（PIT）对ALCL进行分层评估，预后与IPI的分层结果相似。年龄可能是诸多临床因素中对预后影响最大的指标。

表26-2　国际预后指数共5项临床特征或不良预后（危险）因素

国际预后指数（IPI）：共5项临床特征或不良预后（危险）因素	
① 一般状况：2～4	1分
② 血清乳酸脱氢酶（LDH）水平：>正常	1分

（续表）

国际预后指数（IPI）：共5项临床特征或不良预后（危险）因素	
③ 结外侵犯：＞1	1分
④ 年龄：＞60 y	1分
⑤ 临床分期：Ⅲ～Ⅳ	1分

点 评

　　在发热待查病例的诊治经过中，选择有创性检查还是诊断性治疗常常需要合理平衡。本例患者来医院就诊时发现多发骨质破坏，医生应当考虑非典型病原体的感染或者肿瘤。合理的临床推断，多次活检病理，并在住院医师管理下密切随访，在缺乏病理支持下，按最大可能制订抗感染方案，做经验性治疗也并无不可，然后认真评估疗效，决定再次活检取得可靠的病理，是本例病例得到最后确诊的关键。

（朱丽莹　张彦亮　王新宇　陈　澍）

参·考·文·献

[1] 牛挺. 间变大细胞淋巴瘤的诊疗进展[J]. 临床血液学杂志，2016，14 (5)：711－716.

[2] Amin H M, Lai R. Pathobiology of ALK + anaplastic large-cell lymphoma[J]. Blood, 2007, 110 (7) : 2259－2267.

[3] Gajendra S, Sachdev R, Lipi L, et al. ALK Positive Anaplastic Large Cell Lymphoma Presenting as Extensive Bone Involvement. [J]. J Clin Diagn Res, 2015, 9 (1) : XD04－XD05.

[4] Vose J, Armitage J, Weisenburger D. International Peripheral T-Cell and Natural Killer/T-Cell Lymphoma Study: Pathology Findings and Clinical Outcomes[J]. J Clin Oncol, 2008, 26 (25) : 4124－4130.

27

以急性发热起病、经病理活检证实的
鼻 NK/T 淋巴瘤

结外鼻型NK/T细胞淋巴瘤（extranodal nasal-type natural killer/T-cell lymphoma，NKTCL）是我国常见的淋巴瘤病理类型之一。但由于NKTCL临床表现复杂多样，易导致病变区出现大量坏死组织，肿瘤细胞大小不等，缺乏典型的细胞学特征，给本病的诊断造成极大困难。有报道指出，鼻腔恶性淋巴瘤的误诊率可高达64%。我们这一例患者是以鼻窦炎、扁桃体炎样表现急性起病，病程迁延，经我科抗生素治疗，体温平复，症状好转，鼻窦CT炎症减退，第一次活检阴性，但最终通过第二次活检病理证实为NKTCL。

因此，对于日趋加重的鼻塞、分泌物增多、鼻出血患者，特别是经常规抗炎或手术治疗无效的"慢性鼻炎、鼻窦炎、鼻息肉及咽喉炎"患者，应警惕本病发生，予追踪观察。对于面中线部位黏膜有进行性坏死溃疡的患者，应考虑本病并及时行病理检查。病理活检是确定鼻NK/T细胞淋巴瘤的金标准，由于肿瘤坏死是本病的一个特征性表现，为避免坏死组织的干扰，活检标本应以较大为宜，必要时再次活检。

病史摘要

· 入院病史

患者女性，29岁，普通职员，2016年6月29日入住我科。

· 主诉

反复发热伴鼻塞咽痛1月余。

· 现病史

患者2016年5月中旬因淋雨受凉出现发热，T 38.5℃，伴咽痛、咳嗽无痰、鼻塞、流脓涕、偶有头痛头晕。5月21日就诊查体示咽红，双侧扁桃体 I° 肿大，查血白细胞 12.39×10^9/L，中性粒细胞数 8.53×10^9/L，单核细胞数 1.22×10^9/L，C反应蛋白51.62 mg/L，诊断为急性扁桃体炎,予依替米星200 mg静滴2天,每日复查感染指标有所下降,但未降至正常范围,体温不退,T 39.0℃,改为头孢类抗生素静滴抗感染2天。2016年5月26日复查血常规示白细胞 $8.04 \times 10^9/L$,中性粒细胞 $5.51 \times 10^9/L$,单核细胞 $0.68 \times 10^9/L$,C反应蛋白30.10 mg/L。每日体温仍高于38℃。

2016年5月29日至外院就诊查体示扁桃体Ⅲ°肿大,胸部CT无异常,先后予以左氧氟沙星0.4 g qd静滴、阿莫西林-舒巴坦钠3.0 g bid 静滴和莫西沙星0.4 g qd静滴抗感染,体温于38.5 ~ 40.3℃之间波动,仍诉咳嗽咳脓痰、咽痛、鼻塞流脓涕等症状加剧,嗅觉下降,伴有双下肢酸痛。6月3日至五官科专科医院就诊,诊断为急性鼻窦炎、急性扁桃体炎,予头孢呋辛2 g bid静滴+甲硝唑 1瓶bid 静滴+地塞米松5 mg qd静滴抗感染2天,症状好转,无发热。3日后患者体温再次上升至38℃。

2016年6月9日至本市另一家五官科专科医院就诊,查鼻窦CT示双侧筛窦及上颌窦炎,双侧鼻腔炎性息肉,鼻中隔偏曲,门诊予以左侧上颌窦穿刺冲洗治疗,可见大量脓性分泌物经窦腔冲出,遂收入院予以克林霉素、奥硝唑及地塞米松抗感染、消肿治疗,出院前复查血示白细胞 $5.89 \times 10^9/L$,中性粒细胞 $3.6 \times 10^9/L$,单核细胞 $0.4 \times 10^9/L$,C反应蛋白21 mg/L。患者体温平,症状好转,予以出院。

2016年6月21日(出院后第2日)因患者再次出现发热,T 39℃,查体浅表淋巴结无明显肿大查血示白细胞 $9.98 \times 10^9/L$,中性粒细胞77.6%,予以联邦他唑仙4.5 g q8 h静滴抗感染3天、地塞米松2.5 mg静注 1次消炎,仍有发热,且咳嗽咳痰、鼻塞流涕症状无好转。遂收入我科诊治。

· 既往史

否认高血压、糖尿病史。幼儿时期因颈背部皮肤发黑,诊断为"黑棘皮病"。2016年4月因双下肢发麻,发现腰 4/5 椎间盘疝出伴后缘骨化,相应硬膜囊受压,累及椎间孔,诊断为腰 4/5 椎间盘疝出、边缘骨化。

· 入院体检

T 37.4℃,P 80次/分,R 19次/分,BP 130/75 mmHg。神智清,体格健壮。颈软,无抵抗。浅表淋巴结未触及肿大。鼻窦区轻压痛,咽红,双侧扁桃体Ⅱ°肿大,口腔上腭黏膜可见白色斑点(因口咽部疼痛不能完全配合张嘴)。双肺呼吸音清,未闻及干湿啰音,心律齐,各瓣膜听诊区未闻及杂音。腹软,全腹无压痛、反跳痛,肝脾肋下未触及肿大,Murphy 征阴性,麦氏点无压痛,输尿管点无压痛,双肾区无叩击痛,肠鸣音不亢。双下肢不肿。

· 辅助检查

2016年6月30日血常规白细胞 $5.96 \times 10^9/L$,中性粒细胞68.2%,淋巴细胞20.1%,单核细胞9.2%,嗜酸细胞2.3%,血红蛋白117 g/L,血小板 $286 \times 10^9/L$;粪常规+OB;尿常规正常。

肝功能轻度异常:谷丙转氨酶65 U/L(↑)(7月5日复查正常);肾功能正常,铁蛋白245.2 μg/L(↑),乳酸脱氢酶正常,胆固醇5.42 mmol/L(↑),甘油三酯2.74 mmol/L(↑)。抗"O"124 IU/ml(↑)(7月18日复查正常范围)

血浆EBV-DNA：阳性。

自身抗体、免疫球蛋白、补体、血尿轻链、血尿免疫固定电泳正常。DIC 基本正常，HbA1 正常，甲状腺功能仅见 TSH 0.28 mIU/L（↓）。肿瘤标志物均正常。HIV、乙肝标志物等均阴性，G 试验阴性。

B超：双侧颌下腺、双侧腮腺内淋巴结稍肿大。双侧颌下区淋巴结肿大，考虑反应性增生可能。后腹膜大血管旁未见明显异常。双侧锁骨上、双侧腋窝、双侧腹股沟未见明显异常肿大淋巴结。轻度脂肪肝。胆、胰、脾、双肾未见明显异常。双肾动脉未见明显异常。

2016年7月1日鼻窦CT平扫（图27-1）：双侧筛窦、上颌窦黏膜增厚，窦壁骨质未见异常改变。余鼻旁窦气化良好，黏膜无增厚，窦壁骨质未见异常。诊断结论：双侧筛窦、上颌窦炎症。

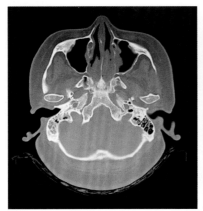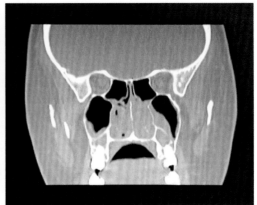

图27-1　2016年7月1日鼻窦CT平扫

2016年7月3日咽拭子培养结果见图27-2。

[咽拭子]其他标本细菌培养及鉴定

采样日期:2016-06-30 14:10:10，审核日期:2016-07-03 09:53:10

细菌名称：	鲍曼不动杆菌	细菌结果：	1+

药敏代码	药敏名称	药敏结果
acibau	复方新诺明	敏感
acibau	氨苄西林/舒巴坦	敏感
acibau	哌拉西林/他唑巴坦	敏感
acibau	头孢他啶	耐药
acibau	头孢曲松	中敏
acibau	头孢吡肟	敏感
acibau	亚胺培南	敏感
acibau	左旋氧氟沙星	敏感
acibau	庆大霉素	敏感
acibau	妥布霉素	敏感
acibau	环丙沙星	敏感

图27-2　7月3日咽拭子培养结果

临床关键问题及处理

·关键问题1 如何看待该患者疾病特征和咽拭子培养出的鲍曼不动杆菌？

该患者急性起病,伴咽痛咽红、扁桃体肿大、鼻塞脓涕等较为典型的上呼吸道感染表现,伴白细胞、中性粒细胞、CRP等指标升高,但经多家医院各种抗感染及对症治疗,病情呈情反复迁延,因此我们应考虑到该患者有其特殊性,可能因素有:① 病原体特殊:感染的病原体并非常见细菌,可能存在复数菌感染,或存在二重感染可能;② 结构异常:存在阻塞性因素;③ 患者免疫低下。

患者体格健壮、幼年时的黑棘皮病并非恶性,T细胞亚型及免疫球蛋白也均正常,不存在长期使用糖皮质激素或免疫抑制剂等免疫缺陷因素。鼻窦CT未提示有新生物生长,也未见窦壁骨质破坏,影像学似乎没有没肿瘤阻塞性因素,入院时咽拭子培养提示鲍曼不动杆菌。

鲍曼不动杆菌可引起医院获得性肺炎、血流感染、腹腔感染、中枢神经系统感染、泌尿系统感染、皮肤软组织感染等。鲍曼不动杆菌具有强大的获得耐药性和克隆传播能力,多重耐药、广泛耐药,全耐药鲍曼不动杆菌呈世界性流行,是我国院内感染的主要致病菌之一。其感染危险因素包括:长时间住院、入住监护室、接受机械通气、侵入性操作、抗菌药物暴露及严重基础疾病等。鲍曼不动杆菌导致的社区获得性肺炎近年来报道也不少,主要见于澳大利亚和亚洲的新加坡及香港、台湾等地区。国外也有鲍曼不动杆菌社区血流感染、脑膜炎、皮肤软组织感染的个例报道,国内报道少见。

但是,鲍曼不动杆菌显然并非鼻咽部感染的常见病原体。我们知道,急性鼻窦炎、扁桃体炎的常见病原体是链球菌、金黄色葡萄球菌、流感嗜血杆菌、厌氧菌和卡他莫拉菌(儿童)等。然而,该患者在此前陆续使用过阿莫西林、头孢呋辛、喹诺酮、氨基糖苷类和甲硝唑治疗,病情仍有反复,期间也曾有创伤性操作,应考虑其特殊性或二重感染可能。

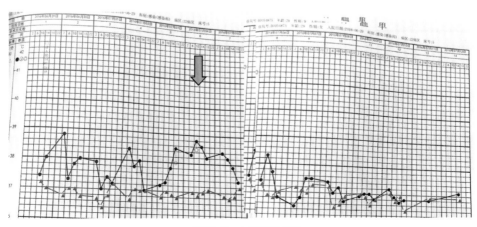

图27-3 入院后体温单

于是我们在次日即予头孢哌酮-舒巴坦3.0 g q8 h联合阿米卡星、左氧氟沙星抗感染治疗（图27-3箭头处为抗感染联合用药日），并予以床旁隔离，患者体温渐平，仍有咳嗽咳痰、鼻塞流涕症状。

2016年7月5日我们在予以抗生素联用的强大方案下，同时请五官科会诊，希望得到接下来是否再行上颌窦穿刺或考虑是否存在阻塞性因素，五官科会诊专家建议暂不宜行上颌窦穿刺冲洗，但在查鼻咽内镜时发现鼻腔新生物，病变在中线附近，临床倾向恶性肿瘤，建议鼻咽部多块位置行病理活检。我们建议患者行PET-CT检查，以更好地了解新生物性质及是否有淋巴结或远处转移。患者及家属考虑到PET-CT辐射，决定暂缓行该项检查。

· 关键问题2　新发现的鼻腔新生物怎么考虑？

发现鼻腔新生物，并不出人意料。单腔的鼻腔新生物常见于息肉、血管瘤、乳头状瘤、恶性肿瘤等，而中线附近的新生物，在发热待查疾病谱中最容易想到的是以下两个疾病：① 肉芽肿性血管炎（granulomatosis with polyangiitis, GPA），既往称为韦格纳肉芽肿（Wegener's granulomatosis, WG）；② 结外鼻型NK/T细胞淋巴瘤。

这两者都和"中线肉芽肿"纠缠不清。回顾一下中线肉芽肿的提出历史。1897年McBride首先报道一例鼻腔以进行性坏死性溃疡性致死性病变为主要特点，称之为"鼻面部迅速进展性坏死"的病例。1921年Woods报道两例相似的病例，称为"恶性肉芽肿"。1933年Stewart发现此综合征到后期侵犯鼻面部较为广泛，预后不良，称为"鼻腔进行性致死性肉芽肿性溃疡"。病理组织学改变基本相似，是以淋巴细胞、浆细胞及组织细胞等浸润为主要特点的肉芽肿炎症性病变，组织细胞有一定异型性，并常以局限于血管周围为特点。1936年Wegener描述一组中线致死性肉芽肿病例，指出病变以肉芽肿及坏死性血管炎为特点，并常有肺及肾脏等系统性损害。但是1959年Burston等对致死性中线肉芽肿病理上是否是一个独立疾病提出质疑，他们通过仔细的临床病理观察，认为梅毒、结核、霉菌等感染；糖尿病、各种肿瘤以及Wegener肉芽肿等不少于20种疾病均可出现致死性中线肉芽肿的临床表现。1964年Friedmarm将此综合征称为难治愈性肉芽肿，并根据不同的组织学表现将其分为Stewart型及Wegener型；前者以淋巴组织细胞增生为特点，后者以血管炎性肉芽肿为特点。1969年Kassel等认为该肉芽肿至少分为以下三类病变：① 中线恶性组织细胞增生症（多形性组织细胞增生症，简称中线恶网）；② Wegener肉芽肿；③ 恶性淋巴瘤等。到了1982年，Ackerman等明确提出致死性中线肉芽肿或恶性肉芽肿不是一个独立的疾病。

简单阐述了中线肉芽肿这一概念的历史后，我们回到肉芽肿性血管炎的概念。它是一种坏死性肉芽肿性血管炎，属自身免疫性疾病。该病病变累及小动脉、静脉及毛细血管，偶尔累及大动脉，其病理以血管壁的炎症为特征，主要侵犯上、下呼吸道和肾脏。通常以鼻黏膜和肺组织的局灶性肉芽肿性炎症为开始，继而进展为血管的弥漫性坏死性肉芽肿性炎症。临床常表现为鼻窦炎和鼻旁窦炎、肺病变和进行性肾功能衰竭。1990年美国风湿病学院GPA分类标准：① 鼻或口腔炎症痛性或无痛性口腔溃疡，脓性或血性鼻腔分泌物；② 胸片异常示结节、固定浸润病灶或空洞；③ 尿沉渣异常镜下血尿（RBC > 5/高倍视野）或出现红细胞管型；④ 病理性肉芽肿性炎性改变动脉壁或动脉周围，或血管（动脉或微动脉）外区有中性粒细胞浸润。符合2条或2条以上时可诊断为GPA，诊断的敏感性和特异性分别为88.2%和92.0%。

该患者并没有呼吸道症状，外院胸部CT也无异常，尿常规未见到红细胞或管型，没有血管累及的依据，从临床表现上得不到太多支持，即便想要确认，也需要病理证实。

我们仍然担心患者是否为结外鼻型NK/T细胞淋巴瘤（extranodal nasal-type natural killer/T-cell lymphoma，NKTCL）。结外鼻型NK/T细胞淋巴瘤在全球范围内发病率较低，在西方国家不到全部淋巴瘤发病总数的1%，但在亚洲和美洲中南部较为常见，占到恶性淋巴瘤发病总数的3%～15%，是中国外周T细胞淋巴瘤中最常见的一种病理类型。从2008年开始，WHO淋巴瘤分类将结外鼻型NK/T细胞淋巴瘤作为淋巴瘤分类中一个独立亚型。NKTCL的病理形态学具有血管中心性病变、血管破坏、广泛坏死和多形性细胞浸润等特点：免疫组化证实肿瘤细胞表达NK/T细胞标志物，包括CD2、CD3、CD56、细胞毒颗粒（11A-1/颗粒酶B/穿孔素），EB病毒（＋），但不表达B细胞标志物CD20和/或CD79a。已有研究证明该疾病与EB病毒感染强烈相关，是EB病毒相关肿瘤之一。NKTCL通常发生于上呼吸消化道，肿瘤常局限于鼻腔及其邻近结构，邻近器官或结构受侵以同侧上颌窦和筛窦最常见，其他常见部位还有鼻咽、局部皮肤、硬腭、软腭、眼球和口咽等。NKTCL好发于中年男性，男女性别比约为3∶1～4∶1，平均年龄和中位年龄均为40岁。病程长短不一，主要体征为病变局部溃疡性新生物形成，覆以干痂或脓痂；早期鼻腔可出现难治性溃疡，可累及鼻咽、腭部、副鼻窦等处，造成局部骨质破坏肿胀、发热，疾病后期可发生扩散，主要累及淋巴结外组织和器官，如皮肤、胃肠道、睾丸、中枢神经系统等。

该患者虽然是年轻女性，并非好发人群，但存在EBV DNA阳性。

2016年7月15日日病理报告：（窦道）黏膜急慢性炎症伴溃疡形成，鳞状上皮增生，（鼻腔）坏死组织内见极少量急慢性炎症细胞；（鼻咽软腭）黏膜急慢性炎症。在病理得出炎性肉芽肿的可能性时，患者体温已经平了5天。再次复查鼻窦CT平扫（图27-4）（7月18日）：双侧上颌窦、筛窦黏膜增厚，窦腔内见软组织密度影，余副鼻窦窦腔清晰，窦壁骨质完整，左侧下鼻甲黏膜增厚，鼻腔顶后壁增厚，见软组织密度影，诊断结论：双侧上颌窦、筛窦炎；左侧下鼻甲黏膜增厚，鼻腔顶后壁增厚，右侧咽隐窝显示不清。

同日，患者向我们道出2年前在非专业人士帮助下曾于患者鼻根处注射自行购买的玻尿酸（真伪不详），此后患者经常出现鼻窦炎症状。

· 关键问题3　玻尿酸是什么？会造成怎样的不良结果？

透明质酸，又称"醣醛酸"、"玻尿酸"，基本结构是由双糖单位D-葡萄糖醛酸及N-乙酰葡糖胺组成的高级多糖类。其透明质分子能携带500倍以上的水分，目前广泛应用在保养品及化妆品中。使用时会由于注射技术不当，产品纯度等影响产生一系列的不良反应，如疼痛、炎症、毁损面容及术后注射部位小瘤等。少数研究认为透明质酸皮肤填充物（HAFs）携带的高分子微球的疏水表面可引发炎症反应甚至生成炎性小瘤。也有研究认为注射HAFs引起的局部不良反应与注射技术有关而与HAFs本身无关。该患者由于自行购买玻尿酸，未确定质量，甚至本身不能确定其真假，又是非专业人士注射，注射技术和部位都难以确认。据患者说鼻窦炎与该注射史密切相关，因此我们推测本次鼻窦部阻塞性感染和不当玻尿酸注射造成炎性肉芽肿相关。

2016年7月18日，请五官科会诊决定是否需再次活检，由于此次鼻窦CT提示鼻咽部感染较前明显好转，又确实存在因意外"玻尿酸"导致炎性肉芽肿可能，于是我们决定继

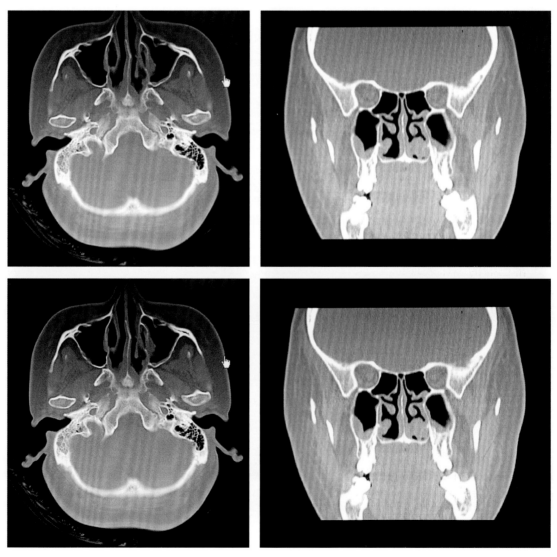

图27-4　7月18日鼻窦CT平扫

续抗感染治疗,暂时不行活检,准备让患者出院后门诊随访患者体温及病情变化。

由于患者咽痛明显好转,因此出院前体检,观察原来因咽痛不能充分暴露的口咽部,发现上颚中部的白斑中为一空洞(窦道形成)。且于7月21日起体温又升至37.7℃,次日最高温度37.5℃(图27-5)。

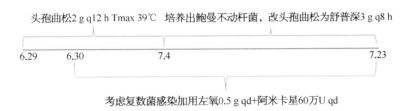

头孢曲松2 g q12 h Tmax 39℃   培养出鲍曼不动杆菌,改头孢曲松为舒普深3 g q8 h

6.29   6.30   7.4   7.23

考虑复数菌感染加用左氧0.5 g qd+阿米卡星60万U qd

7.8起体温平,7.21 Tmax 37.8℃,7.22 Tmax 37.5℃

图27-5 抗生素用药方案

我们强烈建议患者行PET-CT及再请五官科专家会诊决定活检事宜。PET-CT提示鼻咽及鼻道后部组织(右侧明显)及口咽部组织增厚,双侧颈部及锁骨区淋巴结FDG代谢异常增高,考虑淋巴瘤浸润所致;脾脏及骨髓FDG代谢增高,考虑反应性改变可能大。再次活检提示为NK/T细胞淋巴瘤,结合病史及PET-CT,考虑为鼻咽部NK/T细胞淋巴瘤ⅡE期B组。

之后患者在相关专科进行了3次化疗和数次放疗,目前已结束半年多,门诊随访,患者情况良好。

• 关键问题4 既然最终诊断是结外鼻型NK/T细胞淋巴瘤,那么如何看待患者多次体温下降?

淋巴瘤的临床表现相当复杂多变,多数淋巴瘤并无发热,而淋巴瘤发热表现可以是持续性发热、周期性发热或是不规则热型,且激素使用对控制其体温下降常常十分有效。我们复习外院病史,看到两次体温平复前都有使用地塞米松的记录,一旦停用,体温旋即又起。因此,很有可能两次体温正常和地塞米松有关。在我院整个诊断和治疗中,都没有使用过激素,其体温是在使用抗生素联合使用后逐渐平复,可能与感染得到控制有关,且可能同时处于淋巴瘤周期性发热的间歇期。若认为10天左右的体温平复期与抗生素治疗无关,患者自始至终未发生感染,而只是因为淋巴瘤周期热间歇的话,则很难解释之前近2个月体温都是持续升高的,也很难解释患者的咽痛脓涕及鼻窦CT的好转。若认为发热只是和感染有关,与淋巴瘤无关,也难以解释最后体温再次升高和之后化疗后体温完全平复。所以,我们认为该患者的发热是淋巴瘤和淋巴瘤阻塞性导致鼻咽部感染同时作用的结果。

背景知识介绍

表27-1为2016年WHO更新的淋巴瘤分类。

表27-1　2016年版世界卫生组织淋巴瘤分类

低度恶性B细胞肿瘤	高度恶性B细胞肿瘤	成熟T和NK细胞肿瘤
慢性淋巴细胞白血病/小细胞淋巴瘤	弥漫大B细胞淋巴瘤,非特指型	T细胞幼淋巴细胞性白血病
单克隆B淋巴细胞增多症/组织型单克隆B淋巴细胞增多症[a]	生发中心B细胞型[a]	T细胞大颗粒细胞白血病
B细胞幼淋巴细胞白血病	活化B细胞型[a]	NK细胞慢性淋巴组织增生性疾病[a]
脾边缘区淋巴瘤	富于T细胞/组织细胞大B细胞淋巴瘤	侵袭性NK细胞白血病
毛细胞白血病[a]	原发中枢神经系统弥漫大B细胞淋巴瘤	儿童系统性EB病毒阳性T细胞淋巴瘤
脾B细胞淋巴瘤/白血病,不能分类型	原发皮肤弥漫大B细胞淋巴瘤,腿型[a]	种痘水疱病样淋巴组织增生性疾病
脾红髓弥漫小B细胞淋巴瘤	EB病毒阳性弥漫大B细胞淋巴瘤,非特指型(原老年性EB病毒阳性弥漫大B细胞淋巴瘤)[a]	成年人T细胞白血病/淋巴瘤
毛细胞白血病变异型[a]	EB病毒阳性皮肤黏膜溃疡[a]	结外NK/T细胞淋巴瘤,鼻型
淋巴浆细胞淋巴瘤	慢性炎症相关弥漫大B细胞淋巴瘤	肠病相关T细胞淋巴瘤
华氏巨球蛋白血症[a]	淋巴瘤样肉芽肿	单形性嗜上皮肠道T细胞淋巴瘤(原肠病相关T细胞淋巴瘤Ⅱ型)[a]
不明意义单克隆丙种球蛋白病,IgM[a]	原发纵隔(胸腺)大B细胞淋巴瘤	胃肠道惰性T细胞淋巴组织增生性疾病[a]
μ重链病	血管内大B细胞淋巴瘤	肝脾T细胞淋巴瘤
γ重链病	ALK[+]大B细胞淋巴瘤	皮下脂膜炎样T细胞淋巴瘤
α重链病	浆母细胞淋巴瘤	蕈样霉菌病
不明意义单克隆丙种球蛋白病,IgG/A	原发性渗出性淋巴瘤	Sezary综合征
浆细胞骨髓瘤	HHV8[+]弥漫大B细胞淋巴瘤,非特指型	原发皮肤CD30[+]T细胞淋巴组织增生性疾病
孤立性骨浆细胞瘤	伯基特淋巴瘤	淋巴瘤样丘疹病[a]
骨外浆细胞瘤	伴11q异常的伯基特样淋巴瘤[a]	原发皮肤间变性大细胞淋巴瘤
单克隆免疫球蛋白沉积病	伴myc和bcl-2或bcl-6重排的高度恶性B细胞淋巴瘤[a]	原发皮肤γδT细胞淋巴瘤
黏膜相关淋巴组织结外边缘区B细胞淋巴瘤	高度恶性B细胞淋巴瘤,非特指型(原介于弥漫大B细胞淋巴瘤和伯基特淋巴瘤之间不能分类的B细胞淋巴瘤)[a]	原发皮肤CD8[+]侵袭性嗜表皮毒性T细胞淋巴瘤[a]

（续表）

低度恶性 B 细胞肿瘤	高度恶性 B 细胞肿瘤	成熟 T 和 NK 细胞肿瘤
结内边缘区淋巴瘤	B 细胞淋巴瘤，特征介于弥漫大 B 细胞淋巴瘤和霍奇金淋巴瘤之间，不能分类型	原发肢端皮肤 CD8[+]T 细胞淋巴瘤[a]
儿童结内边缘区淋巴瘤[a]		原发皮肤 CD4[+] 小/中等大 T 细胞淋巴组织增生性疾病（原发性皮肤 CD4[+] 小/中等大 T 细胞淋巴瘤）[a]
滤泡性淋巴瘤		外周 T 细胞淋巴瘤，非特指型
原位滤泡性瘤变（原位滤泡性淋巴瘤）[a]		血管免疫母细胞性 T 细胞淋巴瘤
十二指肠型滤泡性淋巴瘤[a]		滤泡性 T 细胞淋巴瘤[a]
儿童型滤泡性淋巴瘤（原儿童滤泡淋巴瘤）[a]		伴 TFH 表型的淋巴结外周 T 细胞淋巴瘤[a]
伴 IRF4 重排大 B 细胞淋巴瘤[a]		ALK[+] 间变性大细胞淋巴瘤
原发皮肤滤泡中心淋巴瘤		ALK[-] 间变性大细胞淋巴瘤[a]
套细胞淋巴瘤		乳腺假体植入相关间变性大细胞淋巴瘤[a]
原位套细胞瘤变（原位套细胞淋巴瘤）[a]		

注：[a] 为 2008 年版比较有更新部分

点 评

　　急性发热，多数考虑以感染性疾病居多，非感染性疾病较少。但是经过一段时间抗感染治疗后体温持续不退，且相关症状持续且可能加重者，应考虑非感染性疾病如肿瘤可能。在不明原因发热的肿瘤性疾病中，淋巴瘤最多见，且较难诊断，病理活检是诊断的金标准。细心寻找病灶并及时活检可最终明确诊断。在整个病程中，患者可能会出现继发感染，但是继发感染不能解释其原发疾病。因此，在诊治疾病中要始终抓住事物的本质，而不被其他假象所迷惑。

（胡越凯　蒋卫民）

参·考·文·献

[1] 杨洋,胡付品,朱德妹.儿童急性化脓性扁桃体炎和急性鼻窦炎的病原菌分布及药物敏感性[J].中国感染与化疗杂,2015,4 (15)：316-323.

[2] Sinus and Allergy Health Partnership. Antimicrobial treatment guidelines for acute bacterial rhinosinusitis [J]. Otolaryngol Head Neck Surg, 2004, 130 (6)：794-796.

[3] 左可军,史剑波,樊韵平,等.慢性鼻窦炎的细菌学研究[J].中华耳鼻咽喉头颈外科杂志,2005,40 (7)：524-527.

[4] 廖松林."致死性中线肉芽肿"的病理诊断问题[J].中华病理学杂志,1991,2 (20)：153-156.

[5] 俞罡,陈静桂.结外鼻型N彩T细胞淋巴瘤的研究进展[J].中国实验血液学杂志知,2016,24 (1)：271-274.

[6] 邢岳,王纾宜,陈东.鼻NK/T细胞淋巴瘤的研究进展[J].国际病理科学与临床杂志,2016,30 (6)：508-512.

[7] 陶恒敏,魏玉梅,李宝生.结外鼻型NK/T细胞淋巴瘤治疗现状[J].国际肿瘤学杂志,2015,40 (7)：554-556.

28

病理诊断为自身免疫性肝炎，但脾切除后明确为 NK/T 细胞淋巴瘤

题 记

　　年轻女性，发热伴肝损，ANA 1∶100 阳性，ANCA 阳性，球蛋白轻度升高，病毒性肝炎标记物阴性，多考虑自身免疫性疾病。但是真的只有自身免疫性疾病吗？在诊疗过程中，根据新发现的线索，逐步揭开了谜底。

病史摘要

· 入院病史

患者，女，34岁，于2016年10月10日入复旦大学附属华山医院感染科诊疗。

· 主诉

反复发热伴肝功能异常1年余。

· 现病史

患者2015年10月上旬始在无明确诱因下出现发热，为午后低热，37.7℃左右，可自行退热；伴恶心、呕吐，为胃内容物，无明显畏寒、寒战、腹痛、腹泻、反酸、嗳气，发热时觉头痛，热退头痛缓解。偶有眩晕、耳鸣、眩晕，无外耳道流脓，无鼻塞、流涕、咽痛、牙龈肿痛等，无咳嗽、咳痰、胸闷、胸痛、心悸、尿频、尿急、尿痛、皮疹、关节肿痛、口腔溃疡、皮疹、脱发等不适。至安徽省某人民医院住院诊治，查血常规提示白细胞1.39×10^9/L，血红蛋白109 g/L，血小板58×10^9/L，生化检查示谷丙转氨酶64 U/L，血淀粉酶145 U/L，脂肪酶156 U/L，心电图和胸片未见明显异常，上腹部超声示慢性胆囊炎，行骨髓细胞学示增生性骨髓象，诊断为"① 全血细胞减少：感染性？② 急性肠胃炎"，予抗感染、止吐止泻护胃及提升血细胞等对症治疗（具体用药不详），发热、恶心、呕吐等症状缓解，血白细胞升至3.22×10^9/L出院。但后再次出现上述类似症状，后于安徽省某医院行胃镜检查未见明显异常，但血常规示白细胞2.0×10^9/L，予利可君口服及升白细胞针（具体不详）皮下注射处

理，但白细胞一直处于$(2 \sim 3) \times 10^9$/L。体温时为正常，时有低热。于2016年2月上旬再次出现发热，体温处38℃左右，仍为午后为主，可自行退热，仍时有恶心、呕吐，为胃内容物，先后安徽省某人民医院及外省某大学附属医院诊治，考虑为胃炎、肝功能异常（不明原因）、白细胞异常（粒细胞减少），予埃索美拉唑护胃、多烯磷脂酰胆碱、异甘草酸镁等药物治疗，后改甘草酸二胺胶囊口服，并口服地榆升白片、利可君升白细胞治疗，体温恢复正常，恶心、呕吐症状亦有所缓解。但白细胞仍处于$(1.84 \sim 3.16) \times 10^9$/L，中性粒细胞波动在33.30%～86.41%，谷丙转氨酶波动在114～139 U/L，谷草转氨酶波动在64～127 U/L。但2016年3月后患者再次出现午后发热，仍时伴有恶心、呕吐，为胃内容物，除继续口服甘草酸二胺胶囊和利可君片外，未予特别处理。至2016年10月10日来我科门诊诊治，查ANA 1∶100阳性，p-ANCA阳性，肝功能示谷丙转氨酶548 U/L，谷草转氨酶538 U/L，碱性磷酸酶649 U/L，γ-谷氨酰转移酶182 U/L，总胆红素15.4 mmol/L，查球蛋白IgG 17.8 g/L，查EBV DNA报告未回。为求进一步诊治，收住入院。患病以来患者精神一般，胃纳不好，睡眠尚好，大小便正常，有体重明显下降，约下降10 kg。

- **既往史**

无特殊病史。

- **入院查体**

T 37.5℃，P 80次/分，R 20次/分，BP 95/65 mmHg，身高165 cm，体重51 kg。全身皮肤巩膜无明显黄染，浅表淋巴结未触及肿大，未见肝掌及蜘蛛痣，颈静脉无怒张，气管居中，甲状腺无肿大。胸廓对称无畸形，胸骨无压痛，双肺呼吸音清晰，未闻及干、湿性啰音。心率80次/分，律齐，腹软，无压痛，无肌紧张及反跳痛，肝肋下2指，脾肋下6指，肝肾区无叩击痛，移动性浊音（—），肠鸣音4次/分。双下肢无水肿。

- **实验室检查**

血常规：白细胞1.95×10^9/L（↓），红细胞3.81×10^{12}/L，血红蛋白105 g/L（↓），红细胞压积32.3%（↓），血小板129×10^9/L，中性粒细胞13/20，淋巴细胞4/20，单核细胞3/20。

肝肾功能：谷丙转氨酶762 U/L（↑），谷草转氨酶728 U/L（↑），总胆红素16 μmol/L，结合胆红素10 μmol/L（↑），总胆汁酸17 μmol/L（↑），碱性磷酸酶640 U/L（↑），γ-谷氨酰转移酶157 U/L（↑），总蛋白69 g/L，白蛋白33 g/L（↓），球蛋白36 g/L，白球比例0.92（↓），前白蛋白74 mg/L（↓），尿素氮4 mmol/L，肌酐44 μmol/L（↓），尿酸0.194 mmol/L。

血乳酸：1.14 mmol/L。

铁蛋白：915.6 ng/ml（↑），未饱和转铁蛋白铁结合力50.6 μmol/L，总铁结合力57.4 μmol/L，血清铁6.8 μmol/L，铁饱和度12%（↓）。

凝血功能：国际标准化比率1.12，凝血酶原时间12.7秒，部分凝血活酶时间41.1秒（↑），纤维蛋白原定量1.78 g/L（↓）。

病毒标记物：乙型肝炎病毒表面抗原：0.02（—）IU/ml，乙型肝炎病毒表面抗体：

26.4（＋）IU/L，乙型肝炎病毒e抗原：0.29（－）s/co，乙型肝炎病毒e抗体：0.1（＋）s/co，乙型肝炎病毒核心抗体：7.4（＋）s/co，乙型肝炎病毒核心IgM抗体：0.2（－）s/co，丙型肝炎病毒抗体：0.1（－）s/co。

临床关键问题及处理

· 关键问题

患者为年轻女性，发热伴肝功能异常，血白细胞减少，球蛋白升高，ANA 1∶100阳性，ANCA阳性，提示结缔组织病可能，如SLE或者自身免疫性肝炎（AIH）。由于患者除了肝脏和血液系统，无其他系统累及的明显表现，SLE特征性的自身抗体阴性，因此SLE的诊断依据不足，而AIH诊断必须行肝穿刺。美国肝病学会提出"Every AIH，every liver biopsy"，即每一例AIH诊断都要有肝穿刺病理，因此该患者行肝穿刺检查。

· 入院后诊疗经过

患者肝穿刺后出院待病理报告，后肝穿刺病理报：CH-G4S3（Ishak F4），IAIHG-SS（美国肝脏病理学会自身免疫性肝炎评分标准）5/5，轻度脂肪肝（图28-1）。按美国肝病学会AIH评分为17分，可确诊为AIH。

患者11月3日再次入院治疗，入院时体温40℃，复查血常规白细胞计数1.28×10^9/L（↓），血红蛋白101 g/L（↓），中性粒细胞70.3%，淋巴细胞19.5%（↓），单核细胞10.2%（↑），血小板计数90×10^9/L（↓），上次查的EBV DNA回报为2.16×10^6/L，考虑EBV与血液系统疾病关系紧密，行骨髓穿刺检查，并行PET-CT检查。骨髓涂片示偶见噬血细胞（0.5%），PET-CT检查提示：脾大，右侧腋窝、肠系膜及腹膜后多发淋巴结，伴FDG代谢增高，考虑血液系统肿瘤不除外。考虑患者存在发热、肝脾肿大、血细胞两系以上降低、甘油三酯升高、纤维蛋白原降低、铁蛋白升高等，虽然骨髓噬血细胞比例不足2%，考虑噬血细胞综合征可能，而查体及PET-CT未发现浅表淋巴结异常，在血小板减少情况行后腹膜淋巴结活检有困难，因此11月5日予丙种球蛋白20 g qd×3 d、甲泼尼龙40 mg qd治疗，患者体温恢复正常，但是血小板持续下降。至11月17日复查血小板降至65×10^9/L，18日将甲泼尼龙改为地塞米松15 mg qd静脉治疗，至19日患者出现多次便血，每次200～300 ml不等，予以禁食、止血、补液治疗，后病情好转，至22日复查粪常规＋隐血正常。11月29日血小板计数降至40×10^9/L，予依托泊苷225 mg静脉点滴治疗，后血象和症状好转。

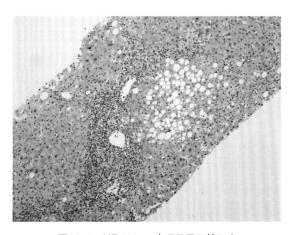

图28-1　HE 100×，病理见界面性肝炎

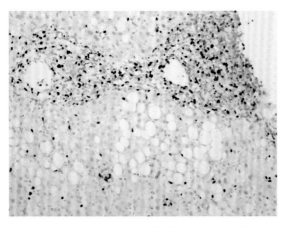

图28-2　EBER 200×，棕色的即是EBER阳性

患者此次入院查铁蛋白1 302 ng/mL（↑），乳酸脱氢酶596 U/L（↑），免疫固定电泳未见异常，复查自身抗体：nRNP/Sm：阴性，Sm：阴性，SSA：阴性，RO-52：阴性，SSB：阴性，Scl-70：阴性，PM-Scl：阴性，Jo-1：阴性，CENP B：阴性，抗细胞周期蛋白Ⅰ型抗体：阴性，dsDNA：阴性，核小体：阴性，Histone：阴性，核糖体P蛋白：阴性，抗心磷脂抗体：阴性，cANCA：阴性，pANCA：阴性，抗蛋白酶3IgG抗体2.3 RU/mL，抗髓过氧化物酶IgG抗体<2.0 RU/ml，抗肝肾微粒体抗体：阴性，抗肝细胞溶质抗原Ⅰ型抗体：阴性，抗可溶性肝/胰抗体：阴性，AMA-M2：阴性。由于血EBV DNA阳性，进一步行肝脏免疫组化，EBER（＋）（图28-2），结合病史及本次查EB病毒衣壳抗体IgA：阴性，EB病毒衣壳抗体IgM：阴性，EB病毒衣壳抗体IgG：阳性，提示慢性活动性EB病毒感染（chronic active Epstein-Barr virus infection, CAEBV）合并EBV肝炎，AIH重新评分，不足15分，不足以诊断AIH。患者用激素治疗后，查体发现脾脏仍有肋下6指，未缩小，而且患者血小板仍然偏低，因此建议行脾脏切除手术，既可以缓解由脾脏肿大、脾功能亢进引起的血小板减少，又可能有新的发现，是否存在特殊类型的淋巴瘤。

· 治疗后随访

患者12月5日出院至外院行脾脏切除手术，术后病理示瘤细胞，CD2（＋），CD3（＋），CD7（＋），CD56（＋），CD43（＋），Ki67（60％，＋），TiA（＋），GrB（＋），perforin（＋），CD20（－），CD79a（－），CD4（＋），其他CD8（＋），F8（＋），Gly（－），CD61（＋），MPO（＋），CD21（－），CD23（－），ALK（－），CD30（－），TDT（－），CyclinD1（－）。EBER原位杂交阳性，考虑NK/T细胞淋巴瘤。后在外院血液科继续行化疗，并在血液科定期随访。

背景知识介绍

传染性单核细胞增多症是一种单核-巨噬细胞系统增生性疾病，多为急性、自限性疾病，以不规则发热、淋巴结肿大、咽痛、周围血液单核细胞增多、出现异形淋巴细胞为主要表现，预后良好。个别情况下，症状持续或退而复现，并伴严重的血液系统疾病或间质性肺炎、视网膜炎等严重并发症，称为慢性活动性EB病毒感染。CAEBV的诊断标准并不统一，目前美国NIH采用的诊断标准见表28-1。CAEBV可合并噬血细胞综合征、淋巴瘤等淋巴细胞增殖性疾病，这些疾病可以互相转化、互为因果或并列存在，预后凶险。CAEBV目前尚无有效的治疗方案，阿昔洛韦、干扰素等抗病毒治疗疗效并不确切，合并噬血细胞综合征按噬血细胞综合征化疗，合并淋巴瘤或白血病按相应疾病化疗。近年来报道造血干细胞移植可有效抑制病毒载量，可能是治疗CAEBV的有效措施。特别是T/NK细胞型CAEBV，是发生EB病毒相关T细胞/NK细胞淋巴瘤的基础条件，虽然包含左旋门冬酰胺酶的化疗方案能是有效治疗淋巴瘤，但是只有异基因造血细胞移植治疗才能清除EBV感染细胞。

表28-1 CAEBV的诊断标准

持续6个月以上的相关临床及血清学表现	1. 从EBV原发感染开始症状一直持续
	2. EBV抗体滴度异常（VCA-IgG≥1:5 120，EA抗体≥1:640或EBNA＜1:2）
主要脏器受损的组织学标志	1. 淋巴结炎
	2. 噬血现象
	3. 脑膜脑炎
	4. 持续性肝炎
	5. 脾大
	6. 间质性肺炎
	7. 骨髓增生不良
	8. 视网膜炎
EB病毒检测阳性	1. 受损组织中EBV的DNA、RNA或抗原检测阳性
	2. 外周血中EBV DNA检测阳性
满足上述每一项中至少1条并排除任何免疫缺陷包括HIV感染即可诊断	

点 评

　　年轻女性，发热伴肝损，球蛋白轻度升高，以自身免疫性疾病多见，但是要注意自身免疫性疾病的诊断往往是遵循分类诊断标准，在诊断确立时，当出现与诊断疾病不符合的症状时，应重新考虑原先的诊断是否正确，是否合并其他疾病。自身免疫性疾病还需要注意是原发性的还是继发性的，对于临床表现不典型、治疗反应欠佳的患者应警惕恶性肿瘤，尤其是血液系统肿瘤，即使病程较长，也不应轻易除外恶性肿瘤。本例患者为是年轻女性，肝功能谷丙转氨酶、谷草转氨酶升高为主，ANA 1:100阳性，pANCA阳性，球蛋白升高，肝穿刺病理符合自身免疫性肝炎，按美国病理学会评分标准IAIHG-SS 5/5，可以确诊为AIH。但是在诊疗的过程中，需注意到非嗜肝病毒中EBV可以发生肝功能损害，可以表现为类似AIH病理改变的肝损，结果血EBV DNA回报阳性，进一步行肝组织EBER染色发现肝脏病理表现实际上为CAEBV引起的EBV肝炎。在治疗的过程中，脾脏无明显缩小，考虑EBV具有特殊性，其为致肿瘤病毒，与血液恶性肿瘤密切相关，最终行脾脏切除，明确合并NK/T细胞淋巴瘤。诊疗过程一波三折，临床的复杂性要求医生要有更宽的思路和视野，人们对疾病的认识依然任重道远。对于不明原因发热伴脾脏肿大的患者，谨慎排除其他疾病后行脾切除协助明确诊断有一定临床意义。

（郑建铭　杜尊国　陈　澍）

参·考·文·献

[1] 翁心华,陈澍.传染性单核细胞增多症.见:实用内科学(第14版)[M].北京:人民卫生出版社,2013:387-390.

[2] Isobe Y, Aritaka N, Setoguchi Y, et al. T/NK cell type chronic active Epstein-Barr virus disease in adults: an underlying condition for Epstein-Barr virus-associated T/NK-cell lymphomaJ]. J Clin Pathol, 2012, 65 (3): 278-282.

[3] 施宏莹,赵丽丹,徐东.恶性肿瘤模拟血管炎24例临床分析[J].中华风湿病学杂志, 2015, 19 (8): 534-539.

29

成年发病的血色病

年轻男性，慢性肝病表现，无特殊药物毒物接触史，筛查病毒性肝炎和自身免疫性肝病无异常发现，需注意遗传代谢性肝病可能，而且遗传代谢性肝病并非总是幼年发病。通过筛查遗传代谢性疾病发现铁代谢异常，考虑血色病，最终行肝穿刺明确诊断。

病史摘要

· **入院病史**

患者，男，37岁。于2016年6月15日入复旦大学附属华山医院感染科住院治疗。

· **主诉**

发现肝功能异常1年余。

· **现病史**

患者2014年9月无明显诱因下出现乏力纳差不适，当地医院查谷丙转氨酶138 U/L，谷草转氨酶71 U/L，总胆红素、结合胆红素、碱性磷酸酶、γ-谷氨酰转移酶无明显异常，乙肝、丙肝标记物阴性，血脂正常，自身抗体阴性，腹部B超示肝脏质地欠均匀，给予保肝药物对症治疗，谷丙转氨酶、谷草转氨酶可下降，但定期随访仍有反复肝功能异常，无恶心呕吐，无皮肤巩膜黄染，无头痛头晕，无腹痛腹泻，无四肢肌肉酸痛。

患病以来患者胃纳正常，睡眠好，大小便正常，无体重明显下降。

现用药：复方甘草酸苷片3片 tid 口服。

· **既往史**

无病毒性肝炎及其他传染病史。否认疫区接触史、否认化学性物质、放射性物质、有毒物质接触史。否认吸毒史。否认长期服药或饮酒史。

·入院查体

T 37 ℃，P 80次/分，R 20次/分，BP 120/80 mmHg，MEWS 1分，身高176 cm，体重55 kg；神志清楚，发育正常，营养良好，回答切题，自主体位，查体合作，步入病房，慢性肝病面容，无肝掌，全身浅表淋巴结无肿大。头颅无畸形，巩膜无黄染。双侧瞳孔等大等圆，对光反射灵敏，无K-F环，耳廓无畸形，乳突无压痛。口唇无发绀。颈软，颈静脉无怒张，甲状腺无肿大。胸骨无压痛，双肺呼吸音清晰，心率80次/分，律齐，腹软，无压痛，无肌紧张及反跳痛，肝脾肋下未触及，肝肾区无叩击痛，肠鸣音4次/分。脊柱、四肢无畸形，关节无红肿，双下肢无水肿。四肢肌力正常，肌张力正常，生理反射正常，病理反射未引出。

·入院后辅助检查

血常规：白细胞4.43×10⁹/L，红细胞4.32×10¹²/L，血红蛋白129 g/L，红细胞压积38.2%（↓），平均红细胞血红蛋白量29.9 pg，平均红细胞体积88.4 fl，平均红细胞血红蛋白浓度338 g/L，中性粒细胞39.9%（↓），淋巴细胞50.1%（↑），单核细胞7%，嗜酸性粒细胞2.5%，血小板123×10⁹/L。

生化：谷丙转氨酶73 U/L（↑），谷草转氨酶53 U/L（↑），总胆红素9.3 μmol/L，结合胆红素3.4 μmol/L，总胆汁酸17 μmol/L（↑），碱性磷酸酶88 U/L，γ-谷氨酰转移酶52 U/L，总蛋白69 g/L，白蛋白44 g/L，球蛋白25 g/L，尿素7.4 mmol/L，肌酐70 μmol/L，尿酸0.492 mmol/L（↑）。

凝血功能：国际化标准比值1.09，凝血酶原时间12.4秒，活化部分凝血活酶时间38.2秒（↑），纤维蛋白原2.007 g/L，D-二聚体0.05 mg/L。

铜蓝蛋白0.175 g/L，血清铁30.3 μmol/L，铁饱和度93%（正常值范围20%～50%），未饱和转铁蛋白铁结合力3.8 μmol/L，总铁结合力34.1 μmol/L，转铁蛋白1.13 g/L，铁蛋白＞2 000 ng/ml（正常值范围30～400 ng/ml）。

临床关键问题及处理

·关键问题1　目前的诊断？

肝功能异常原因待查：血色病？

·关键问题2　存在主要问题？

慢性肝病的常见病因为：感染性肝病（病毒性肝炎，如乙肝或丙肝；血吸虫肝病）、药物中毒性肝损、自身免疫性肝病、遗传代谢性肝病和淤血性肝病等疾病。该患者无慢性乙型病毒性肝炎、慢性丙型病毒性肝炎，无长期服药及毒物接触史，自身抗体阴性，代谢方面检查发现血清铁和铁蛋白升高，需要考虑血色病可能，但是铁蛋白升高可见于许多其他疾病，如铁载量过多的贫血，注射铁剂过多，长期血透，酒精性肝病，乙肝，丙肝，迟发性皮肤卟啉病，脂肪性肝病，先天性同种免疫性肝炎，遗传性铜蓝蛋白缺乏症，先天性转铁蛋白缺乏症等。结合患者的病史和已有的辅助检查，临床诊断倾向于血色病，拟行肝穿刺协助明确诊断。

· **诊断的确立**

患者行肝脏穿刺活检术，病理示 Haemachromatosis-CH-G2S2，诊断为血色病（图29-1和图29-2）。在病理上，血色病所致的纤维化与其他肝病不同，一般很少有炎症反应。本病最突出的病理变化是各脏器实质细胞内有不等量的含铁色素（铁蛋白、铁血黄素）和非铁色素（脂褐素和黑色素）沉着，并伴有纤维化。

建议患者进一步行基因检测，患者考虑基因检测费用较贵，而且进行检测并不能增加治疗效果，因此拒绝基因检测。

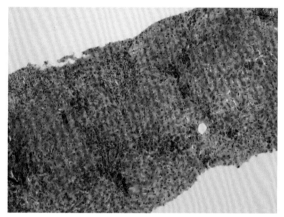

图29-1　HE染色，100×

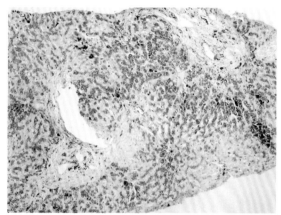

图29-2　普鲁士蓝染色，200×

· **下一步治疗措施**

患者予放血治疗，每周放血1次，每次400 ml。

· **治疗后随访**

患者虽然每周放血400 ml，血红蛋白下降不明显。患者放血治疗并辅助保肝药物口服，后肝功能逐步好转。2017年5月9日复查血常规血红蛋白137 g/L，肝功能：谷丙转氨酶47 U/L，谷草转氨酶27 U/L，总胆红素12.9 μmol/L，铁蛋白1 192 ng/ml。

背景知识介绍

血色病是由于体内铁沉积过多导致组织损伤的疾病，分为遗传性（常染色体隐性遗传）和继发性两种情况（表29-1）。遗传性血色病一般35～60岁发病，男：女=10:1，表现为非特异性症状、乏力、色素沉着、关节酸痛、性欲减退等，可有皮肤色素沉着、糖尿病、肝硬化和性腺功能减退。实验室检查发现转铁蛋白饱和度升高，血清铁升高，铁蛋白升高（往往＞1 000 ng/ml），基因检测可以协助明确诊断。完整的血色病诊断必须包括肝细胞学活检，当患者肝功能异常或血清铁蛋白高于1 000 ng/ml时应进行肝组织活检，这有助于鉴定铁沉积的程度和纤维化分期。根据相应的临床表现,鉴别诊断包括酒精性肝硬化、肝炎后肝硬化、糖尿病、Addison病、银质沉着病、黑变病和性腺萎缩等。放血疗法为目前治疗遗传性血色病的主要手段。每500 ml血约含铁250 mg,需历时3～4年才能清除过多的铁。治疗方法为每周放血1次,每次400～500 ml。治疗开始时每周检查血红蛋白、红细胞、白蛋白、血清铁、铁结合饱和度和铁蛋白,后改1～2个月检测1次,直至血清铁蛋白维持25～50 ng/ml和铁饱和度＜30％。然后2～4周放血1次以维持效果。患者需注意避免摄入富含维生素C的饮食。如为继发性血色病,需尽量祛除病因,予去铁胺每日20～40 ng/kg,并肝活检评价是否已移除足够的铁。血色病最初的临床表现是非特异性的,临床诊断时多是晚期,常见的临床并发症包括肝硬化、糖尿病、皮肤色素沉着和肝细胞癌等。

表29-1　血色病的病因

铁负荷过多的疾病
遗传性血色病
1型：C282Y纯合子,C282Y/H63D
2型：幼年型血色病（HJV变异、HAMP变异）
3型：TFR2变异
4型：FPN变异（功能丧失或者功能获得）
继发性铁负荷过多
铁载量过多的贫血,注射铁剂过多,长期血透
慢性肝病：酒精性肝病、乙肝、丙肝、迟发性皮肤卟啉病、脂肪性肝病
其他：先天性同种免疫性肝炎,遗传性铜蓝蛋白缺乏症,先天性转铁蛋白缺乏症

点评

　　血色病早期诊断较为困难,有些患者年轻时即进展至肝硬化,而另一些患者却几乎无临床症状,这可能与患者是否大量摄入酒精和代谢相关的修饰基因表型表达的调节有关。放血治疗仍然是治疗遗传性血色病的主要方法,替代疗法还有待研究。

（郑建铭　张继明）

参·考·文·献

Powell LW, Seckington RC, Deugnier Y. Haemochromatosis[J]. Lancet, 2016, 388 (10045) : 706-716.